U0388457

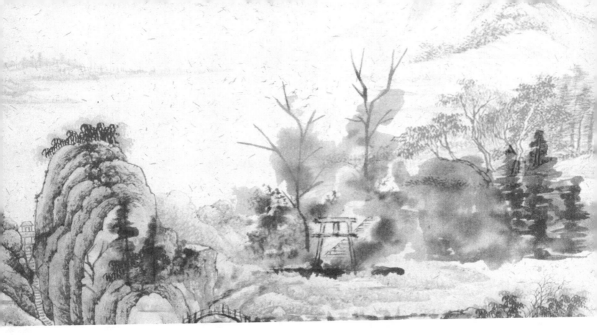

全国名老中医药专家学术传承系列

跟王小云教授做临床

主　编　黄旭春　王小云

副主编　成芳平　曹晓静　聂广宁

编　委　王小云　黄旭春　杜巧琳　成芳平　聂广宁　曹晓静
　　　　朱　敏　饶玲铭　刘　建　冯大宁　王　华　冯　璇
　　　　黎霄羽　骆韵赟　朱静妍　陆　岩　宋　雷　侯佳睿
　　　　方舒涵　李灵通

人民卫生出版社
·北京·

图书在版编目（CIP）数据

跟王小云教授做临床 / 黄旭春，王小云主编 .
北京 ：人民卫生出版社，2025. 2. -- ISBN 978-7-
117-37759-1

 I. R249.7

中国国家版本馆 CIP 数据核字第 20253B9X37 号

人卫智网	**www.ipmph.com**	医学教育、学术、考试、健康， 购书智慧智能综合服务平台
人卫官网	**www.pmph.com**	人卫官方资讯发布平台

跟王小云教授做临床
Gen Wang Xiaoyun Jiaoshou Zuo Linchuang

主　　编：黄旭春　　王小云
出版发行：人民卫生出版社（中继线 010-59780011）
地　　址：北京市朝阳区潘家园南里 19 号
邮　　编：100021
E - mail：pmph @ pmph.com
购书热线：010-59787592　 010-59787584　 010-65264830
印　　刷：北京汇林印务有限公司
经　　销：新华书店
开　　本：710×1000　 1/16　　印张：13
字　　数：227 千字
版　　次：2025 年 2 月第 1 版
印　　次：2025 年 4 月第 1 次印刷
标准书号：ISBN 978-7-117-37759-1
定　　价：69.00 元

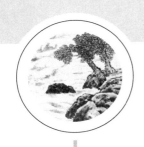

前　言

　　本书集王小云教授从医 40 余年临证经验而成。

　　王小云教授是首批国家中医药领军人才"岐黄学者"，全国第五批、第七批老中医药专家学术经验继承工作指导老师，全国名老中医传承工作室指导老师，全国首届杰出女中医师，广东省名中医。其不仅熟读《黄帝内经》《神农本草经》《本草纲目》《金匮要略》《备急千金要方》《本草备要》《内经知要》《儒门事亲》等中医经典专著，精研妇科名著《妇人大全良方》《景岳全书·妇人规》《傅青主女科》等，钻研《易经》并广泛涉猎《矛盾论》《实践论》等哲学著作，以其深厚的医学功底和敏锐的洞察力，在中医妇科领域深耕 40 余年，积累了大量的临证经验。王小云教授认为从医治病与为人处世一样，胸怀、格局、品格至为重要；认为"处方用药"如"用兵打仗"，要学会抓主要矛盾进行"排兵布阵"，透过现象看本质，方能"一击即中"。王小云教授临证善于从"望诊"中捕捉客观的重要信息，注重情志致病与情志治病在临床的重要作用，善于"心身同治""针药并用"。在临床实践过程中注重病例的积累与回顾，从中不断学习感悟中医精髓。王小云教授经过数十年的经验积累，逐步形成了独特的学术思想与临证经验，此书由此而成。

　　本书内容分上、中、下篇。上篇主要介绍王小云教授的从医经历和从医感悟，展现一代名医成长历程；中篇介绍王小云教授的学术思想与临证经验，包括学术思想、用药特色、专病临证经验等；下篇主要是疑难病验案,均为王小云教授数十年的临床医案,基本都是现代医学久治不愈或临床棘手的疑难杂病案,甚至是危急重病案。王小云教授运用其独到的临证经验,以"四两拨千斤"之势,达到"力挽狂澜"、快速治愈的效果,展现中医辨证论治的神奇魅力。

本书不仅是王小云教授数十年宝贵临床经验的总结,更是一种对中医学术思想的传承、发扬与创新。书中不仅分享了王小云教授的临证经验,还阐述了她对中医妇科理论的独到见解和学术思考。这些学术思想,不仅为中医妇科的临床实践提供实用指导和启示,也为后学者的学习和研究提供了宝贵的参考,为广大读者带来启发和帮助,共同推动中医妇科事业的繁荣发展。

最后,衷心感谢所有为本书编写工作付出努力和支持的全体人员,使得本书得以顺利出版。由于编者水平有限,本书尚有许多不足之处,欢迎同道及广大读者批评指正,多多交流,以期今后不断修正与完善,共同为传承中医药、提升中医诊治水平、造福人民群众作出积极的贡献。

编者

2024 年 12 月

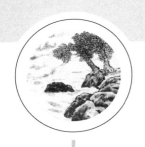

目　录

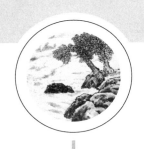

上篇
医术人生

一、王小云教授简介

　　王小云教授,女,祖籍河北,汉族,1954年生于广州。首批国家中医药领军人才"岐黄学者",广东省名中医,二级教授,主任医师,博士生导师,博士后合作导师,广东省教学名师。首届国医大师路志正教授学术继承人,是中国全程参加世界卫生组织《国际疾病分类第十一版(ICD-11)》传统医学章节(中医部分)和中医临床诊疗术语标准制定与修订的唯一妇科专家,第五批全国老中医药专家学术经验继承工作指导老师,全国名老中医药专家传承工作室指导专家,国家药品监督管理局与国家中医药管理局共同组建古代经典名方中药复方制剂首批专家审评委员会委员,"十一五""十二五"国家中医药管理局重点专科评审验收专家,国家药品监督管理局药品审评中心外聘专家,国家中医药管理局"中医药现代化发展战略"课题评审专家。中国民族医药学会妇科分会名誉会长,中华中医药学会第四届、第五届妇科分会副主任委员,世界中医药学会联合会第四、第五届妇科专业委员会副会长,世界中医药学会联合会第一届生殖医学专业委员会副会长,世界中医药学会联合会第一届腹针专业委员会副会长,中国中药协会第一届女性生殖健康药物研究专业委员会副主任委员,广东省中医药学会第一届妇婴保健专业委员会主任委员,广东省中医药学会第四、第五届妇科专业委员会副主任委员;曾任中国民族医药学会第二届妇科分会会长,广东省中西医结合学会第三、第四届妇产科专业委员会主任委员。

王小云教授祖上为岭南名医,从小受祖辈影响,对中医药情有独钟。1980年毕业于广州中医学院(现广州中医药大学)后至广州中医药大学第二附属医院(广东省中医院)从事医疗、教学、科研工作至今。王小云教授从医40余年,辛勤耕耘在中医妇科临床、教学、科研工作第一线,"厚德敬业"是其真实写照。在临床上,她时刻秉承"大医精诚"誓言,以患者为中心,救患者于疾病之"水火";在教学上,严谨治学,倾囊相授,无私教授后学;在科研上,守正创新,寻求中医药循证医学证据,致力于为中医药走向国际作出贡献。

1. 精研临床,誓克疑难 王小云教授是著名的中医学家和教育家。临床上王小云教授秉承中医经典理论,重视临证实践。在20世纪80年代初期,在大家对更年期综合征普遍还没有深入认识的时候,王小云教授通过偶然的治愈病案,并通过文献研究发现随着人口老龄化的到来,女性更年期综合征患者必将成为未来一大病患群体,而且随着现代社会压力的增加,病情也会更加复杂,严重者甚至会有自杀的危险,严重影响患者家庭的和谐和社会的稳定。王小云教授从《黄帝内经》"天人合一""形神合一"整体观理论启发下,感悟到"心身同治""情志治病"的中医真谛,制定了中医"以情胜情"情志疗法操作规范,成为国内采用此操作规范治疗的第一人,该疗法经"十五"国家科技攻关计划、"十一五"国家科技支撑计划,国家中医临床研究基地拓展病种,广东省中医药强省建设专项资金重点项目——中医优势病种突破项目等全国多中心、大样本的高级别临床循证研究,验证其疗效的确切性和安全性。至今王小云教授采用"心身同治、针药并用"治疗妇科疑难危重疾病,如围绝经期相关疾病(更年期综合征、卵巢早衰、更年期抑郁症、重度睡眠障碍等)、不孕症、复发性流产、复发性子宫内膜异位症、晚期或复发性妇科恶性肿瘤等,均取得满意的临床疗效。吸引了来自全国各地及美国、英国、德国、加拿大、法国、澳大利亚、新加坡、泰国等地的患者,临证治愈患者无数,在中医界具有极高的声望。

2. 学科建设,携手共进 王小云教授历任广州中医药大学第二附属医院(广东省中医院)妇科主任、妇科教研室主任、大妇科主任,广州中医药大学妇科重点专科学科带头人,国家中医药管理局重点专科学科带头人,原国家卫计委临床重点专科学科带头人,国家中医药管理局"十五""十一五""十二五"重点专科妇科协作组牵头单位负责人,带领全国63家三甲医院的妇科重点专科开展专科建设工作并顺利通过验收,为中医妇科重点专科建设作出了不懈的努力。王小云教授带领的广州中医药大学第二附属医院妇科专科获国家优秀重点专科称号,在行业内有极大的社会影响力。王小云教授主持完成了国家中医药管理局中医妇科优势病种"绝经前后诸证""经期延长"等中医诊疗方案和临床路径的制定和验证工作,同时负责了"卵巢早衰""经期延长""月经过少"的中医行业诊疗指南制定工作,是国家中医临床研究基地拓展病种"更年期综合征"负责人。基于以上工作的巨大影响,王小云教授成为中国参加世界卫生组织《国际疾病分类第十一版》(ICD-11)传统医学章节(中医部分)和中医临床诊疗术语标准制定与修订的唯一妇科专家,因工作优秀,是国家中医药管理局颁布表扬的专家之一。

3. 无私育人,桃李芬芳

王小云教授不仅自己严谨治学,同时以德育人,无私授学。秉承"树人先立德""育人先育德"的教学理念,在培养学生科研、临床能力的同时,非常重视对学生品德的培养与熏陶。她每年担任中医妇科学和中西医结合妇产科学课程的主讲老师,平均每年课堂授课100多课时,包括中西医结合七年制、中医本科班、境外班、针推本科班、大专班的中西医结合妇科学、中医妇科学课程。每年带教实习及见习学生数百人。同时,作为博士生导师和博士后合作导师,王小云教授培养了国内外硕士生、博士生和博士后近百人;并培养了中医药传承与创新"百千万"人才工程(岐黄工程)人才、广东省杰出青年医学人才、中国中医科学院青年名中医、广东省中医院青年名中医、中医高级专业技术人才等170余人,为中医妇科培养了大批高质量德才兼备的优秀专业人才,并注重培养学术继承人和学术骨干,建设了学科合理的学术人才梯队。由于出色的教学能力,王小云教授获中国中医科学院"师德标兵""广东省高等学校教学名师"、广东省"南粤教书育人优秀教师"等荣誉称号。2020年获批广州中医药大学"王小云教学名师工作室",为培养教学人才和教学骨干作出了积极的贡献。

4. 潜心科研,溯源创新

王小云教授从事中医临床工作40余载,临床经验极为丰富,被患者称赞"药到病除,妙手回春"。她为了提供中医药诊疗高级别的循证证据,更好地传承、发扬光大中医,带领团队在繁重的临床、教学工作之余潜心进行科学研究,经过数十年的辛勤付出,硕果累累。王小云教授以"中医心身同治绝经相关疾病"为主攻研究方向,连续攻克了"十五"国家科技攻关计划与滚动项目、"十一五"国家科技支撑计划项目、国家中医临床研究基地拓展病种"更年期综合征"研究、广东省中医药强省建设专项资金重点项目——中医优势病种突破项目等,共承担国家、部省级等各级课题 45 项,荣获教育部、广东省政府颁发的科技成果奖 17 项,出版专著 36 部,发表学术论文 160 余篇(其中被 SCI 收录 25 篇)。并通过定期开展国家继续教育项目、国内学术交流、全国合作医院科研平台、各教学基地的教学规范化培训等平台推广科研成果,先后与法国、美国、英国、韩国、瑞典、澳大利亚等国家进行国际交流和科研合作,进一步深化产、学、研合作,繁荣了国际科技合作与交流,促进了自主创新和科研能力的提升。王小云教授由于其突出的科研业绩,被评为"全国优秀科技工作者",荣获广东省"丁颖科技奖"。

5. 宣传科普,倡导养生

王小云教授尊崇《黄帝内经》养生理念,致力科普宣传,倡导民众"养生保健,未病先防,有病防变"。她多次被邀请参加中央电视台"健康之路"、中国新华新闻电视网、"新华大健康"、国家精品视频公开课系列讲座,广东《南方都市报》南都健康大讲堂,以及广东广播电视台、广东人民广播电台等健康直播栏目的节目录制,宣传中医养生保健、未病先防的科普知识,收看人数达到 300 余万,引起强烈的社会反响,为中医保健教育促进女性健康贡献了自己的力量。同时她还积极参加《人之初》《家庭医生》《羊城晚报》《南方都市报》等相关媒体的健康访谈,宣传中医养生理念,讲解女性健康科普知识。2018 年起,王小云教授主持开展健康科普宣传相关工作,微信公众号文章阅读量、抖音视频观看量突破百万。同时王小云教授亲力亲为,开设微信视频号,亲自讲授养生妙招,至今已发布 400 多个短小精悍的小视频,极受欢迎。王小云教授出版了养生专著《女人气血养生书:吃出好气色,轻松治百病》《女性对症靓汤》,为女性健康养生作出了积极的贡献,并获得了"全国优秀中医健康信使"的荣誉称号。

二、王小云教授人生格言

"作为医者,多换位思考,才能理解患者的痛苦,才能尽心尽力为他们排忧解难。"这是王小云教授经常挂在嘴边的话。《大医精诚》中"凡大医治病,必当安神定志,无欲无求,先发大慈恻隐之心,誓愿普救含灵之苦"是王小云教授始终秉承的人生信念和从医格言,她常常教育学生和徒弟们,要厚于德、精于业、诚于心。

厚于德:"医乃仁术,无德不立",王小云教授认为,为医者首先要注重自身修德。第一,"患者至上"。应将患者的需求和利益放在第一位,要想患者之所想;第二,要有开阔的心胸、奉献的精神和长远的眼光。工作以"大局为重",不计较,不贪念,有崇高的职业操守和情怀,自愿为中医事业作出无私的奉献。王小云教授数十年来就是这样严格地遵循着"厚于德"的信念,坚持不懈地严于律己,自强不息,成为了德才兼备的名中医。

精于业:孙思邈在《大医精诚》中有言:"故学者必须博极医源,精勤不倦。"王小云教授常说,医生的天职就是救死扶伤,而要完成这种使命,光有决心和信念是不够的,除了要有基本的医疗技术治疗普通的疾病,不误诊、不漏诊,更要有"人无我有,不断超越"的钻研精神,解决医学上的疑难问题,练成"医疗金刚钻",为医学的发展作出个人力所能及的贡献。王小云教授在40余年的行医过程中,注重学习,总结经验,大胆探索,传承创新中医治病、养生之道,在中医药诊治生殖内分泌疾病、围绝经期相关疾病方面独树一帜,是国内首位采用"中医心身同治"对女性更年期综合征进行专门研究的学术领头人。不仅如此,即使现在王小云教授获誉累累,声名远播,她依然保持着每天阅读和查阅资料的习惯,及时了解学科新进展,"活到老、学到老"是她经常挂在嘴边的一句话。因此她常常要求学生和弟子们,趁着年轻,要勤奋学习,保持求知欲和创新精神,不断进取,在医疗道路上精益求精,超越前辈。

诚于心:王小云教授常常说,无论多坚强的人,患病的时候总是最脆弱的,这个时候不仅需要医生有好的医疗技术,更需要真诚的人文关怀,医护人员的一个微笑、一个眼神,都能给患者带来莫大的安慰和鼓舞。她自己无论多忙多累,或者有多烦恼的事情,只要在患者面前,她的脸上永远洋溢着温暖真诚的微笑,永远都是轻声细语地跟患者交流,给患者安慰,让很多患者都有"如沐春风"的感觉,患者常常说"看见王主任,病就好了一半"。古人也云:"见彼苦恼,若己有之。"王小云教授强调为医者特别需要这种"大慈恻隐之心",对患者充满真诚,缩短医患距离,改善医患关系,从而提高医疗效果。

王小云教授常常说"大医精诚"是一个医者的最高境界,其实她已然是"大医精诚"最真实的写照。

三、医患小记——大爱有声

王小云教授在40余年的从医生涯里,不仅练就高超的医术,而且获得了无数患者的赞誉。有多少次,她将受情绪障碍严重困扰而精神崩溃几欲求死的患者从死亡线边缘拉回来,使其重新开始正常的生活;有多少次,给因为不孕而面临解体的家庭带来生命延续的希望;有多少次,给因晚期癌症而痛不欲生、绝望无比的患者带来重生的曙光……到底治好了多少患者,王小云教授自己也记不清楚。但是,让每一个患者痊愈,露出快乐愉悦的笑脸,是王小云教授毕生的追求与奋进的动力。然而,无论取得多高的荣誉,受多少患者的追崇,王小云教授永远是温婉从容,淡然处之。

(一)巾帼仁心,妙手送子

2011 年 10 月,一对移民美国的夫妇特地从美国赶回来对王小云教授表示诚挚的感谢,并带来了他们宝贝女儿的百日照和现在长大成人的大学毕业照。

多年前,这对夫妇结婚 10 多年,反复自然流产 5 次,每次在妊娠 2 个月左右就胚胎停止发育,因此一直没有小孩,夫妻二人为此费尽心血,身心疲惫,痛苦万分,女方甚至觉得自己此生与子无缘,不愿拖累男方而几欲离婚。后来慕名找到王小云教授诊治,王小云教授认真倾听了夫妻二人的病情经过,作为妇科医生,又同为女性,她能深深地体会到其中的痛苦与折磨,除了仔细诊察病情,还柔声细语安慰鼓励他们,告诉他们流产除了有一些特定原因需要针对性治疗之外,在一定程度上与精神 - 神经因素也有很大关系,要顺利妊娠到生产,母体保持轻松愉悦的心情至关重要。王小云教授专业的知识和温暖的话语使这对夫妇重新燃起了生养子嗣的希望,他们在精神上放松下来,安心配合中医药治疗。再一次怀上宝宝后,王小云教授一直细心坚持给患者保胎治疗,并给予安慰和鼓励。后来这位患者顺利产下一个健康女孩,后来没多久,这位患者全家就移民美国了。这次他们的女儿在美国名校硕士毕业,他们觉得骄傲的同时,觉得此生能拥有这样一个优秀的孩子,离不开当初王小云教授的精心医治,于是夫妻二人不远万里专程赶回国内,当面对恩人表达诚挚的感激。言语中,夫妻二人几度热泪盈眶,直言在妊娠过程中,最难熬的是回想起以往多次的流产经历而心生担忧和恐惧,但每每在王小云教授的暖心安慰下,又转忧为安,就这样,坚持到最后顺利分娩。而且由于在妊娠期经过王小云教授的精心调治,孩子出生后体质非常强健,而且聪明伶俐。在他们时而感激、时而自豪的侃侃而谈中,王小云教授一直保持着温暖的微笑,她的心里充满了无限的安慰和深深的感慨。在她接诊的无数患者中,这可能只是沧海一粟,但她的一个小小善举,却点燃了一个家庭的希望和未来。

(二)殚精竭虑,苦心医治

有一位卵巢癌晚期的患者,在经过一系列的手术、2 次化疗后出现了严重的并发症,化疗不能继续。主诊医生预言其生存期最多不超过 3 个月,患者在巨大的身体创伤后产生了抑郁情绪,几次欲轻生,其丈夫虽然是一家三甲医院的外科教授,但也无计可施,万般无奈之下慕名来找王小云教授,想试试中医这个"最后的救命稻草"。面对这样的患者,王小云教授也颇感压力巨大,她认真了解病情,专门花时间与患者亲切沟通,发现这位患者主要存在两个问题:第一,心理障碍严重,非常绝望,这种情绪会直接导致患者免疫功能低下,化疗并发症会愈加突出,肿瘤复发的概率也越大,因此重塑患者的信心很关键;第二,患者是卵巢癌晚期,虽行手术,但并不能根治,要如何抑制肿瘤的发展,延长生存期,也是恢复患者信心的重要条件,两者互相影响,因此必须双管齐下。于是王小云教授一边定期与患者做一对一的中医情志治疗,以感同身受的立场与患者对话,让患者渐渐树立起治疗的信心和对生活的向往。同时根据中医"正气存内,邪不可干""邪之所凑,其气必虚"理论,辨证论治。从 2007 年至最后一次随访时,已经 17 个年头过去了,王女士依然正常生活着。她的丈夫对王小云教授佩服得五体投地,竖着大拇指说"中医果然是了不起"。

（三）悲悯患者,迎难而上

还有一位卵巢癌晚期的患者,因病痛难当,慕名辗转找到王小云教授。患者病情非常严重,骨瘦如柴,腹大如鼓,一日数次肌内注射盐酸哌替啶、吗啡也难以止痛,医院已基本放弃对她的治疗。患者家属求助很多著名的医生,大家都觉得无能为力。王小云教授深知自己也无力回天,但看到患者如此痛苦,恻隐之心油然而生,她问自己,身为医者,难道一点办法都没有吗?就算能减轻患者的一点点痛苦也好啊!于是王小云教授决定为患者做情志治疗。由于大众一般认为需吃药才能治病,所以刚开始时患者及家属对情志治疗在心理上较为抗拒,但王小云教授毫不气馁,当晚已近 8 点,王小云教授在患者病重无法坐起接受面对面治疗的情况下,坚持弯腰伏在床边耐心跟患者交流了一个多小时。看到王小云教授在如此辛苦的姿势下坚持开导自己,患者慢慢地讲出了很多平时不易吐露的心结,临走前,王小云教授又根据患者多日未解大便的情况开了中药。

第二天,意想不到的"奇迹"出现了,患者服药后连续解了很多臭秽的大便,腹部不胀了,食欲明显增进,开始能喝粥水了。就这样,王小云教授坚持每天下班后坐一个多小时的车去给患者做中医心身治疗,一直到 4 周后患者因突发全身衰竭去世当天,患者都未再打止痛针,能吃能睡,去世时毫无痛苦之状。

患者的丈夫最后一次送王小云教授回去时,坚持要送一份红包表达他们全家的谢意,在被王小云教授婉言谢绝后,这位 80 岁高龄的老人激动得热泪盈眶,坚持要王小云教授接受,王小云教授也被感动了,她将钱全部从红包中抽出放回老人手上,自己捧着那个空的红包袋郑重地对老人家说:"谢谢,你们的心意我收下了。"

（四）精研典籍，手到病除

王小云教授医学理论基础扎实，临证辨证论治能力很强，但她还是觉得随着自己知名度的提升，国内外慕名而来的患者会越来越多，面对的挑战也会越来越大，如危急重病诊治难度的增加，久病难愈患者多方治疗形成病势的胶着缠绵，疑难杂病诊治上的棘手等，但这从来没有难倒过王小云教授。面对每一个疑难问题，她多方求教，查阅古今中外医著，废寝忘食，不达目的，决不罢休！就这样，王小云教授攻克了一个又一个的医学难题，为患者带来新的希望，不少疑难杂症竟在她的手下奇迹般地被治愈了。

曾有一女性患者，2002年11月送孩子上大学时，在午饭后突然出现尿频，接着出现难以控制的流涎，需不断用纸巾塞在舌下吸收唾液，不到2小时竟湿透纸巾数包。大约4小时后症状消失。但此后逐渐发展至每晚21—23时出现舌根下难以控制的流涎，潮热汗出每天数十次，夜尿频发，曾在几个一线城市多处求治中西医未效，自感即将崩溃。王小云教授经过反复思考，联想到《黄帝内经》中五行、经络理论和《易经》中的时辰对应原理，认为其发病始终以尿频、流涎为主，属于水病，发病时间亥时(21—23时)，属于肾水，而舌根流涎，则归于脾肾经络失调。遂利用五行相克关系确定治法——培土制水，针药并施，很快成功地治愈了患者。

心怀仁慈，用精湛的技术为患者解除病痛，像这样的事例，举不胜举。王小云教授经常对学生说，做医生就要做一名德艺双馨的好医生。

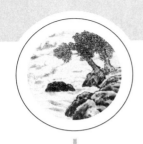

中篇
学术思想与临证经验

一、学术思想

(一) 学术思想渊源

1. 中医经典理论的影响

王小云教授常说"中医四大经典是根基,后世各家是枝叶,无根基则其本不固,无枝叶则其末不茂"。她自己自年轻时起就刻苦研读中医经典古籍,在繁忙的临床工作之余,一有空就手不释卷,至今都仍在反复阅读包括《黄帝内经》《伤寒论》《金匮要略》《温病条辨》中医四大经典,以及《难经》《神农本草经》,李时珍的《本草纲目》,孙思邈的《备急千金要方》,刘完素的《素问玄机原病式》,张从正的《儒门事亲》,汪昂的《本草备要》,张景岳的《景岳全书》,傅山的《傅青主女科》,王清任的《医林改错》,王肯堂的《女科证治准绳》,沈金鳌的《妇科玉尺》,唐容川的《血证论》及张锡纯的《医学衷中参西录》等等,打下了坚实的中医理论基础。

在众多的经典医著中,王小云教授最为推崇的是对她影响最为深远的《黄帝内经》。《黄帝内经》作为中医学理论的基础,其包含的阴阳五行、藏象、经络、病因病机、病证、诊法、论治、养生等学说,成为后世中医模式的雏形,有效地指导了历代临床实践,至今仍被视为"医家之宗"。其中体现中医整体观的"天人合一""心身合一""形神合一"理论,以及情志相关问题,如"怒伤肝""喜伤心"怒则气上""喜则气缓"等经典论述,以及"治未病"理论,对王小云教授传承创新"情志致病、情志治病"的学术思想产生了深远的影响。

《伤寒论》书中的理法方药齐备,奠定了中医辨证论治的基础,被尊称为"方书之祖"。王小云教授强调学习《伤寒论》不在于死记条文,而在于领会其辨证理论精髓,掌握论治原则和规律,对于妇科病同样适用。正如徐灵胎所言:"医者之学问,全在明伤寒之理,则万病皆通。"通过认真研习,分析综合,融会贯通,王小云教授对于汗法、吐法、下法、和法、温法、清法、补法、消法八种基本治疗大法颇有心得。临证尤其善用汗法如"桂枝汤证类"、下法如"承气汤证类"治疗妇科疑难杂证,师古不泥古,扩大了经方的治疗范围,屡试屡验。

《金匮要略》是现存最早的一部诊治杂病的专书,对中医方剂学和临床医学的发展起了重要的推动作用。本书首创以病为纲,病证结合,以脏腑经络辨证为核心,融理法方药与脉因证治于一体的杂病诊疗体系。"五脏元真通畅,人即安和",反映了张仲景的健康观、疾病观、治疗观。依疾病的一般规律,本着治病求本的精神,重视人体正气及先天、后天之本,提出护中、建中、扶阳、滋阴、扶正祛邪、攻补兼施、因势利导、调畅气机、和调阴阳等治则。《金匮要略》方剂分类已初具规模,体现了药物配伍后的协同作用及相反相成、表里双解等特性,遣方用药,加减变化,灵活机动,充分体现了依法立方、据证用药的原则;对于药物的炮制、煎煮、服药方法、药后反应等均有详细记载。王小云教授临证善用经方,同时非常注重药物配伍及煎煮服法,强调学习经典要联系实际,理论与临床实践有机结合,多观察、多思考,在实践运用中加深对原书的理解。

对于《温病条辨》等温病学专著,王小云教授亦勤学深究,尤其推崇"治上焦如羽,治中焦如衡,治下焦如权"的治疗原则,认为其在妇科疑难杂症方面有很高的临床实用价值,提高了中医医疗水平。

李东垣《脾胃论》开创了疾病的内伤学说,认为脾胃是元气之本,是精气升降的枢纽,内伤脾胃,百病由生。本书对于王小云教授重视脾、胃、肝、胆等脏腑气机升降协调的学术思想有很大的影响。脾为中土,其病每无定体,临床中应结合五行生克制化的理论,考虑到肝、心、肺、肾的有余与不足,或补或泻,但必须抓住脾胃这个重点。

2. 岭南中医妇科流派的影响

王小云教授生于岭南,长于岭南,其学术思想和诊治特色也与岭南中医妇科流派密不可分。岭南地处热带和亚热带,天气炎热,日照充足,常年受暖湿气流影响,潮湿多雨,四季划分不明显。其独特的气候和地理特点、人文习俗环境造成了居民体质、疾病特点均有别于我国其他地区。如释继洪《岭南卫生

中篇　学术思想与临证经验

方》概括为"岭南,地偏而土薄,无寒暑正气。阳常泄,故冬多暖;阴常盛,故春多寒。阳外而阴内,阳浮而阴闭,故人得病,多内寒而外热,下寒而上热";"岭南既号炎方,而又濒海,地卑而土薄。炎方土薄,故阳燠之气常泄,濒海地卑,故阴湿之气常盛"。因岭南人长期在暑热环境下劳作,患病多与火、湿相关;人们长年喜凉食、海鲜,常喝"下午茶""夜茶""老火汤",且有熬夜的生活习惯,加之过度服用凉茶,导致脾肾功能不同程度地被削弱,形成脾肾虚弱的体质。女性素性幽怨,加之岭南地区多湿热,湿热易阻遏气机,故岭南女性更容易肝气郁滞。因此,岭南地区妇女经、带、胎、产常虚实夹杂,多见痰、湿、热、虚、滞之证候。

由此,岭南中医妇科流派治疗妇科疾病也颇具地方特色:①治疗上,调理肾脾,先天与后天并重;重视湿热致病,善于顾护气阴;重视调理气机;重视药膳,药食同源。②用药上,由于岭南药用植物繁多,资源丰富,如广藿香、新会陈皮、化州橘红、德庆巴戟、橘核、荔枝核、岗稔、地稔、独脚金、七叶一枝花、木棉花等均为岭南特有的"南药",因此岭南医家善用南药;同时因岭南地区湿热偏重且容易伤及气阴,不同于西北地区寒湿偏重,故岭南医家用药偏于轻灵,常用花叶类药物,因花之味薄性轻,善于疏解陈郁之气而又不伤阴,较适合岭南妇女湿热较甚而致气阴两虚的体质。再者,因岭南人体质偏于柔弱,故所选药物多药性平和,攻邪时多选用扶正祛邪之品,虚证时多平补,少用大辛大热、峻补大补等伤阴耗液、助痰生湿之品,强调补而不燥、滋而不腻、消而不伐。

王小云教授在传承以上岭南诊治特色的基础上进一步发挥,尤其重视情志致病,她多年潜心研究,在情志致病的临床与理论研究上独树一帜,为岭南妇科的情志病学作出了积极的贡献。

3. 名师影响

20 世纪 80—90 年代,王小云教授主要受第二、第三、第五批全国老中医药专家学术经验继承工作指导老师、岭南名医、广东省名中医李丽芸教授的指导与影响,到 21 世纪初期,王小云教授正式师承首届"国医大师"、第三批全国老中医药专家学术经验继承工作指导老师路志正教授,临证思维与诊治经验进一步提升。王小云教授"心身同治""针药并用""用药轻灵,四两拨千斤"等学术思想都与导师路志正国医大师的启发有很大关系。王小云教授在传承路老学术思想和临证经验的基础上进行创新,在《黄帝内经》"心身合一""形神合一"理论指导下,结合现代社会与女性疾病的情志变化特点,在全国首创了规范的中医情志操作规范,开展"心身同治"疗法,在连续主持的"十五"国家科技攻关计划及滚动项目、"十一五"国家科技支撑计划项目和国家中医临床研究基地拓展病种、中医药强省建设专项资金重点项目——中医优势病种突破项目等全国多中心的临床研究中,进一步验证其有效性和安全性,获得了教育部、广东省政府、广州市科技成果奖多项,在中医药防治更年期综合征、抑郁症等方面达到了领先地位。

(二) 主要学术思想

王小云教授从医 40 余年,在临证实践中,融汇古今,博采百家,不囿于门户之见,撷取前人理论精华,融入临床实践中,拓展新路,反复验证,自成独具一格的妇科疾病诊治思维,现将其学术思想与临证经验介绍如下。

1. 情志致病,情志治病

王小云教授临证非常重视情志致病和情志治病,遵循"善医者,必先医其心,而后医其身"的中医经典理论,对于心身同病者,需心身同治法,尤其对妇科疑难杂病的治疗,遵循整体调节、个体化治疗的心身同治,极大提高了临床疗效。

王小云教授早年研读《黄帝内经》时就注意到其中有较多关于情志相关问题的记载,足见其对情志的重视,如"怒伤肝""喜伤心""悲伤肺""思伤脾""恐伤肾"及"怒则气上""喜则气缓"等经典的论述,被后世病因学说广泛引用。如《素问·生气通天论》云:"大怒则形气绝,而血菀于上,使人薄厥。"说明情志对血的影响;《素问·举痛论》有"怒则气上,喜则气缓,悲则气消,恐则气下……思则气结"之说,说明情志对气的影响。此后《景岳全书》也多处论述情志致病,可见历代名家对情志致病的重视程度,如《景岳全书·妇人规》"……情志调和,饮食得宜,则阳生阴长……苟不知慎,则七情之伤为甚,而劳倦次之……"提出情志内伤是月经病的重要病因。又如"若素多忧郁不调之患,而见此过期阻隔,便有崩决之兆"认为绝经期妇女若情志不调,则容易发生崩漏。还有"若室女童男,积想在心,思虑过度,多致劳损,男子则神色消散,女子则月水先闭",指出情志过度可导致过早绝经。

王小云教授认为由于女子生理上有以血为本、以肝为先天的特性,又常经历女性特有"经、孕、产、乳"等伤血耗血的过程,因此常表现为"有余于气,不足于血"的特点。心主血、肝藏血,心主神明,肝主情志。心肝血虚,更容易出现复杂的情志变化。而这种复杂的情志变化,容易激发机体功能失调,罹患各种疾患。

不仅情志异常容易导致疾病,疾病本身也容易导致情志异常,《素问·藏气法时论》提出"肝病者,两胁下痛引少腹,令人善怒。虚则目䀮䀮无所见,耳无所闻,善恐,如人将捕之。"认为"肝病""肝虚"是引起善怒和善恐的原因;

《灵枢·本神》篇的描述进了一步，谓："肝气虚则恐，实则怒……心气虚则悲，实则笑不休。"不但指出恐是肝的气虚引起，而且还提出了"心气虚则悲，实则笑不休"的观点。

王小云教授认为，妇科疾病更加容易导致情绪障碍，现代女性除了生儿育女、相夫教子，还要参加社会工作，面对各种社会压力。一旦得了妇科病，尤其是影响夫妻生活的疾病如反复性生殖系统感染、早发性卵巢功能不全、更年期综合征等，影响子嗣延续疾病的如不孕症、复发性流产等，还有影响自身生活质量的如子宫腺肌病、子宫内膜异位症、多囊卵巢综合征等，不良情绪随之而生，若不及时调整，与疾病互相影响，形成恶性循环，则病情反复，难以痊愈，甚至有日益加重的可能。

基于女性这种容易心身同病的特点，王小云教授在国医大师路志正教授的点拨下，开始思考心身同治。药物辨证治疗躯体疾病容易，但治疗情绪障碍是难点，现代医学的心理治疗可以解决一部分情绪障碍，但是对于更年期综合征的情绪障碍收效甚微。

《素问·阴阳应象大论》和《素问·五运行大论》均明确指出"怒伤肝……悲胜怒""喜伤心……恐胜喜""思伤脾…… 怒胜思""忧伤肺……喜胜忧""恐伤肾……思胜恐"的五志相胜理论。王小云教授从中受到极大的启发，结合五志相胜理论，提出情志病可用"以情胜情"法治疗。结合《素问·移精变气论》"闭户塞牖，系之病者，数问其情，以从其意"和五志相胜理论，王小云教授首创"情志相胜三部曲"，制定了"中医情志疗法"操作规范。并通过"十五"国家科技攻关计划及滚动项目，"十一五"国家科技支撑计划项目，在全国三甲医院推广开展"中医心身同治疗法"，经过 20 余年反复验证，临床疗效确切，相关方案已被纳入国家中医药管理局《中医优势病种诊疗方案》和《中医优势病种临床路径》。

中医情志疗法，是在五行相生相克基础上，结合五脏五志观、气机运动规律而提出的，是运用五行制约关系来调节情志，即用一种良性的正性情志去纠正不良的负性情绪，从而达到治疗心身疾病的目的。

在此基础上，王小云教授对其心身同治理论进行阐发，认为单纯的躯体疾病或轻度情绪障碍可以通过药物治疗，但合并中重度情绪障碍的疾病，则需采用心身同治疗法，发挥中药辨证论治与中医"情志疗法"互补的优势，积极调动患者自我调节、自我改善系统的能动作用，提高临床疗效，缩短治疗疗程。

目前"中医情志疗法"在临床医疗、护理等工作中广泛开展，为临床解决了诸多难题，获得患者的一致认同，吸引了海内外诸多患者前来就诊。

附:中医情志疗法操作规范:

第一步:诱导尽吐其情,了解症结所在。引导患者将悲伤抑郁等不良情绪的来由如实相告。在其诉说时,耐心倾听,使患者毫无保留地倾诉,从而全面了解其疾病症结所在,以便有的放矢地针对性进行情志治疗。

第二步:悲胜怒,引导宣泄。当了解患者的症结所在之后,不评论其是与非,而是结合症结,根据患者的性格喜好特点,顺从其意,因势利导,引导宣泄,促使其随心所欲尽情地宣泄负性情感。为诱导宣泄效果,可让患者观看悲剧影视剧等,借由剧情气氛,使其动情流泪,一哭得舒,使不良情绪得以宣泄。治疗后患者通常感觉如释重负,减轻了思想包袱,重获了安全感。

第三步:喜胜悲忧,发挥七情正性效应。在不良情感充分宣泄的基础上,用温和的语气与患者交谈,唤起患者对美好经历的回忆,使其情志舒畅,也可让患者观看喜剧电视或幽默小品,引导患者开怀大笑,喜胜悲忧,发挥情志正性效应。

在以上治疗的基础上指导建立良好的生活起居、饮食调摄方式,以巩固治疗效果,助其平稳地度过更年期。

2. 注重气机,宣肺疏肝

《素问·宝命全形论》曰:"人以天地之气生。"无形的气是构成人体的基本物质,也是维持人体生命活动的精微物质,如水谷精气、呼吸之气。气在人体各处都有,停于脏腑的称为"脏腑之气",通过脏腑组织的功能活动反映出来,一般认为气就是指脏腑组织的生理功能。气机的升降出入功能正常,则机体脏腑功能正常,人则安泰无患。《素问·六微旨大论》曰:"故非出入,则无以生长壮老已;非升降,则无以生长化收藏。是以升降出入,无器不有。"若气机运动失常,则百病丛生,正所谓"百病生于气也"(《素问·举痛论》)

五脏六腑之气各有所主,如肺主一身之气,为后天宗气的化源,司呼吸,主宣发肃降,通调水道;心主血,心气是血脉运行的动力之气;肝主疏泄,肝气升发,调畅人体气机;肾主气化,主纳气;脾主运化,在肺气宣降、肝气疏泄的协同作用下完成升清降浊的作用。虽然各脏腑的生理活动表现的运动形式有所侧重,但从整个机体的生理活动来看,气的升和降、出和入,必须对立统一、协调平衡,即气机调畅。

王小云教授临证治病非常重视气机的调节,认为要保证人体正常良好的生命活动,一是要有足够的气作为基础,二是要保证气机运行的畅通无阻,才能保证脏腑的生理活动。在气机的宣发、疏泄、肃降、通调的运行过程中,王小云教授尤其关注肺 - 肝对脾 - 肾的平衡状态。

（1）肺金与肝木的关系：位居上焦肺脏的宣降功能与位于中焦肝脏的疏泄作用，形成了对气机升降调节的重要机制，从而维持了人体气机的平衡。肺气充足，肃降功能正常，有利于肝气的升发；肝气疏泄，气机畅达，有利于肺气的肃降。可见肝升与肺降相互依存，相利为用。王小云教授学习中医五行学说理论，运用于临床实践，受益颇深。其中"金克木"是指肺金循常有度的宣发肃降功能可以平衡肝木阴阳，克制肝木过旺的专横跋扈，并能解除肝木克脾土而影响脾生化气血之虑。

若肺金宣降功能失调，不能克制肝木，会出现木气刑金之象。剧烈咳嗽、咳而胁痛，烦躁易怒，面见青色等是为木气刑金之特点，并伴见胸闷气喘、头晕头胀、善太息、口苦口干、咽喉干痒，舌边或尖红，苔薄黄，脉弦。

若金不克木，肝木横逆而克犯脾土，症见大怒以后胸胁痞满、食欲不振、食后腹胀、嗳气不舒，舌淡红，苔薄白，脉弦细。

（2）肺金对肾水的关系：肺位上焦，司呼吸，主一身之气，而气是生化过程的动力，肺有宣发和肃降的作用。所以《素问·阴阳应象大论》指出："天气通于肺。"《素问·六节脏象论》言："肺者，气之本。"肺吸清呼浊，吐故纳新，通调水道，以维持机体清浊之气的新陈代谢，才能保证心主血脉，肝藏血，脾主运化，肾主人体发育与生殖、主纳气等功能的正常发挥。中医五行学说有"金生水"的理论，是指肺肾二脏共司脉气，肺所主的宗气与血脉吸收精微物质产生的营气，在命门之火的催动下转化为肾气、肾精，是人体生殖、生长、发育的原动力，也是女性经、孕、产、乳生理过程的力量源泉。此外，肺与肾还有开阖蒸腾和通调水道的作用，共同主持津液的生化、布散、排泄，使水道通调生理有常。如果肺金亏虚化生肾精气功能障碍，容易导致肾虚诸症。

1）肾阳虚：症见形寒肢冷、精神不振、腰膝酸软、性欲下降，舌淡、苔白，脉沉迟无力。

2）肾阴虚：症见头晕目眩、耳鸣耳聋、失眠多梦、口咽干燥、五心烦热、盗汗、腰膝酸痛，舌红，脉细数。

对此，王小云教授提出从肺－肝论治是治理全身气机的重要途径。《周慎斋遗书》曰："郁证，乃地气不升，天气不降，致浊气上行而清阳反下陷也。宜保肺以行下降之令……疏肝以转少阳之枢，则天地位而中焦平矣。"说的正是肺肝之于全身气机平衡的重要作用。

临证若见肺气壅滞、肺气不宣、肝气郁结之证，王小云教授常以宣肺疏肝法治之，常用宣肺药物有前胡、白前、杏仁、桔梗、薄荷、橘络、法半夏、浙贝、紫苏、桑叶、桑白皮、枇杷叶等轻清入肺宣肺之品，宣肺降气，使气的升降出入恢复正常,有"提壶揭盖"之妙。白前与前胡,若气滞偏热,选用性偏寒之前胡;若气滞无明显寒热偏颇,则多用白前。同时配合疏肝泻肝之品,常用柴胡、素馨花、郁金、香附、川楝子、青皮、荔枝核等。王小云教授不仅对气郁之证善用宣肺疏肝,对水湿内阻证也喜用此法。肺与脾、肾、三焦、膀胱等脏器分司水液代谢,维持水道的通调。肺主气,为水道的上源,若肺气闭阻,肃降失职,影响其他脏器的气化失司,可出现喘促胸满、小便不利、浮肿等症,治疗应先宣发肺气。肺气得宣,小便得利。此外,王小云教授还常用宣肺之法治疗下焦实证,如盆腔炎、盆腔脓肿、子宫内膜异位症、子宫腺肌病等妇人下腹痛证,常伴便秘、大便不畅等大肠腑气不畅不通之证,肺与大肠相表里,王小云教授强调用通腑之药时适当加一两味宣肺润肠之品,如杏仁,宣降肺气有助于畅通腑气,同时也可以润肠通便,下病上治,一举两得。

王小云教授强调,宣肺药物剂量宜小,因肺为娇脏,贵为华盖,位居上源,故用药宜清、宜升。同时特别强调煎煮方法和服药方法,对于偏气分的用药,则要求取用药轻煎,煎煮时间不宜过久,煮沸后 15~20 分钟即可。

临证若因肺气不足,不能制约肝木,或肝木偏旺,反侮肺金,则宜佐金平木,肃肺抑肝,肺金一足,肝木得制,郁积之肝气遂平,虽不治肝而肝气得疏,非解郁而郁自平。佐金之品,王小云教授善用黄芪、百合、五味子、沙参、麦冬、桑白皮等益肺滋肺之品。此外,宣肺疏肝需兼顾扶脾。王小云教授指出这包含双重意思,第一,脾与肺是"土生金"的母子关系,健脾益土有利于肺金生长,肺金充足则可平衡肝木,抑制肝木过旺而形成愤郁诸证;第二,肝木有克脾土之性,肝郁气滞患者常伴脾土虚损之象,如食欲不振、食后腹胀、嗳气、身体疲倦等,而脾受克致虚会影响肝藏血的生理,加重肝阴不足、肝气旺盛,故对于可见或未见脾虚之证者,都需兼顾脾土,可酌情用党参、五爪龙、黄芪、白术、莲子、茯苓、等健脾醒脾之品。正如《难经·七十七难》所云:"所谓治未病者,见肝之病,则知肝当传之于脾,故先实其脾气,无令得受肝之邪。"

3. 望气观色,五行辨证、化繁为简

王小云教授精研《黄帝内经》《易经》,尤其在望诊中擅长望气观色、五行辨证。

《灵枢·本脏》:"视其外应,以知其内脏,则知所病矣。"《灵枢·大惑论》:"目者,心使也,心者,神之舍也。"王小云教授认为望、闻、问、切中,望诊为四诊之首,占有极其重要的地位,脏腑的气血盛衰可以在人体相关部位表现出不同的神气、色泽、形态的变化。首先,注意望神之旺与衰,这是形体强与弱的重要标志之一。因为神是以精气为物质基础的,是脏腑气血盛衰的外露征象。其次,

通过望诊可以较好地了解患者的气血、阴阳、寒热状况,以提高辨证论治的准确性。因此王小云教授临症,非常重视观察患者的神、色变化,认为面色淡青或手足青色主寒证、痛证、瘀证,常为阳虚生内寒,或感受寒邪,收引凝滞所致;白色为气血不荣之候,主虚证、寒证;淡白而浮胖者,多属气虚证;肤白而虚浮者,多属阳虚;淡白无华或黄白萎者,多为气血两虚;赤色主热证,但亦分虚实,巩膜发红、充血,多属肝经热证,两颧发红,属虚热证;黄色主虚证、湿证,为脾虚失运,化源不足,气血失充之象,暗黄为寒湿,明黄为湿热;黑色主肾虚证、寒证、水饮证,总属阳虚水液不化,血失温养,气血凝滞所致。

　　五行辨证是根据五行生、克、乘、侮规律识别脏腑病机五行传变所表现证候的辨证思维方法。其源于《黄帝内经》,实践于张仲景,经历代古今名家发扬光大而渐成体系,至今指导着临证治病。王小云教授善用五行辨证与五色望诊相结合,运用母病及子、子病犯母、相乘相侮等五行辨证方法,化繁为简,辨难为易,尤其适用于症状繁多或古怪的疑难疾病(因其病情复杂,症状繁多,病程缠绵,真伪难辨,容易导致一叶障目,难以准确辨证)。

　　同时王小云教授根据多年临证经验,认为人体的各部既作为整体的一部分,同时各部也存在一个反映全身脏腑的全息图,根据全息图所主脏腑以及五色变化,结合五行辨证,形成"望气观色,五行辨证"的学术思想。如曾有一重度睡眠障碍 1 年的患者,整夜难入睡,或者仅能睡 1~2 小时,有头晕、心慌、心烦,诸多不适,求遍心血管、神经、心理、睡眠等专科,效果不显,精神几近崩溃,数欲轻生,后慕名找王小云教授解决疾苦。王小云教授首诊望查面色,见患者的左侧面颊及额头有暗青斑块,根据面部全息图与易经的八卦信息分析,患者青斑的面颊和额头部位分别是震部和巽部,对应肝胆,结合患者舌暗红、边瘀斑,脉弦数有力,辨证为肝胆气郁化火,扰乱心神所致。遂给予疏肝清热、逐瘀安神之剂治疗,患者服药当晚即可入睡 4~5 小时,继续调治 2 周,患者睡眠完全恢复正常,诸症消失。

　　王小云教授临证 40 余年,已总结出一套面部、眼部、耳部、手部、舌部望诊知病解病的有效经验,并已整理出版专著《望诊心悟》。该书详细讲解了王小云教授"望气观色,五行辨证"的临证经验。

　　对于身体各部位的望诊,最直接看到的是面部,因此面部望诊是临床用得最多的。王小云教授将面部分为上、中、下三个部分,每个部分分属不同脏腑器官(图 1)。

上部

中部

下部

图 1　面部的分部

面诊上部:从发际至眉毛及以上,包括额部发际、额区、颞区、眉毛、眉间区(眉心)。主要反映人体横膈以上上焦的内脏器官组织信息,包括心、肺、咽喉、扁桃体、气管等。

面诊中部:从眉毛以下至鼻翼以上,包括眼眶区、眶下区、颧区、鼻区、腮腺咬肌区。主要反映人体横膈以下至脐部中焦的内脏器官组织的信息,包括脾、胃、肝、胆、肠道等。

面诊下部:从鼻翼以下至下巴底部,包括鼻唇沟、口唇区、颏区、颊区、颏下区、颌下区等。主要反映脐以下,下焦的内脏器官组织信息,包括肾、膀胱、输尿管、子宫、卵巢、输卵管、尿道、睾丸、前列腺等。

将各部的五色(红、青、黑、白、黄)以及皮肤的光泽度、平滑度、湿润度、粉刺、暗疮、纹理及瘢痕情况等与所属脏腑结合,以此来辨别患者脏腑阴阳、寒热虚实。

下面以额部为例进行浅析:

额部对应于心,若见局部红色改变,考虑多与心疾有关。

额头区域皮肤颜色发红或出现痤疮,根据面部三部全息图,额头对应心,心主火,火为红色,额头痤疮或发红常提示心火旺盛或心阴虚内热。

若额头出现痤疮较大、浓密、颜色艳红、带脓点,要注意了解患者是否有心烦易怒、口干尿黄等症状,常提示心火旺盛,属实证。

若额区皮肤色偏红,或出现较小、稀疏、没有脓点的痤疮,伴口咽干燥、心烦多梦、失眠健忘,常提示心阴不足证,属虚证。

额头出现红色外的颜色,须根据脏腑主色,考虑相关疾患。

如额区皮肤暗青,缺乏光泽,要注意患者可能兼有阳虚内寒证,需要进一步了解患者是否伴脘腹冷痛、畏寒肢冷、胸闷喘息、呕吐清水、食纳减少、腰骶发凉、少腹冷痛、下肢水肿、小便频数、夜尿多等。可见于不孕症、盆腔炎性疾病后遗症、痛经、慢性肺心病、充血性心力衰竭、哮喘、痉挛性支气管炎、慢性胃炎、阳痿等病。

如额区皮肤发青,颜色鲜艳,要注意患者可能有肝木过旺,木火过盛犯心趋势,需要进一步了解患者是否伴心烦易怒、乳房胀痛、胁肋胀痛、善太息、失眠多梦等症。治疗上除应疏理肝气为主,还要注意护心安神,避免引发心火亢盛诸症;同时也要顾护脾胃,先夺其未至,防患传经之邪损伤后天之本。

4. 针药并用,事半功倍

王小云教授受导师路志正国医大师学术思想的影响,临证倡导"针药并用"。她经过40余年的临床实践,独创出疗效显著的额针,对于病情顽固和病程漫长的疑难杂病、急性痛证等发病急骤者,可以快速调节脏腑、经络、气血功能,往往起到"立竿见影"的效果,疗效奇佳。

王小云教授临床善于观察与揣摩,她从偶然的治愈病例中,发现人的额部存在五脏六腑及督任二脉全息系统,她利用该全息图相对应的内脏、组织、器官解剖位置在额部的投影,施以针刺,可以快速调节内脏神经功能失调引起的诸多症状,及头颈、肩背、腰骶、四肢骨骼的痛症,疗效神奇。

(1)"额针"学术思想:王小云教授认为脊神经与督脉循行和五脏六腑即体内组织器官是紧密联系的。根据督脉循行与脊神经对应理论、生物全息理论,经过20多年的实践和潜心研究,她发现从鼻骨根部向上至前发际线之间的额部区域有一个微观脊柱全息象。在通过检查颈椎、胸椎、腰椎、骶椎、夹脊穴的异常点对相关疾病进行诊断的同时,可以在患者额部微观脊柱全息相关区域的皮肤或肌腱上发现异常点,如突起、结节、痛点、色斑、异常纹理等,通过对这些局部的检查,可以发现由于脊椎退行性改变、力学平衡失调、椎体小关节错位等引起的相关病症。王小云教授根据患者额部异常点的所在位置,以额部上至神庭的平行线,下至眉毛下线的平行线,左右在颞部发际线以内,定为"额针"的施针治疗范围。再根据额部微观脊柱全息理论,对脏腑和身心引起的相关病症进行治疗,由此逐步形成并完善了"额针"的学术思想和临床操作规范。

(2)"额针"的定位与主治:王小云教授将额部施针部位分为上、中、下三区。①额上区:以神庭平行线至额部的上 1/3 的区域,约对应颈神经的支配范围。针刺额上区,可以治疗由颈神经刺激引起的脑、颈、肩部等病患。②额中区:从额部上 1/3 至中 2/3 的区域,约对应胸神经的支配范围。针刺额中区,可治疗由胸神经刺激引起的心肺、上肢、肩胛骨、背部、胃肠等病患。③额下区:从额部中 2/3 至眉毛下线的平行区域,约对应腰骶神经的支配范围。针刺额下区,可治疗由腰骶神经刺激引起的腰部以下的病患。起效快,疗效满意且安全。

此外,王小云教授根据经络循行原理,采用上病下治,下病上治,左病治右,右病治左的交叉取穴体针疗法,以及梅花针、莲花针放血疗法,气罐、走罐、火罐、刮痧等多项综合疗法,"十八般武艺"随证使用,力求起效迅速,手到病除,尽快为患者解除病痛,治愈疾病。

5. 顾护正气,勿忘后天

王小云教授临证非常注重顾护正气,人体正气的生成主要源于脾胃运化的水谷之精气。李东垣曰:"真气又名元气,乃先身生之精气也,非胃气不能滋之。""肾为先天之本,脾为后天之源",每个人先天肾气有限,随着生命活动的不断消耗,机体的活动主要有赖后天脾胃生化气血源源不断地供给。李中梓

《医宗必读》曰:"一有此身,必资谷气,谷入于胃,洒陈于六腑而气至,和调于五脏而血生,而人资之以为生者也,故曰后天之本在脾。""脾为仓廪之本,胃为仓廪之官",脾与胃同受水谷,输布精微,为生命动力之源。精气血津液的生化,都有赖于脾胃的运化。其盛衰与脾胃功能的强弱密切联系,脾胃功能强则正气充盛,脾胃功能弱则正气不足。而正气的强弱,直接影响到机体预防和抗病能力。正如李东垣曰:"脾胃之气既伤,而元气亦不能充,而诸病之所由生也。"此外,王小云教授认为人患病之后,口服药物需要经过脾胃消化吸收才能发挥应有的作用,而妇科病大都需要一个较长时间的治疗和调理,若脾胃功能不好,不能很好地吸收药物,疗效则会大打折扣,因此强调在临床实践中要时刻注意顾护正气、顾护中州,勿伤脾胃。对阴虚内热辨治者,也需兼治脾胃。因脾为阴脏,喜燥恶湿,养阴之品日久易碍运脾胃功能,生痰生湿,王小云教授常酌情加入木香、春砂仁、紫苏梗等醒脾和胃之品以"扶正不留邪"。若见血瘀癥瘕之证,运用活血化瘀、散结消癥之品更易损伤正气,所以应在消癥剂中加人参、白术、山药、黄芪、黄精、芡实、炙甘草、陈皮、春砂仁等健脾和胃、顾护正气以"祛邪而不伤正"。

对于晚期恶性肿瘤、复发癌、转移癌或恶性肿瘤并发症的患者,王小云教授尤其注重顾护脾胃,扶助正气,解毒治癌。她认为虽然现代医学发展迅速,治疗恶性肿瘤的方法和药物层出不穷,由以前的化疗、放疗,到现在的靶向治疗、免疫治疗、生物治疗,甚至到干细胞治疗,这些治疗对癌细胞有较好的抑制与杀灭效果,无疑给癌症患者带来了很大的帮助。但这些抗癌治疗的毒副作用不可避免会损伤人体正常细胞和免疫功能,严重时会影响癌症患者的生活质量,甚至影响生存期限。部分晚期或复发性恶性肿瘤患者并非直接死于癌症,而是死于癌症各类治疗的并发症,晚期癌症的治疗效果是目前中西医面临的重大疑难问题。王小云教授敢于面对挑战,带着问题深入钻研《孙子兵法》和《黄帝内经》,将兵学的战略思想与医学的临证策略相结合治疗晚期癌症患者,对延长生存期、提高生存质量收到满意效果。《孙子兵法》曰:"知己知彼者,百战不殆。"王小云教授指出,医生对疑难疾病的诊治,明察病情是为知彼,深究医理才能知己。恶性肿瘤就是身体的"敌人",而晚期癌或复发癌患者,由于前期恶性肿瘤对机体的消耗以及各种抗癌治疗造成对正气的打击,使患者机体陷入极度虚损的状态。这时如果再用猛烈的抗癌药物穷追猛打,一来患者机体正气受损太重,失去抵抗能力;二来可使"敌人"(病魔)更加穷凶极恶,奋起反扑,癌细胞风暴式发展,最后的结局可能是"杀敌一千,自损八百",甚至被敌"覆没全军",死路一条。徐大椿在《医学源流论》曰:"若夫虚邪之体,攻不可过……衰敝之日，不可穷民力也。"说的就是对于正气已衰之人，攻治不可迅猛。《素问·平人气象论》云："平人之常气禀于胃，胃者平人之常气也；人无胃气曰逆，逆者死。"扶持正气，保护脏腑功能是为首要，不应只顾"治病"而疏忽"以人为本"，若是一味强攻抗癌，可能会造成"杀敌一千，自损八百"的局面，甚至把命都给"攻"没了，如果生命不存在了，抗癌还有意义吗？

对于晚期或复发性恶性肿瘤患者，王小云教授极为推崇中医药辨证治疗达到"带癌生存"的治疗理念，即把患者的正气调节到能与癌症抗衡的水平，使患者的生命与癌细胞和平共处，维持在一个相对稳定的状态，一来可以抑制癌细胞的发展，二来能延长患者生存期，使患者恢复相对良好的生存质量，就是晚期癌症患者最理想的治疗效果了。

6. 行医如打仗，用药如用兵

清代医家徐大椿在《医学源流论·用药如用兵》篇中说："孙武子十三篇，治病之法尽之矣。"王小云教授熟读《孙子兵法》，非常推崇此观点，认为治病如打仗，用药如用兵。兵学和医学两者间有诸多相似之处，兵法讲敌我之势，医术讲正邪之变；兵法讲攻守谋略，医术讲补泻之机；兵法讲三才之法，医术讲三因制宜；兵法讲全局观点，医术讲整体治疗等等。军情瞬息万变，兵法变化无穷；临证病况复杂，病、情、症表现各异。疾病就是身体健康的敌人，面对敌人，要像打仗一样小心应对，精心布阵，才能百战不殆，否则稍有不慎，则"兵败如山倒"，影响身体健康不说，严重者甚至危及生命。正所谓"医者人之司命，如大将提兵，必谋定而后战"（倪士奇《两都医案》）。《孙子兵法》中有很多思想值得我们学医者借鉴。

"知己知彼者，百战不殆"，意思是对敌我双方的情况都能了解透彻，打起仗来即使百战都不会有危险。王小云教授认为医者一定要有"知己知彼"的意识和觉悟，诊病察证才不容易出错。知己，是指对医者自身的诊治能力要有一个清晰的认识，医学发展日新月异，医生需要与时俱进，不断学习，充实自己，超越自我，要始终"不忘初心，砥砺前行"，才能在力求医学的道路上渐行渐远，有所建树。王小云教授常年保持"手不释卷"，不仅遍读古籍经典，还时刻关注现代研究进展，力争做到"通晓古今"。知彼，是指一定要亲自诊查患者，详询病史，不遗漏重要的病史和症状，认真及时查看相关检查，才能对患者的病情做到了然于心，准确诊断；只有详细掌握"望闻问切"的四诊资料，才能准确地辨证论治，对症处方，药到病除。

"擒贼先擒王"，是指作战要先抓敌人的首领或者主要的对手，也比喻做事首先要抓关键问题。王小云教授认为，这一点用在医学上，就是要善于找到主要矛盾和主要症结,要学会提炼核心病机,不要被纷繁复杂的症状所蒙蔽,只要找到了核心病机,辨证明确,再处方用药,一举击破,其他症状自然土崩瓦解,临证切忌患者说一个症状就加一味药。她强调虚证贵在专补本源,实证尤重邪有出路。对于虚证尤显者,应补其本源,扶其根本,使正气来复,症状消除;对于实证明显者,强调一定要让邪有出路。同时治疗应当循序渐进,根据主证,确定虚实主次关系。要做到这一点,必须熟读医籍,详明医理,正所谓"夫医学之要,莫先于明理,其次则在辨证,其次则在用药。理不明,证于何辨,证不辨,药于何用"(吴仪洛《本草从新原序》),因此王小云教授常常告诫弟子,要勤读书,多读书,"学者非读万卷书,不可轻言医"。王小云教授曾经收治了一位晚期卵巢癌合并大量腹水的患者(详见病案三十二),腹平片显示肠梗阻,患者已求诊于多家知名三甲医院,均宣告无治,病情危急,医院已下病危通知,患者本人也立下遗嘱,随时准备不治离世。当时患者精神萎靡,骨瘦如柴,面色暗黄无华,全唇乌黑,腹部膨隆,腹壁静脉显露,半卧于床,行走困难,神疲乏力,语声低微,气短懒言,胸闷咳嗽,咳少量白黏痰,不欲饮食,仅进食粥水,纳食饮水后气逆欲呕,睡眠不安,4天未解大便,小便量少,腹胀满拒按,按之绷紧感明显,有明显胀痛感,四肢厥冷,畏寒,舌质淡紫,苔浊黄白相间,人迎脉细弱,趺阳脉难以触及,寸口脉有力,太溪脉沉细。王小云教授诊查房后指出,患者的核心病机是脾胃溃败,阳气亏虚,而其他症状都是由此产生的兼证,因此以"益气温阳、重建中州"为大法,重用黄芪、白术、干姜、熟附子等,最终患者转危为安,继续调治后安然出院。

"兵无常势,水无常形",是指用兵作战要根据敌情的变化来采取灵活机动的战略战术,不能墨守成规。王小云教授认为"病无常形,医无常方",临证一定要谨记辨证论治。"病无常形",是指疾病尤其是疑难疾病,病程缠绵,症状纷繁复杂,不同的体质、不同的年龄、疾病的不同阶段都会表现为不同的证候,常常兼夹湿、瘀、热等,因此临证要非常重视辨证论治,不能一方通用,即"医无常方"。辨证论治是中医学诊治疾病的基本原则,也是中医学的精髓所在,"同病异治"和"异病同治"是辨证论治最好的体现,也是中医与西医最大的区别。现代医学的发展,使很多疾病的发病原因逐渐清晰,但在治疗上却仍缺乏有效的方法。经常有人问王小云教授说:"王教授您治这个病效果这么好,有没有秘方啊?"王小云教授则笑着说:"秘方我没有,秘法有一个,那就是中医的辨证论治啊!"

此外,王小云教授在临床还常用"釜底抽薪"(腑气不通的实证,采用通腑泄下法)、"穷寇莫追"(晚期恶性肿瘤患者,要注意扶正为主,攻邪不要太过,以免正气耗损,邪气反扑)、"断敌守疆"(传经之病,先安未受邪之地,已病防变)等思想指导临床应用,屡获效验。

7. 注重养生与治未病

王小云教授非常推崇养生与治未病。她常说,等到生病看医生用药那是不得已而为之的事,高明的医者要做的是能让人不生病、少生病。正如徐大椿所言"是故兵之设也以除暴,不得已而后兴;药之设也以攻疾,亦不得已而后用。其道同也",说的就是这个道理。《素问·四气调神大论》云:"是故圣人不治已病治未病,不治已乱治未乱。"国医大师陆广莘教授也说:"上医治未病之病,是谓养生;中医治欲病之病,是谓保健;下医治已病之病,是谓医疗。"王小云教授认为养生当遵循《黄帝内经》中的"正气存内,邪不可干"原则,参考《素问·上古天真论》"法于阴阳,和于术数,食饮有节,起居有常,不作妄劳","恬惔虚无,真气从之。精神内守,病安从来"。指出只有重视摄生才能强身,强身才能防病。摄生要注意调摄精神、节制饮食、防止外邪等,思想上要保持安闲清静,没有杂念,精与神守持于内,避免过度的情志变动,这样才能达到阴阳平衡。同时顺从四时寒暑变化,保持与外界环境的协调统一,及时避开外界不正常的气候和有害的致病因素。饮食要有节制,生活起居有规律,身体劳作但不过分劳倦,同时还要注意节欲保精。王小云教授非常提倡药膳养生,她经常指导患者服用药膳调养,并告知患者许多行之有效的强身健体的方法,如八段锦、五禽戏、气功、太极拳等。为此她已出版《女性对症靓汤》《女人气血养生书:吃出好气色,轻松治百病》《"三好"女人不易老》《重塑健康:女性养生公开课》等养生专著,并开设"王小云女性调养"视频号、公众号等,给患者和群众提供了大量的养生指导。

8. 重视"偶然",探求必然——临床科研有机结合

中医药是历经数千年的临床实践验证行之有效的传统医学,但因为大多属于经验医学,缺乏有效的循证证据而影响其在现代医学界的认可度和推广应用。毛泽东曾说"就医学来说,要以西方的近代科学来研究中国的传统医学的规律,发展中国的新医学"。说的是我们要用科学研究来寻找中医药的循证证据。但是王小云教授认为,寻找循证证据对于发展中医药是一个重要的方面,此外还有很重要的一个方面,是我们要以科研来促进临床。王小云教授经常强调为医者必须要有"牛顿"精神,牛顿从一个"偶然"的苹果落地事件发现"万有引力",这种精神尤其要用于医学。王小云教授自己自从医开始,就非常重视临床发现的"偶然"问题,她认为医学就是由"偶然"问题组成的一个"必然"规律,通过对偶然问题的思考,再查阅相关资料,形成一个系统的问题,然

后通过科学的验证,形成一个"必然"的规律,再指导临床应用,医学才能不断得到新的发展。科研与临床要形成一个良性循环,才能不断促进医学向前进步。20多年前,王小云教授在治疗一个更年期综合征伴情绪抑郁的患者时,当时单纯药物效果并不理想,也没有很好的其他疗法。后来一次偶然的情况下,她发现引导患者尽情地哭泣后,症状居然明显缓解,此后经过几次有意识的语言引导该类患者进行适当哭泣,发现也有同样的疗效,而且疗效迅速,比之单纯药物治疗的效果更快且好。于是王小云教授就开始思考,对于这类有情绪障碍的"心身同病"的患者,"心身同治"可能是未来一个很好的治疗方向。此后通过查阅医学典籍,王小云教授发现《黄帝内经》中早有"天人合一,形神合一"整体观理论,在该理论启发下,感悟到"心身同治""情志治病"的中医真谛,在国内首次制定了中医"以情胜情"情志疗法操作规范。此后她将该法通过"十五"国家科技攻关计划项目、"十一五"国家科技支撑计划项目等大型高级别临床研究验证,疗效确切且安全,获教育部科学技术进步奖二等奖。如今,中医情志疗法、中医心身同治疗法已被临床广泛应用于各类合并情绪障碍性疾病的治疗中,并在全国各级医院推广应用。

二、用药特色

王小云教授熟读《本草纲目》《神农本草经》《本草备要》等中药学古籍专著,又广猎《孙子兵法》《矛盾论》《哲学》等军事、哲学书籍,还深谙现代中药药理,临证用药颇有特色。

(一)用药轻灵,四两拨千斤

用药轻灵是王小云教授的用药特点之一,指在用药过程中药味较少,一般在6~8味,有时甚至4~5味,一般不超过8味,却能治愈各种疑难沉疴,具有"四两拨千斤"之妙。比如上文提到的那位卵巢癌晚期并发大量腹水、已立遗嘱的危重患者,王小云教授仅用8味药将之从死亡线上拉回。这个主要归功于王小云教授善于抓准核心病机,对证下药。王小云教授认为治病用药如用兵打仗,擒贼先擒王,抓住主要矛盾,其他问题就能迎刃而解。面对错综复杂的疑难杂病,辨证要透过现象看本质,抓住疾病的本质,重拳出击,常常可以有效地击中要害,扭转乾坤。用药要针对主要矛盾和疾病本质,贵精不贵多,注重配伍精简,处方有效,不浪费一味药;她常说用药最忌辨证不精当、药物"大包围",不但效不速显,还可能致病情缠绵。

(二)一药多用,"一箭多雕"

是指王小云教授治病用药经常会利用一个药物具有的几重作用,针对性地解决患者身体疾患的几个问题,在保证疗效的前提下,用最少的药物组方达到最佳的治疗效果,既可减少医疗费用,又可减轻长期患病者的胃肠负担。比如对于肾虚血瘀的先兆流产患者,选择具有"一箭四雕"作用的续断(补肝肾、强筋骨、行血脉、止血安胎)比杜仲更为合适;而对于肾虚合并高血压的先兆流产患者,显然杜仲(补肝肾、强筋骨、降血压、安胎)则更适合。岭南地区气候炎热,又地处湿地,常见湿热合并心火上炎、口舌生疮的患者,王小云教授运用具有苦寒性味的木通,利用其归心、膀胱经和利尿通淋、通经下乳的功效治疗,不仅能上清心火,还能通利下焦湿热,起到了一箭双雕的作用。肥胖型的多囊卵巢综合征患者,多为痰湿内阻,常伴有高脂血症以及糖代谢异常(胰岛素抵抗),用玉米须不仅能利湿下行,还能降血脂血糖。肝郁气滞化火致心烦失眠者用郁金,既能疏肝理气,又能凉血清心。气滞血瘀伴有结块或疼痛者用预知子,既可以疏肝理气,又能活血止痛。盆腔痛证伴大便不畅者用酒大黄,不仅可以通腑泻下,还能活血化瘀止痛。王小云教授强调,临证要做到这点,必须要熟谙每一味药物的功效主治,还要了解中药的四气五味及药物归经,同时还要涉猎现代药理研究,方能运筹帷幄,灵活运用。

(三) 喜用南药花药,用药平和

岭南药用植物繁多,资源丰富,同时花药也多。王小云教授化湿化痰常用广藿香、广陈皮、化州橘红;散结喜用橘核、荔枝核、芒果核、猫爪草;出血喜用岗稔根、地稔根;补肾用德庆巴戟天等。岭南地区湿热偏重且容易伤及气阴,不同于西北地区寒湿偏重,故王小云教授用药偏于轻省,喜用花叶类疏肝解郁及清热利湿之品,因花之味薄性轻,善于疏肝解郁、清热利湿而又不伤阴液,较适合岭南妇女湿热较甚而致气阴两虚的体质,如素馨花、玫瑰花、佛手花、鸡蛋花、木棉花等。岭南温热、湿热偏重,岭南人多数偏于柔弱,体质以阴虚、气虚、气阴不足居多,不宜大攻大补。王小云教授用药平和,清热多用甘寒,少选苦寒泻热;温经多用甘温,少选大热辛燥;补益多用平补,亦少选峻补之品。王小云教授用药平和甘淡,兼顾岭南妇女阴虚燥热的体质,因地制宜,就地取材,结合现实。

(四) 善用经方,师古而不泥

王小云教授熟读《伤寒论》《金匮要略》等经方之祖,临证遇疑难病症,善用经方化裁,推陈出新,师古而不泥古。王小云教授认为,张仲景能在近两千年前创立一方统一证之法,是对当时病机的高度提炼,达到了立法处方的最高境界,是现代方剂之师祖。虽然随着时代的变迁,疾病谱也发生了较大的改变,但依然适用于某些特定的症状与证候,令人甚为叹服。王小云教授根据证候、病机类比,将经方加减运用于妇科病症,例如更年期综合征顽固性汗出,用调和营卫之桂枝汤加减;慢性盆腔痛之顽固性痉挛性疼痛,用缓急止痛之芍药甘草汤加减;盆腔疼痛伴腑实证者,用通腑泻下之承气汤类加减;晚期恶性肿瘤并大量腹水阳气溃败者,用回阳救逆之四逆汤加减;更年期综合征脾肾阳虚之顽固性心悸,用温阳利水之真武汤加减等,屡验屡效,堪称神奇。

(五) 注重引经报使与药物配伍

工欲善其事,必先利其器。王小云教授在熟练掌握中医辨证论治规律基础上,组方用药,药随证异,且非常强调引经报使与药物配伍,使处方药性能迅达病所,即"以草木偏性,攻脏腑之偏胜……"(《医学源流论》)。

如治上焦病证,加葛根升发清阳;治下焦病证,用川牛膝引药下行;又如分经论治头痛,太阳头痛,用川芎、羌活、麻黄之类;少阳头痛,用柴胡之类;阳明头痛,用葛根、白芷之类;太阴头痛,用苍术、半夏之类;少阴头痛,用细辛之类;厥阴头痛,以吴茱萸汤主之,并常用藁本之类。还有五脏归经,根据五脏寒热阴阳随诊选药。

王小云教授同时非常注重不同性味的药物配伍后的增强效应或新的作用,如"酸甘化阴"法的运用。酸敛药如芍药、山茱萸、五味子、墨旱莲等,有不同程度的养阴敛阳作用;甘味药如甘草、麦冬、女贞子、地黄等,有不同程度的补虚缓急、甘润增液作用。酸甘合而用之,可以化生阴液,濡润脏腑,以缓急迫。如麦冬、五味子合用养阴敛汗;女贞子、墨旱莲同用补益肝肾,滋阴止血;山茱萸与熟地黄合用滋阴养血;大剂量芍药与甘草合用柔肝缓急止痛。此外有酒大黄与枳实配伍,行气通腑,化瘀止痛,使邪毒从大便而出,用于治疗盆腔痛证实证,桃仁、红花配伍加强破血化瘀,治疗血瘀成斑成块者;蒲黄、五灵脂配伍,化瘀止血止痛,治疗血瘀疼痛或血瘀出血。体现了中药复方制方原则的合理灵活运用以获得多方面的功效,增进临床疗效,减少毒副作用。

(六) 专病专方的运用

所谓专病专方(单方、验方、自拟方)是针对某一种疾病有很好疗效的方或药,该方与其所治疾病间有严谨的对应性。专方的药物组成相对固定,药物用量及相互之间的比例亦有严谨的用法,"中医不传之秘在剂量",这是中医治病取效在遣方议药用量上的巧处,而量之大小,必须在辨病、辨证的基础上,因时、因地、因人制宜,以符合病情与机体的情况为宜。这并不是说辨证论治不重要、可以忽略,而是临证时可以多一种思路,可以将辨证论治与专方专药相结合,是针对疾病基本病机的治本之法。

王小云教授精研医典,熟练掌握中医经典理论,融会贯通各种经方、类方、时方,结合自身临床实践与现代药理实验研究结果,不断实践、完善,创制出不少行之有效并经反复临床验证的自拟方,这是王小云教授数十年临床经验的体现。譬如治疗肝气郁结、肾阴亏虚的养阴舒肝胶囊,治疗肾虚腰酸背痛的更年滋肾口服液,治疗肺肾阴虚的育冬玉阴胶囊,治疗血瘀轻证的蛭素胶囊,治疗血瘀癥瘕的丹赤散结颗粒等。专病专方提高了临床诊治效率,利于中药新药的开发和研究。目前养阴舒肝胶囊、更年滋肾口服液已获得国家专利,其中养阴舒肝胶囊已完成成果转化,进入新药开发阶段。

三、专病临证经验

(一)治疗更年期综合征临证经验

王小云教授认为肾气衰退引起诸脏失调是引起更年期综合征发病及转归的根本原因。女性七七前后,肾气已亏,天癸衰竭,必然引起阴阳、气血失调,从而导致脏腑功能紊乱,表现出一系列肾气、肾精亏虚的症状,所以肾虚乃为根本。同时心藏神,肝藏血,心肝失调,以致心神失养。更年期综合征作为心身疾病,与心、肝两脏功能失调有关。因此,王小云教授认为,治疗更年期综合征应以心、肝、肾三脏为主,兼顾他脏,做到心身同治。

1. 把握病因病机为治疗根本

(1)补肾固本:补后天以养先天。肾为先天之本,肾气亏虚是更年期发病的主要原因。因此,王小云教授确立补肾法为治疗更年期综合征基本法则,指出补肾重在调补肾阴、肾阳,使之恢复相对平衡。肾阴虚者治宜滋养肾阴,肾阳虚者治宜温肾扶阳,并强调阴阳互补。同时肾为先天之本,脾为后天之本。肾气、肾精的充盛,有赖于后天脾胃化生的精微物质不断补充,治疗更年期综合征补肾同时应注重调脾。

(2)调心、肝治标:更年期综合征属心身疾病范畴,肾虚是致病之根本,肾的阴阳失调又可导致肝、心、脾等脏腑的失调。肝肾不足常兼标实,以肝失条达最为多见。王小云教授常在滋养肝肾的基础上,兼顾疏肝解郁、平肝泻火、宣肺疏肝等。此外,人的精神活动与心、肾密切相关。心主神明,肾主骨生髓,上通于脑,若肾阴不足,肾水不能上济于心,使心阳独亢,则出现心肾不交的证候,治宜交通心肾,滋水降火。

(3)宣肺疏肝,畅调气机:围绝经期郁证患者多表现为肺金不足、肺失宣降、肝气郁滞,以及肺气壅结、肺失宣降、肝气偏旺两种证型。王小云教授指出,肺的宣发肃降功能对于整体气机的升降出入至关重要。如果没有正常的宣发,就不能很好地肃降;没有正常的肃降,就不能很好地宣发。肺气壅盛,须重视调治肺气,宣肺以疏肝泻肝。王小云教授常用的宣肺药物有前胡、杏仁、桑叶等轻清入肺宣肺之品,宣肺降气,使气的升降出入恢复正常。王小云教授擅用三仁汤,认为其中杏仁一味有"提壶揭盖"之妙,并常用此法来宣畅气机;而疏肝泻肝喜用柴胡、龙胆草、夏枯草、郁金等。

(4) 化瘀相辅:王小云教授治疗更年期综合征时,提出不宜忽视其血瘀的病理变化,既要注重机体肾虚之"常",又要顾及血瘀继发病之"变"。更年期妇女内分泌代谢紊乱,血脂水平易升高,微循环血流速度较慢。活血化瘀方药具有调节血脂、调节血小板功能、保护动脉壁内皮细胞、抗氧化等作用,治疗中要注意活血化瘀法的应用。

2. 辨病辨证相结合,分型论治是主导

王小云教授治疗更年期综合征主张辨病与辨证相结合。根据引发本病的病因,运用脏腑、气血及八纲辨证,以辨在气在血的不同属性和病机,根据临床表现侧重不同,分以下证型论治。

(1) 肝肾阴虚:症见绝经前后,潮热汗出,伴头晕目眩,腰膝酸软乏力,或四肢抽筋,麻差,口干;或月经先期,经量时多时少、色鲜红、质稠,舌偏红,苔薄少,脉细数。治以滋养肝肾。方用一贯煎加减(当归、北沙参、麦冬、熟地黄、枸杞子、何首乌、桑椹子等)。

(2) 心肾不交:症见绝经前后,潮热汗出,五心烦热,心悸,失眠多梦,舌偏红,苔少,脉细。治以滋阴降火,交通心肾。方用调补心肾经验方(太子参、五味子、麦冬、何首乌、生地黄、远志、女贞子、生龙骨、生牡蛎)加减。

(3) 肾阴阳俱虚:症见绝经前后,既见烘热汗出、头晕耳鸣、口干等阴虚证,又有畏寒、恶风、喜热饮等阳虚证,舌淡胖,苔薄白,脉沉弱。治以调补阴阳。方用二仙汤(仙茅、淫羊藿、巴戟天、当归、黄柏、知母)加减。

(4) 脾肾阳虚:症见绝经前后,潮热汗出,头晕耳鸣,精神萎靡,忧虑健忘,或表情淡漠,失眠心悸,倦怠乏力,怕冷恶风,舌淡胖,苔薄白,脉沉细。治以温肾健脾。方用右归丸加减(熟附子、肉桂、枸杞子、山茱萸、山药、杜仲、党参、白术等)。

3. 情志致病,以情胜情

王小云教授认为更年期综合征为一种典型的心身疾病,治疗本病,应以中医"形神合一"整体观为理论指导,在辨证使用中药治疗的同时,运用中医情志疗法进行心身同治。研究显示,中药和情志治疗两种措施对本病的治疗均有显著性意义,两者具有不同的治疗侧面,中药可能偏于缓解躯体症状,情志疗法可能偏于缓解精神神经症状。而精神神经症状正是女性更年期症状中表现最为突出,也是身心健康危害最大的症状,故王小云教授临床十分注重情志疗法的应用,通过独特的情志治疗方案改善更年期综合征女性精神神经症状效果显著。

王小云教授依据本病病因病机及症状特点,多以烦躁易怒或善悲欲哭、郁郁寡欢为主,根据《黄帝内经》五行相生相克的原理,采用以情胜情中"喜"胜"悲忧"的治法。以情志相胜法为主体,结合语言开导,创立情志相胜三部曲,使本病的情志治疗方案兼具可行性、规范性。该方案治疗措施步骤间承上启下,充分体现了在传承中医情志疗法的基础上发扬创新,发挥了情志疗法的治疗优势,在临床运用中取得了良好的治疗效果,并连续经科技部"十五""十一五"科研项目验证,疗效显著。

4. 注重配伍,古方今用

王小云教授治疗更年期综合征主张辨病辨证相结合,注重方药的配伍。同时王小云教授还提出将微观辨证应用于临床,科学地将中医四诊辨证结合辅助检查指标综合分析,有效提高了辨证水平,为"病证结合"临证思维提供了新思路。在中医治疗方面,王小云教授遵循"虚实并用,标本兼治,微有侧重""瘀血不去,肾气难复"的原则,重用君药,应用经方,巧用药对。

(二) 治疗卵巢早衰临证经验

卵巢早衰是因卵巢功能过早衰竭致使女性40岁之前出现闭经,同时伴有低雌激素、高促性腺激素水平的一种疾病。王小云教授根据中医整体观理论,审证求因,认为本病可涉及心、肺、肾、脾、肝诸脏;病机特点是虚证为本、肝郁血瘀为标,气血瘀滞阻碍经脉,血行不畅,导致肾 - 天癸 - 冲任 - 胞宫轴功能失调而发病。

1. 临床诊治重"养"与"疏"

张景岳云:"经闭有血隔、血枯之不同,隔者病发于暂,通之则愈,枯者其来也渐,补养乃充。"在临床治疗中,王小云教授着重于"养"与"疏"二法,即滋养与疏通并举,滋养以补源,疏通以行经。王小云教授临证强调个体化治疗,从患者个体的生活环境、生活方式、既往病史中寻找蛛丝马迹,发现"因"与"病"的关系,方可辨证准确,一击即中。但从临床来看,卵巢早衰患者辨证属虚证者居多,纯属实证者较少,即使有实,亦多为虚实夹杂之证。经本阴血,血以充经,气以行经,经本于肾,因此王小云教授认为治疗卵巢早衰应以补养脏腑为主,疏络通经为辅。

2. 用药兼顾肝、脾、肾

通经之法在于开源,故调经之本在肾。在临床诊治中王小云教授注重以滋肾为主,兼以健脾补肺,佐以理气消导、疏肝祛瘀。补肾注意温肾壮阳与滋肾填精并用,使阴平阳秘,精血俱旺,经水自调;顾护脾胃,在于溢血之源,健脾理气不过用辛燥或甘润之品,以免耗伤脾阴或困阻脾阳;补肺启肾,使得金水相生,滋阴养血,以治其本;疏肝祛瘀以条达肝气为主,意在调其疏泄之功,但不用辛香燥烈之品,以免劫津伤阴耗损肝血;活血祛瘀不过用破血逐瘀之品以免耗损气血;诸药并用使补而不滞,宣而不损,药达病所。

(1) 滋肾与温阳并重:滋肾常用熟地黄;擅用药对为女贞子、墨旱莲。熟地黄不仅善于补血,更能滋补肝肾之阴,生精益髓,为补益肝肾的要药;而女贞子、墨旱莲两药合用,为二至丸,两者相须为用,滋肾养肝,补而不滞,润而不腻,为平补肝肾之要药;温阳擅用肉苁蓉、淫羊藿;另多选血肉有情之品,以达阴中求阳,以紫河车、鹿角霜为代表。温阳滋阴并用,其目的在于协调阴阳,使阴生阳长,温肾滋阴以助精血生化。

(2) 健脾补肺可启肾:健脾常用药物有党参、怀山药、茯苓,诸药共奏健脾益胃和中之功,只有脾胃健运,方能谷安精生,则气血化源不竭,先天亏损之肾精得以补充;补肺之品则选用黄芪、百合、五味子、沙参、麦冬。脾肺双补,可使已虚先天之精,得后天气血滋养,达到新的阴阳平衡。

(3) 活血解郁不可少:王小云教授认为,疏通之法,一般不选用三棱、莪术等破血之品,此类药物虽破血之功较著,但可伤阴耗血,使不足之肾精、天癸更见枯竭匮乏,血海亦日渐空虚。当选活血养血通经之品,如当归、香附、柴胡、鸡血藤等,共奏滋肾养血、通络行经之效。

3. 重视心身同治

在对卵巢早衰患者的诊治过程中,王小云教授临证必查患者心性,遇性情怪僻易怒者、焦虑忧心者,不仅治以药石,还必劝以良言,必要时进行情志治疗,指导患者认识疾病,减轻对疾病的恐惧心理;在具体应用时,王小云教授强调语言开导,通过语言开导与患者进行心灵交流,找出疾病根源。在交谈中,告知患者医师能够感同身受,并肯定其不适,从而获得患者的信赖。当患者消除戒备心后,再运用合理巧妙之语言,引导患者将悲伤抑郁等情绪的来由如实相告,了解引起患者情绪异常的不良事件。在患者诉说时,王小云教授耐心倾听,并运用动作、眼神等来强化患者的感受,促使患者毫无保留地倾诉,从而全面了解其发病原因及过程,以便有的放矢进行言语开导。当了解患者的病源之后,不是裁判其是与非,而是据其性格喜好等特点,顺从其意志、情绪,结合症结所在选择谈话内容,并掌握好时机,因势利导,促使其随心所欲尽情地宣泄情感。

（三）"三因制宜"辨治不孕症临证经验

1. 因地制宜，注重湿热致病，治疗顾护气阴

王小云教授久居岭南，对岭南的地域及气候特点有独到的见解，岭南位于我国最南端，北靠五岭，南濒海洋，气候属热带亚热带气候，炎热而潮湿，正如《素问·异法方宜论》曰："南方者，天地所长养，阳之所盛处也。其地下，水土弱，雾露之所聚也。"因此，其民常易感受湿热之邪为病。另外，在此环境中生活的人们，常贪凉饮冷，喜食鱼鲜、动物内脏及鸡犬龟蛇杂合之物，亦令脾胃气机受阻；再者，暑天汗泄过多，气阴亏耗，也导致脾的运化受影响，湿从中生。湿邪内阻，气机不畅，脾失健运，后天失养，后天无以养先天，故见肾虚。肾虚是不孕发病之本，又因外邪导致机体脏腑阴阳气血失调，冲任胞宫失养，不能达到两精相搏，难以受精成孕；另外，卵泡发育、子宫内膜增长皆赖精血的充养，若肾精匮乏，冲任精血不足，则胞宫失养，卵泡、子宫内膜失去生长发育之物质基础，卵泡数目减少、质量下降，子宫内膜菲薄，从而导致胚胎无着床之土壤，也难以成孕；湿邪日久留恋，易阻气机，气血运行不畅，致湿瘀互结，阻滞胞络；热为阳邪，耗气动血，离经之血为瘀，加重气血瘀滞。若经期、术后、产后等时期摄生不慎，湿热毒邪乘虚而入，湿性重浊黏腻，影响精子活动力，使精子产生凝集；或体虚外感，寒、热、湿邪蕴阻胞宫、损伤冲任，造成卵巢包膜脉络不通，卵子排出受阻；又或余血未净时交合，此时血室正开，易致经血内攻，瘀滞胞络，造成输卵管阻塞、狭窄、积液，盆腔粘连等，均是导致不孕症发生的重要因素。

治疗上，临证中注重扶正与祛邪并重，以补肾为根本，在行气化湿同时佐健脾益气之用，化瘀并补气温肾，注重内外合治，达到"祛邪不伤正"的治疗目的；同时，强调清热利湿，养阴保津，清热与祛湿并重，养阴而不恋邪，消而不伐，补而不燥，滋而不腻，为种子的形成与发育提供有利的条件。王小云教授临证常用淫羊藿、肉苁蓉、补骨脂等替代附片、肉桂温肾阳，用有"南芪"美誉之五指毛桃来代替黄芪，取其益气利湿、健脾补肺功效，且益气而不生热，补气而不滋腻，扶正不碍邪，尤适宜岭南地区炎热多湿的特点；并酌用沙参、麦冬、玉竹、女贞子等养阴润燥之品；粉萆薢、布渣叶因其"清而不寒"的特性亦为岭南医家清湿热之首选；擅用木棉花、鸡蛋花、陈皮、春砂仁等道地药材，也体现了"擅用南药，药物轻省"的地域特点。

2. 因时制宜，依生理周期分期而治，平调阴阳

《医学纲目》提出"求子之法，莫先调经"，认为"每见妇人之无子者。其经必或前或后，或多或少，或将行作痛，或行后作痛，或紫或黑或淡，或凝而不调，不调则血气乖争,不能成孕矣"之说。临床中不孕患者大多数都伴有经水不调,所以在治疗不孕症时王小云教授遵循"种子必先调经"的理论,在"天人相应"思想的指导,根据月经周期阴阳消长的规律,结合女性生理周期的特点进行阶段性用药。月经后期(卵泡期),血海空虚之际,予以填补精血,为卵子的生长、成熟奠定物质基础,肝藏血而主疏泄,为调血理血之脏,心主血,为胞宫脉络所系之脏,故重视心、肝的调治,常用熟地黄、枸杞子、山茱萸滋补肾阴,淫羊藿、仙茅为温补肾阳,菟丝子阴阳双补,当归、鸡血藤、白芍同补肝血。经间期(排卵期),属于"重阴必阳"的转化阶段,当宜温肾活血,兼以软坚散结,以促进卵巢血运,有助于卵子的排出,此期常用紫河车大补五脏气血,沉香、桂心以温补肾阳,人参、茯苓以补脾气,当归、川芎、牡丹皮以补血活血,绿萼梅、旋覆花、玫瑰花等活血通经以促排卵。经前期(黄体期),此时肾阳渐旺,治以宜温肾助阳,为孕卵的着床提供有利条件,王小云教授指出黄体功能健全,必须肝、脾、肾三脏并调,其中平调肾之阴阳为重中之重,但勿用大温大热及辛温燥动之品,也不能过于滋腻碍胃。常用熟地黄、桑寄生、续断、菟丝子以补肾为主,用墨旱莲补肝血,太子参、春砂仁健脾益气,以体现补肝体、健脾气的用药特点。经行期(月经期),行经期胞宫经血外泄,肝气疏泄通畅,经血才能正常下泄而不致瘀血形成。此期应以活血通经为主,但不可过于攻伐,如素体气血不足、月经量少,如过于攻伐则气血更亏,此时应在气血双补的情况下少加活血之品。也不可滥用滋腻之品,以防虚虚实实之弊。常用牡丹皮、丹参活血通经,大血藤、益母草等活血化瘀,并加香附、郁金以疏肝气,使血随气下,月经来潮顺畅使胞宫脉络通畅,盈满之血依时而下。

3. 因人制宜,重视情志致病,首创心身同治

《女科要旨》曰:"妇人无子……皆由内有七情之伤,外有六淫之感。"《万氏妇人科》曰:"故种子者,男则清心寡欲以养其精,女则平心定气以养其血。"强调心境调养的重要性。

4. 治病必求于本

王小云教授遣方用药独具匠心,治病必求于本,认为调整肾精,使阴阳恢复平衡是关键。王小云教授擅用药对为熟地黄、黄精、墨旱莲、女贞子以滋补肾气,滋阴填精,同时稍佐鹿角霜、巴戟天、菟丝子、肉苁蓉、紫河车等调补肾阳,使"善补阳者,必于阴中求阳,则阳得阴助而生化无穷。善补阴者,必于阳中求阴,则阴得阳升而泉源不竭"的阴阳互根互用学说得到进一步升华;她还根据"肝体阴而用阳""肝肾同源"的中医理论,善用桑椹子、当归、白芍、枸杞子等养肝柔肝,以助精血互化,肾精气生长,促进子宫内膜生长。

5. 治标兼顾本

肾之阴阳失调势必累及多脏功能,从而出现本虚标实、虚实夹杂的复杂证候。王小云教授针对肝郁、血瘀等标证的临床特点,酌情选用香附、郁金、柴胡、素馨花、广木香、台乌、枳壳、没药、川朴等中药疏肝理气,行冲任之滞;用丹参、赤芍、毛冬青、血竭、桃仁、牡丹皮、泽兰、益母草、当归、川芎、蒲黄、五灵脂等活血化瘀,通胞脉之血;如兼下腹冷痛、肢冷、月经血块、舌暗、舌底经脉瘀怒等寒凝血瘀证候,加小茴香、干姜、肉桂、川花椒、吴茱萸等温经散寒暖宫之品;脾胃为后天之本,精气血生化之源,故王小云教授临证用药常选用补脾健胃中药,如白术、茯苓、五爪龙、怀山药、黄芪、黄精、莲子、扁豆等以健脾培土,补益气血,通过后天养先天,促进冲脉血盛,有利于子宫内膜生长。王小云教授指出,由于进行体外受精-胚胎移植(in vitro fertilization-embryo transfer,IVF-ET)治疗的患者病程长且复杂,病因病机亦复杂多变,多为虚实夹杂,辨证分析一定要透过现象看本质,善于抓住主要矛盾。治疗需治病求本,协调阴阳、气血,如此,方能对此病进行有效的治疗。

(四) 治疗盆腔炎性疾病后遗症临证经验

1. 因地制宜,重视湿邪致病

广东地处岭南,多山岭、滩涂,易生湿毒之邪,且一年四季中天气炎热时间较长,长夏多雨,冬令苦短,阳气之潜藏不足,易生内湿,因此岭南之地的本病患者的证型多以湿邪、湿毒为主,或兼夹湿邪。湿邪与脾胃受损可相互影响,互为因果。湿邪既是病因,又可成为病理产物,一旦停留于体内,不仅阻碍气血运行和津液的输布,同时也不断损耗人体正气;脾胃亏损,生化乏源,气化功能低下,津液、精血输布运化障碍,于是水不化则蕴湿,引起各种临床见证。对于盆腔炎性疾病后遗症的病机,王小云教授认为多为妇女经期、流产后、产褥期或经期同房或宫腔手术操作后,胞脉空虚之时,外邪乘虚而入,由下而上,与败血搏结于胞中,伤及冲、任、督、带诸经,从而带脉失约,任脉失固;或湿热毒壅,阻于冲、任二脉,湿毒之邪阻于下焦,气血经络闭阻,"闭则邪留",邪无出路,不通则痛。除此之外女子的生理特点也是导致该病的一个因素,女子有经孕产褥,"以血为用","以肝为先天",因此血常不足而气有余,情志稍有不遂,则肝气郁,"气为血之帅",气滞则血停,日久成血瘀,阻于胞脉。再者肝郁还可乘克脾土,脾失运化,湿邪内生,与瘀血相结而成湿瘀之证。王小云教授重视祛湿利湿在治疗中的重要作用,常用芳香醒脾、燥湿行气、补益脾肾、温阳化湿、疏肝理气、燥湿运脾等法治疗临床疾病。

2. 扶正祛邪是治疗盆腔炎性疾病后遗症的重要原则

中医学认为,疾病的发生、发展变化和转归,虽然错综复杂,但概括而言,不外关系到人体本身的正气和邪气两个方面。《素问·刺法论》曰:"正气存内,邪不可干"。只有在人体正气相对虚弱,卫外不固,抗邪无力的情况下,邪气方能乘虚而入,导致人体阴阳失调,脏腑功能紊乱,发生疾病,即"邪之所凑,其气必虚"。盆腔炎性疾病后遗症多由于急性盆腔炎症未能彻底治疗,或患者体质虚弱,病邪迁延,气血耗伤,或过用苦寒之品,阳气受损等导致机体正气不足,无力抗邪而发病。正虚为本,湿、热、瘀等病理因素积聚体内为标;本虚标实、虚实夹杂为该病的重要病机特点,根据中医治病求本的基本原则,扶正补虚、培元固本为该病的重要治疗原则,临证多从脾、肾二脏进行辨治。脾虚者,症见小腹隐痛,多伴有精神不振、疲乏无力、食少纳呆等中气不足之征,脾虚运化失司,水湿下注,亦可导致带下量多;治宜益气健脾为主,兼以化瘀散结;方用理冲汤(《医学衷中参西录》)加减。若久病及肾,则见少腹疼痛,缠绵不休,腰脊酸痛,膝软无力,白带量多质稀,神疲,头晕目眩,性欲淡漠等;治宜补肾活血,壮腰宽带,方选宽带汤(《傅青主女科》)加减。

3. 消除冲任胞脉气血瘀滞是保证疗效的关键环节

中医学认为,盆腔炎性疾病后遗症多由经行产后,胞门未闭,风寒湿热之邪或浊毒乘虚内侵,与冲任气血相搏结,蕴积于胞宫,反复进退,耗伤气血所致。在该病的发病过程中,瘀血阻滞冲任为其根本病机,故消除冲任胞脉气血瘀滞是治疗本病所必须始终遵循的基本法则。王小云教授常用药物包括柴胡、郁金、香附、赤芍、牡丹皮等。柴胡和解表里,疏肝,升阳;郁金行气解郁,凉血破瘀;香附理气解郁,止痛调经;赤芍行瘀,止痛,凉血,消肿;牡丹皮清热,凉血,和血,消瘀。药理研究表明,以上药物均有一定的抗炎、镇痛作用。

4. 通腑泄邪,使邪有出路是缓解症状的有效环节

盆腔炎性疾病后遗症的患者常伴有腹胀、大便干结等腑气不通的症状。一方面,湿、热及瘀等盆腔炎性疾病后遗症发病中重要的病理因素可直接导致下焦气机郁滞,腑气不通;另一方面,腑气不通又可反过来进一步加重湿、热及瘀等病理因素在体内的停聚,加重临床证候。因此,通腑泻热是治疗盆腔炎性疾病后遗症的重要方法。王小云教授临证常在理气化瘀基础上酌情加用大黄、厚朴、枳实等行气通腑之品,收到满意效果。现代药理研究表明,通腑泻邪中药可促进胃肠道蠕动,增加胃肠容积,使塞者通闭者畅,邪有出路,减少致病菌及内毒素的致病作用,其还具有改善微循环及降低毛细血管通透性的作用。

5. 因势、因人制宜

因势即因邪气的强弱趋势不同而有所差异,因人即因人体的正气或个人的体质不同而有所差异,若邪气较盛,正气尚耐攻伐,则先攻邪后扶正;若正气虚,不能耐受攻伐,则当先扶正后祛邪。临床上对于正邪的把握要通过四诊来判断:如患者有盆腔炎性疾病后遗症的临床症状,小腹隐痛,或带下量多、色黄、有异味,或腰骶酸胀疼痛,舌暗红或红,脉弦滑或滑则为邪盛而正气尚可耐受攻伐,此时主要为祛邪;若正气虚,全身衰弱乏力,下腹隐痛,坠胀不适或带下量多,舌淡偏暗,脉细无力或细滑,此时若攻邪则犯"虚虚实实"之戒,当扶正为主兼祛邪。

6. 注重发挥中医综合疗法优势

王小云教授治疗盆腔炎性疾病后遗症除使用中药汤剂外,还提倡多种方法联合使用,如在临床上常使用中药汤剂、外治法、物理疗法。外治法如莪棱灌肠液(由三棱、莪术等配方而成,具有化瘀散结消癥的功效)灌肠和毛冬青灌肠液(由毛冬青等配方而成,具有清热利湿化瘀的功效)灌肠。物理疗法有电脑中频电治疗、超短波和微波治疗。多种方法综合使用来治疗盆腔炎性疾病后遗症,可以大大提高该病的治愈率。

7. 注重情志调理,指导生活起居是预防复发的重要环节

盆腔炎性疾病后遗症由于病程长,反复发作,久治不愈,甚至引起不孕,导致患者心理负担较重,常常有抑郁、烦躁、焦虑、失眠等表现,严重影响疾病的康复。另外,情志变化往往可引起气分病变,气为血之母,继之可引起血分病变,使气血不和,进一步加重病情。因此解除患者思想顾虑、增强治疗信心对疾病的康复起到事半功倍的作用。另外,为有效预防盆腔炎性疾病后遗症的复发,尚需从以下方面进行生活调摄:①积极锻炼身体,增强体质;②注意个人卫生保健;③提倡安全性行为,减少传染性疾病的发生;④及时彻底治疗盆腔炎、阴道炎等疾病,以防其转为慢性。

(五)养与通治疗妇科恶性肿瘤临证经验

1. 关于恶性肿瘤的病因病机

(1)探究"郁"与"瘀"之本源:《景岳全书》云:"瘀血留滞作癥,惟妇人有之,其证则或由经期,或由产后……或恚怒伤肝,气逆而血留,或忧思伤脾,气虚而血滞……则留滞日积,而渐以成癥矣。"《妇科玉尺》云:"妇人积聚之病,虽屡多端,而究其实,皆血之所为。盖妇人多郁怒,郁怒则伤肝,而肝藏血者也。妇人多忧思,忧思则心伤。而心主血者也,心肝既伤,其血无所主则妄溢,不能藏则横行。"肝藏血,体阴而用阳,肝失疏泄,气机阻滞,则血液、津液运行障碍,

不能濡养脏腑筋脉。气聚为郁,血聚成瘀,继而使脏腑、经络生理活动减退,阳气相对不足,卫外御邪功能失常,故邪气内侵,日久成毒。妇科肿瘤多为肝气不疏,气郁瘀阻,停聚胞脉、子门,日久发为癥瘕。

(2)辨别"虚"与"瘀"之病机:"夫精者,身之本也"。肾为先天之本,主一身之精,且肾为气之根,金刃损伤人体先天肾气,导致本虚。其次,为抑制残留的肿瘤病灶,术后辅助放疗、化疗进一步耗损后天脾气,最终使虚者更虚。而晚期肿瘤患者失去了手术的最佳时期,抗癌治疗已经不能使其获益,只能采取姑息治疗。首先,这类患者体内有形瘀毒留滞,瘀血既是致病因素,又是病理产物,使病程缠绵。其次,晚期肿瘤患者郁怒伤及脏腑,导致脏腑气机失调,郁瘀毒渐甚,耗损人体气血津液,正气渐虚。金刃及化疗虽使有形瘀毒已去,但却伤及脾肾,再加之情志内伤使患者正气更虚。姑息治疗患者此期属于虚瘀共存。

2. 关于恶性肿瘤的治则治法

(1)养虚扶正以抗邪,调肝通瘀以祛毒:《黄帝内经》云:"正气存内,邪不可干。"妇科肿瘤患者经手术、放疗、化疗后,患者邪毒基本已祛,但脾肾亦虚损,邪去正虚,故应养虚扶正以抵抗邪毒内侵。姑息治疗患者有形邪毒留滞体内,正虚邪实,虚实夹杂,当以通为法。《医学真传》云:"夫通则不痛,理也。然通之之法,各有不同。调气以和血,调血以和气,通也。上逆者使之下行,中结者使之旁达,亦通也。"对于妇科肿瘤患者而言,活血化瘀为通法,疏肝健脾以理气亦为通,情志治疗以解郁仍为通。

(2)分阶段辨证施药特色

1)养——温阳益气,健脾柔肝:肿瘤患者经手术、放疗、化疗后,患者邪去正虚,当以养虚为主,以温阳益气、健脾柔肝为法。阴阳学说认为,以物质的运动变化而言,"阳化气,阴成形",即物质从有形蒸腾气化为无形的过程属于阳。物质由无形之气凝聚成形为有形物质的过程属于阴。王小云教授善用温阳益气法以"养虚",常用熟附子、肉桂、干姜温阳,重用黄芪、白术、党参益气。王小云教授认为对人体加热这种"温阳"的举措和过程,是把肿瘤这种"有形物质"蒸腾气化为无形的过程。遣方中注重协调阴阳,防止温燥太过,故常加入熟地黄或黄精滋阴清热。肿瘤术后和辅助放疗、化疗间歇期患者,因各种原因多表现为肝气郁结。王小云教授用药重视健脾柔肝。肝体阴而用阳,以阴为本,非柔不克,故用白芍、女贞子、山茱萸柔肝滋阴,则肝脏本身疏利,气机渐复。此外,见肝之病,知肝传脾,木旺克脾土,运化失司,水湿不化,久聚成瘀血。脾胃居中,为升降之枢纽,故重用黄芪、党参、白术健脾益气。

2）通与养——活血化瘀，益气健脾：李东垣提出"恶血必归于肝"。肝疏泄功能失常使正常血液、津液发生运行障碍，久则成瘀。姑息治疗患者正气已虚，但有形瘀毒留滞。《素问·至真要大论》中提到："坚者削之，客者除之……结者散之，留者攻之。"王小云教授对于妇科肿瘤姑息治疗患者在"养虚"的基础上注重"以通为用"。疏肝能活血，活血亦利于肝气疏泄。善用平和活血类药物如常用当归、丹参、郁金、桃仁、红花等药，皆入肝经。少用破血化瘀药物如三棱、莪术，以防破血伤正。《素问·六元正纪大论》所说："大积大聚，其可犯也，衰其大半而止。"王小云教授认为，对于肿瘤患者若盲目祛邪而忽视扶正，则往往收效欠佳，故注重理滞运脾，保持气机升降通畅，固护后天之本，使气血生化有源，常用党参、茯苓、白术、黄芪、陈皮。此外，疏肝胆之气有利于恢复脾升胃降功能，津液四布，营卫调和，故善用入肝经之郁金。

（3）心身同治贯穿始终：《素问·阴阳应象大论》云："人有五脏化五气，以生喜怒悲忧恐。"情志过极可伤及脏腑精气，干扰气机致病，因此保持心境的平静是防治疾病的重要方法。《黄帝内经》云"怒伤肝""肝悲哀动中则伤魂"，形神合一体现了中医整体观念，是中医情志致病的源头。绝大多数患者罹患肿瘤后会出现不同程度的抑郁、情绪低落、恐惧等情绪失常症状。强烈的精神反应导致免疫、神经内分泌功能紊乱，从而进一步加重病情，降低免疫功能，影响患者的治疗和康复。王小云教授秉承形神一体观，在临证中十分重视恶性肿瘤患者的情绪状态，采用语言疏导法，即告之以其败，语之以其善，导之以其所便，开之以其所苦，从而诱导患者吐露心声，同时使患者清楚认识到自身疾病状态，对疾病有正确的认识，让患者学会将肿瘤视为一种慢性病，安慰鼓励患者，给予患者希望，激发正性情绪作用。心理暗示疗法是通过言语或非言语手段暗示患者不加主观意志地接受一种观点、信息或态度，以消除某种症状或加强某种治疗效果的心理治疗方法。中医心理暗示疗法可追溯于《黄帝内经》中的"祝由"。王小云教授采用语言文字的自我重复暗示，嘱咐患者每天坚持写"我不该生气""我不该发怒"等字样，早、中、晚各 10 次，并默念数次。自我暗示虽然只是一个工具而已，它本身不能达到治疗疾病的作用，但自我暗示能刺激潜意识，而潜意识浓缩为驱动力，进而发挥无穷的力量，帮助改善自我状态，使其情志向良性发展，从而有益于疾病治疗。此外，王小云教授认为情志治疗不仅仅局限于患者本人，患者家属同样是情志治疗的主体，鼓励家人、朋友以平常心态对待患者，让患者找回自尊，创造良好和谐的家庭社会环境。

（六）从肝肾热瘀论治经间期出血临证经验

1. 王小云教授对经间期出血病机认识

目前,经间期出血的中医病因病机尚未有统一观念,各家学说纷纭,"经间期出血"概念的提出者夏桂成教授认为,经间期出血的病因为氤氲期元精充实,阳气内动,加以肾阴不足、湿热内蕴或瘀血内留等因素导致出血。张良英教授认为,经间期出血是由于肾精虚,阴血不足,经血不充,冲任亏虚,胞宫摄血失控所致。王维昌教授认为女性氤氲期,阴阳变动之时,因为肝血不足,不能荣养肝脏,以致肝疏泄太过,阴血不得封藏,泄溢于下,引发经间期出血。张靖敏教授认为育龄期经间期出血患者多为肝郁脾虚。吴克明教授认为肝郁伤肾,肾气亏虚,血溢脉外,则发为经间期出血。

（1）肾阴亏虚是主因:王小云教授认为,经间期乃阴阳转化的重要时期,阴至盛欲转为阳,若阴精充盛,阴阳交接顺利,阳气渐长,阴阳消长平衡,则真机至。《素问·上古天真论》曰:"肾者主水,受五脏六腑之精而藏之。"肾藏精,阴精来源于肾。精化气,肾气盛,则其生成、贮藏和疏泄精气的功能得到充分发挥,阴阳转化得当,可顺利度过氤氲之期。而女子性阴,《素问病机气宜保命集·妇人胎产论》云:"妇人童幼天癸未行之间,皆属少阴;天癸既行,皆从厥阴论之;天癸已绝,乃属太阴经也。"女性一生所经历的经、带、胎、产皆与阴血相系,阴血常耗,遂临床多见女子兼夹阴虚的体征,而经常熬夜的女性阴精耗损更加严重。肾精主宰人体的生殖功能,是天癸化生之源,若肾阴亏虚,内生虚火,灼损阴络,冲任不固,则血溢经外,月事紊乱,生殖机能从而受到影响。

（2）肝气郁滞是诱因:现代人生活节奏加快,工作压力大,思想负担重,作息时间紊乱,情绪易波动,或烦躁易怒,或郁郁寡欢,心理健康受到不同程度的影响,且妇女性善郁结,《景岳全书·妇人规》云:"盖以妇人幽居多郁,常无所伸,阴性偏拗,每不可解,加之慈恋爱憎,嫉妒忧恚,罔知义命,每多怨尤,或有怀不能畅遂,或有病不可告人,或信师巫,或畏药饵,故染着坚牢,根深蒂固,而治之有不易耳,此其情之使然也。"王小云教授总结临证经验,发现经间期出血高发人群多为育龄期、工作生活压力较大的女性,情志致病是现代女性疾病发生一个不可忽略的因素。《万氏妇人科·调经章概论五条》云:"女子之性,执拗偏急,忿怒妒忌,以伤肝气。肝为血海,冲任之系,冲任失守,血气妄行也。"肝主疏泄,主藏血,情志不舒,肝气郁滞,肝疏泄不畅,气机失调;气郁而耗竭肝阴,肝火偏旺,迫血妄行,遂肝藏血失职,可见经间期出血。肾为先天之本,而女子以肝为先天,肝肾乙癸同源,关系密切。《格致余论·阳有余阴不足论》曰:"主闭藏者肾也,司疏泄者肝也。"肝肾之间的关系在女子月事上主要表现为藏泄互用。两者相互依存,相互制约。《傅青主女科》云:"夫经水出诸肾,而肝为肾之子,肝郁则肾亦郁矣;肾郁而气必不宣,前后之或断或续,正肾之或通或闭耳;或曰肝气郁而肾气不应,未必至于如此。殊不知子母关切,子病而母必有顾复之情,肝郁而肾不无缱绻之谊,肝气之或开或闭,即肾气之或去或留,相因而致,又何疑焉。"子母二脏休戚相关,各司封藏,相互影响,共同协调促进正常排卵,使经水规律来潮。若肝气郁滞,肝失疏泄,子病及母,肾水失司,肾精难以闭藏;若肾封藏失调,肾精亏虚,母病传子,水不涵木,肝气不舒,则积郁成疾。

(3)血热、血瘀是兼证:肾精匮乏,阴阳转化失调,加之肝气郁滞,气滞化火,而肝木克脾土,脾统摄无权,前有阴亏火盛之基,则阴伤血热迫血妄行,可见经间期出血;或内伤、久病拖沓未治,积久成瘀,留滞胞脉,真机之时阳气搏动,胞络之瘀随之活跃而致经间期出血。

2. 王小云教授治疗经间期出血的治则治法

(1)补肾调冲,阴中求阳:排卵障碍是不孕患者一个常见的病因,而卵子的顺利排出需要正常的经间期,即排卵期。"肾主生殖",肾气充盛是种子育胎的基础:肾气盛,任脉通,冲脉盈,月事如期来潮,方能怀胎种子。王小云教授认为,经间期重阴欲转为阳,阴盛阳动,是阴阳交接转化的重要时期,而阴虚是经间期出血的主要病机,所以重补阴精方能促进阴阳顺利转接,避免阴不制阳,阳气内动灼伤血络而出现阴道流血,临床上多加以滋肾益阴之药,如熟地黄、黄精、白芍、女贞子、墨旱莲等。王小云教授强调,"谨察阴阳所在而调之",经间期是女性生殖周期里非常关键的时期,氤氲之时阴阳流转,而"孤阴不生,独阳不长",所以重补阴精的同时需佐以补阳药引阴入阳。《类经图翼》曰"阴根于阳,阳根于阴,阴阳相合,万象乃生",阴阳互根互用,相生相制,经间期重阴转阳,一味地补阴难以促进阴阳转化,只有阴中求阳,使阴阳转化更为流利,阴阳气血和调,则排卵顺畅,临证常添以杜仲、续断、补骨脂、肉苁蓉等,加一到两味药即有引阴入阳之效。

(2)疏肝解郁,心身同治:《灵枢·五音五味》曰:"妇人之生,有余于气,不足于血,以其数脱血也。"王小云教授认为,古代女子思想受束缚,地位低,常年静闭闺中,难免情绪忧郁不舒,而现代女性忙碌于家庭、事业,生活、工作压力大,更是有大量育龄期女性因婚后未能如期受孕而加重了自己的心理负担,长此以往则进一步扰乱内分泌,身体健康令人担忧。"肝主疏泄",临证上应注重肝气疏导,调畅情志,选药上王小云教授喜用白芍、青皮、郁金、香附、柴胡等;白芍取其柔肝阴而不伤正,泄肝与柔肝并举;青皮性温,擅疏肝破气,适用于正气存而气滞明显的患者;郁金性寒,不仅入气分且入血分,行气的同时兼活血、凉血;香附性平,专入气分,走三焦而解六郁;柴胡疏肝解郁,和解表里。在选方用药的同时,王小云教授亦注重对患者的情志治疗。《吴医汇讲》里说道:"凡人之气,以平为期,不及者病,过者亦病……"文中所谓"气"即是情志,包括喜、怒、忧、思、悲、恐、惊等七种情绪。情绪的太过及不及都可能对身体健康造成不良影响。王小云教授从《黄帝内经》中得到启发,结合其丰富的临床经验及观察细微的能力,往往患者一坐下,王小云教授便能从其神态、动作发现患者的病根所在,通过谆谆诱导使患者说出心结,宣泄情感,运用以五行相生相克为原理"以情胜情",并从言语上开导、鼓励患者,教导患者通过自我暗示、移情法等走出不良情绪。经过心身同治的患者,其治疗结果往往更显著有效。

(3)祛瘀止血,凉血止漏:因经间期出血症状轻、发病时间较短,患者往往不以为然,未到医院就诊,长久以往,经外之血瘀积,留滞胞宫化瘀。王小云教授认为久漏必瘀,凡是久病常漏的患者,或见有口唇、舌质紫暗,脉涩者,应当加以活血化瘀药物,瘀血去,离经之血方能归于常道,从而达到止血的效果,如蒲黄、五灵脂、牡丹皮、赤芍、丹参等;若血热迫血妄行或瘀血久积化热,王小云教授喜用凉血化瘀止血的药物,如茜草、仙鹤草、棕榈炭、大黄炭、贯众炭、地榆、槐花等。

(4)调周促排,治病求本:经间期出血属于妇科月经病范畴,而月经是以肾为主导的阴阳消长、气血藏泄的具有周期性的一个生理过程。"治病必求于本",王小云教授强调,对于经间期出血患者,不应只是在排卵期间用药,更该根据女性周期变化的生理特点调理其气血阴阳,从根基治疗月经病。经行期血海空虚,若经行不畅应予其疏导,王小云教授在经行期喜添养肝柔肝药味以促进气血流动;经后期肾阴渐长,用药应以滋肾益阴、养血调冲为主,王小云教授强调补阴同时勿忘济阳,于经后期添加适当的助阳药可促进卵泡进一步发育;经间期阴阳转化,应调理冲任、补肾活血以促排,王小云教授认为,于此期活血看似颇有迫血妄行的风险,然活血药有助卵泡破而卵子排出,选药应结合全方,药量不可过大,且勿选性味偏燥的活血药,方可起到画龙点睛之功效;经前期血海渐满,阳长阴消,阴阳相对平衡,治疗应以补肾疏肝、活血调经为原则,并综合前期服药后证候反应,随证添减药物,使机体趋于平衡状态。周期疗法是顺应胞宫藏泄有时的特点调节女性气血阴阳,促进正常的排卵,从而达到"血旺则经调而子嗣"。

(七)治疗妇科顽固性痛证临证经验

王小云教授认为,疼痛的病因及其症状多种多样,但其总的属性不外虚实两端,对其病机分析以虚实为纲,分为实痛、虚痛,实痛因于"不通则痛",虚痛因于"不荣则痛"。"不通则痛"与"不荣则痛"分别反映了疼痛表现的两个最根本属性,辨清痛证的病理性质,对临床辨证施治的疗效有决定性作用。

1. 不通则痛为实,善用通利止痛

王小云教授经常说,中医讲不通则痛,不通的意思是指气血受到某种因素的影响,产生郁滞、冲逆和瘀结等病变,因而形成脏腑、经络等局部疼痛。基于"不通则痛"的病理特点,确立通则不痛的治疗原则,故制定相应的通利止痛法。临证治宜理气活血化瘀为主,以膈下逐瘀汤加减。当归、川芎、丹参、桃仁、红花活血行瘀,香附、乌药、延胡索理气,芍药、甘草缓急,气顺血调则疼痛自止。因于寒者,应温通之,加入肉桂、艾叶、炮附子、小茴香;因于热者,宜通下化之,使邪有出路,重用毛冬青、酒大黄、枳实、厚朴等;宿瘀内结者,加五灵脂、三棱、莪术化瘀消积。以此法治疗妇科实证所致的痛证,无不收效。

2. 不荣则痛为虚,巧施补虚治止痛

"不荣则痛"是痛证的另一种基本病理,是因气血阴阳不足,人体脏腑脉络失于温养濡润而引起的疼痛。鉴于虚证疼痛其因皆属于虚(不充、不荣、不温、不润),是因虚致痛,故遵循"虚则补之"的治则,确立补虚治痛法。临证从补益气血阴阳着手,以六味地黄丸、归脾丸为基本方,气血不足者补益气血,首选归脾丸调治;气阳亏虚者补气温阳,宜以桂附地黄丸化裁;阴血不足者荣养滋润,以归芍地黄丸增损;阴虚火旺者滋阴清热,应投知柏地黄丸加减,从而使气血充盈,阴阳协调,运行畅通,疼痛自除。

3. 因地制宜,"治痛"不忘"湿瘀并治"

王小云教授认为广东地处湿热之地,故患者多有湿邪内阻,水湿停滞,重浊不运,气机失调,导致血液运行不畅,瘀积凝滞;湿瘀致病受湿瘀两方面因素的影响。故在治疗中,单纯的利水渗湿或单纯的活血化瘀,疗效不甚理想。临证当审其湿瘀并见的特点,辨湿瘀之偏重利湿化瘀,双管齐下,湿瘀并治。同时要时时顾护正气,徐图缓攻,使利湿而不伤阴,化瘀而不伤正,切忌一味猛攻峻下,妄图收效于一时。所用方药,首推当归芍药散。

4. 用药注重性味归经

首先,注意引经药的应用,由于疼痛部位的不同,药物的选择有部位的区别。如头颈部疼痛,大多选用轻清向上的药物,如川芎、红花、白芷、细辛等;而腰膝腿痛,大多选用川芎、怀牛膝、鸡血藤等下行药物。其次,药物的归经,使不同的脏腑用药有一定的选择性。如腹部疼痛的用药选大黄、牡丹皮、桃仁、红花、三棱等。再次,由于疼痛的轻重缓急、病程长短、虚实寒热的不同,选用药物也有峻缓的不同。王小云用药主张宜精不宜繁;药性宜温,不宜过用苦寒,以防损伤生生之阳;不宜久用辛热之药,以防燥热伤阴之弊,因证施用,不可偏废。王小云教授一贯提倡用药简练轻灵,反对无原则地滥用大方重剂,认为药之疗疾贵在对证,能轻可去实者,则不用重剂,能单方奏效者则不用复方,讲究一药多用,精练药味,颇有经方之风。

5. 针刺治疗,立竿见影

在辨证用药同时,王小云教授也善用针刺治疗妇科痛证。对疾病的治疗从宏观、整体的角度出发,采用上病下治,下病上治,左病治右,右病治左的交叉取穴方法,原则一病一穴,快速针刺,即进针快、找针感快、出针快。在治疗痛症中,整个针刺过程控制在 3 秒之内。不同穴位有不同的针感要求,只要把要求的针感扎出来即可出针。临床中 80% 以上的患者 3 秒即可见效,拔针痛减,立竿见影。对发病时间短、症状轻、体质好、年纪轻的患者经一次性治疗即可临床治愈,而发病时间长、症状重、年龄大、体质差的患者即使不能达到预期效果,也可使症状改善,减少患者痛苦。

(八)治疗薄型子宫内膜所致胚胎反复着床失败临证经验

1. 病因病机

薄型子宫内膜所致一般病程较长,且病情复杂,王小云教授认为久病多虚多瘀,该病核心病机是本虚夹瘀,即肝肾亏虚为本,兼夹瘀血阻滞为标,使得子宫内膜失于濡养,气血运行不畅,胚胎反复着床失败。气滞、寒凝、湿浊等均可阻碍胞宫,导致气血运行不畅产生瘀血,临床常见气滞血瘀证、寒凝血瘀证及湿热瘀结证。

(1)肝肾亏虚为本:王小云教授认为本病病因病机主要责之于肝肾亏虚。薄型子宫内膜患者常表现为月经过少、不孕症。本病病位在胞宫,胞宫胞脉与肾相通,胞络皆系于肾。肾为先天之本,藏精、主生殖,《素问·六节藏象论》云:"肾者主蛰,封藏之本,精之处也。"肾气为元气之根,可化生为肾阳及肾阴,其中肾阳温煦胞宫胞络,肾阴滋润濡养胞宫胞络。"经水出诸肾""妇人受妊,本于肾气之旺也,肾旺是以摄精"(《傅青主女科》),即肾气充盛,经水调和,适时交感,方可受孕,而肾虚则经水不足、难于受孕,甚则反复着床失败。女子以肝为先天,肝肾同源,肝藏血,精血亦同源,故胞宫胞络及胚胎还需要肝血的濡养,诚如《景岳全书·妇人规》所言:"妇人所重在血,血能构精,胎孕乃成",而"阴血不足者不能育胎"。精血是胎元种植的物质基础。肾气足、肾精肝血旺是子宫内膜发育、胚胎顺利着床并正常发育的必要条件,即"精满则子宫易于摄精,血足则子宫易于容物,皆有子之道也"(《傅青主女科》)。若肾气亏虚,失于封藏,则未孕者难于摄精受孕、胎成者失其所系而反复着床失败;肾精不足,肝血不充,子宫内膜及胚胎失去精血的充养,导致子宫内膜发育不良,形成薄型子宫内膜,出现胚胎反复着床失败。

(2) 瘀血阻滞为标:女子月事、孕胎均以气血为基础,而气血贵在通畅。王小云教授认为现代社会女性工作压力增大、生活节奏加快使得精神过度紧张、焦虑,从而影响肝之疏泄,加之女性素性或多愁善感,或抑郁不解,或忿怒失度,导致气滞血瘀,阻滞冲任胞宫气血运行,子宫内膜发育受限,难于种子受孕;摄食生冷、过度贪凉、衣着单薄等容易导致寒邪入侵,胞宫失于温煦而血脉凝涩,子宫内膜失于生发,亦难种子受孕;岭南地热土湿,外部湿热之邪易侵袭机体,此外嗜食海鲜辛辣油腻之味、过度饮酒等均可令脾胃运化受阻,从而湿热内生,湿热之邪阻碍胞宫胞络,经络气血运行不畅引致血瘀,子宫内膜难于发育,进而影响孕胎。综上所述,胞宫胞络受到气机的阻滞及寒湿、湿热的侵袭,影响了气血运行,形成旧血,"旧血即是瘀血,此血不去,便阻化机"(《血证论·男女异同论》),阻碍子宫内膜的发育,形成薄型子宫内膜,胚胎难于顺利着床,导致反复着床失败。

2. 辨治思路

在"本虚夹瘀"的核心病机基础上,王小云教授以养虚祛瘀为治疗法则,标本兼顾,辨证施治本病。

(1) 养虚固本:王小云教授认为治疗本病当以养虚固本为首,具体包括益肾填精、养血调肝。

1) 益肾填精:子宫内膜的正常增长,是一身阴阳相互作用的结果,既有精血的充养,又有阳气的鼓动气化,而肾之阴阳为一身阴阳之根本。临证中,王小云教授善以熟地黄、生地黄、女贞子滋补肾阴,以肉桂、肉苁蓉、鹿角霜温补肾阳,以菟丝子、山茱萸平补肾气,以紫河车、阿胶等血肉有形之品填补肾精。此外,王小云教授强调协调肾中阴阳,互补互生,常于滋补肾阴处方中酌加少量肉桂,阳中求阴,鼓动精血气化;常于补益肾阳处方中加入一二味补肾阴之品,阴中求阳,使得生化有源。

2) 养血调肝:本病以肝肾亏虚为本,又肝肾同源、精血互化,故治疗还应注重养血调肝。临证中,王小云教授根据"肝体阴而用阳"的中医理论,善以当归、白芍、枸杞子等养肝柔肝;柴胡、香附、佛手、郁金等调达肝之气血,使得肝血充盛,精血互化,气血调达,促进子宫内膜的生长。

(2) 祛瘀逐标:本病当属本虚标实之证,标实以血瘀证为主。血瘀证又有气滞血瘀、寒凝血瘀、湿瘀互结之别,王小云教授提出临床上当仔细辨证,并随证治之。善用赤芍、蒲黄、五灵脂、丹参、桃仁、牡丹皮、泽兰、益母草、刘寄奴等活血化瘀之品攻逐有形之实邪,使得胞脉气血运行通畅,促进子宫内膜的增长。临证中,如兼有烦躁易怒、胸胁胀痛、经前乳房胀痛、脉弦等气滞血瘀之证候,可加用柴胡、郁金、香附、素馨花、没药等理气疏肝之品;如兼有肢冷畏寒、经期下腹冷痛、舌暗、舌底静脉迂曲等寒凝血瘀之证候,可加用乌药、小茴香、肉桂、川花椒、干姜、吴茱萸等温经散寒暖宫之品;如兼带下量多色黄、口苦、肢体困重、小便色黄、舌红苔黄腻、脉滑等湿热瘀结之证候,可加用茯苓、猪苓、车前子、黄柏、茵陈等清利湿热之品。

此外,王小云教授认为治病分缓急,标本有先后。本病患者病程长,且病因病机亦复杂多变,多为虚实夹杂,辨证分析应该透过现象看到本质,善于抓住主要矛盾。患者初诊时常以标实之证明显,若急于补虚,重用温补之品,或予以大剂量滋腻之味,必当加重有形之实邪,故治疗当以祛邪为先。然若体虚不耐攻伐者,可攻补兼施,在养虚的同时少佐祛瘀之品。标实之证已去者,本虚仍在,当行缓补,不可用药峻猛而致本虚更虚。

(九)活血化瘀法治疗胎盘植入临证经验

王小云教授根据中医理论以及多年的临床经验提出,胎盘植入核心病机是瘀血阻滞胞宫,她认为瘀血既是胎盘植入的病理产物,又是致病因素,瘀血不去,阻碍气血运行,瘀血阻滞胞宫,导致胎盘植入,胞宫难以复旧。故应以活血祛瘀为治疗大法,瘀血祛则新血生,血既归经而下血自止,气血既通则残留胞衣自下,腹痛自除。同时根据产妇的不同情况辨证给予补虚、清热、软坚、散结等法治疗。对于阴血亏虚的产妇,产道干涩,运用滋阴药濡润产道方能使残留组织得以排出。滋阴可使阴充津足,清热可除血分虚火,滋阴清热并用既可补充阴血的不足,又可防止血溢于外,也是治疗本病的关键,以鳖甲为佐,既能滋阴清热,同时鳖甲有软坚散结疗效,可促进残留胎盘或机化物的消散;对于阴道出血时间较长、气血不足的产妇应当加入补益气血之品。王小云教授合理运用活血化瘀之法,以桃红四物汤与生化汤为基本方,以活血化瘀,养血生新,随证加减治疗胎盘植入,疗效理想,不仅能够使植入子宫的胎盘完全剥离脱落排出,而且不影响正常子宫功能和盆腔环境,可以再次正常妊娠。

(十)"内外同治"治疗复发性阴道炎临证经验

1. 内治清热利湿

复发性阴道炎,带下量多,属中医的"阴痒""带下"范畴,从外阴瘙痒及全身症状辨证,乃湿胜作痒,浸淫流液故带下增多;热胜作痒见小便黄短、频急或灼热感;湿热之邪随经下注,蕴结阴器发为阴痒;舌苔黄白相兼、脉弦滑均为湿热下注之象。湿热下注,正气不足是本病的核心病机。临证上王小云教授以清热利湿,佐以扶正为大法,拟利湿解毒扶正方,组成:鱼腥草 35g,苦参 12g,黄柏 15g,忍冬藤 25g,土茯苓 25g,五指毛桃 10g,怀山药 10g。每天 1 剂,水煎分 2 次服,连续治疗 14 天为 1 个疗程。方中鱼腥草、忍冬藤清热解毒,黄柏、土茯苓清热利湿,苦参清热燥湿杀虫,五指毛桃、怀山药健脾祛湿,扶助正气。若小便黄短、频急或灼热感者可加白茅根 20g,金钱草 15g,瞿麦 15g,萹蓄 10g;带下量多者加车前草 15g,泽泻 15g;气虚明显见体倦、面色萎黄、舌淡者加太子参 15g,杜仲 12g,桑寄生 12g。

2. 灵活运用外治法

阴道炎患者症状反复不愈者,多因阴虚血少所致,因此,除内服药治疗外,王小云教授拟冬苍洗剂(自拟验方)外洗坐浴,组成:当归 20g,毛冬青 30g,防风 20g,飞扬草、百部各 30g,女贞子、怀牛膝各 15g。方中女贞子、怀牛膝补肾益精,当归、毛冬青活血养血,防风、飞扬草、百部祛风消肿止痒。功效滋肾养血,祛风止痒,用于肝肾阴虚型萎缩性阴道炎,用法为以上药煎汤,温洗坐浴,每天一次,每次 15~20 分钟。若兼有热象,带下色黄,加黄柏、苦参。上述药物煎汤外洗可改善外阴阴道黏膜状态,增强局部抵抗力,从而达到治疗效果。若合并感染,临床上多采用内服及阴道塞药治疗为主,但临床上许多患者外阴瘙痒症状明显,用药期间不能明显改善。因此,王小云教授选取酸涩止痒之品,自拟经验方熏洗坐浴,组成:百部 20g,薄荷 15g,乌梅 10g,五倍子 20g。用法为以上药加清水 3 000ml 煎汤泡洗外阴,每天 1~2 次。适用于湿热型阴痒患者,止痒效果明显。现代药理研究表明百部、苦参具有抗滴虫、杀滴虫的作用,乌梅、五倍子味酸,用于外洗可改变阴道的环境,降低阴道的 pH 值,使阴道环境不利于滴虫的生长,从而取得治疗效果。

(十一) 治疗更年期崩漏临证经验

崩漏是指经血非时而下或淋漓不尽,前者称崩中,后者称漏下,因崩与漏两者相互转化,故概称崩漏,是月经周期、经期、经量严重紊乱的月经病。更年期崩漏多发生在 45~55 岁,特指妇女在绝经前后,因卵巢功能减退,雌激素水平降低而导致内分泌失调,引起异常子宫出血。更年期崩漏是临床常见的出血性疾病之一,是妇科常见的急症,常因出血量多、出血时间长导致继发性贫血、并发感染等,严重影响女性的健康。

1. 病因病机

王小云教授认为崩漏的病因病机比较复杂,历代医家多从虚、热、瘀三个方面进行论述,多责之肝、脾、肾三脏功能失调,尤以肾为主。金代李杲《兰室秘藏》提出崩主脾肾之虚,王小云教授认为更年期崩漏主要病机乃脾肾两虚血瘀。"经水出诸肾",肾为先天之本,主生殖、主封藏,更年期女性正值七七之年,肾气渐衰,天癸将竭,王小云教授结合更年期妇女特殊的生理病理状态即任脉虚,太冲脉衰少,天癸渐竭,胞宫藏泄失司,指出更年期崩漏根本在肾,肾气不足,冲任虚损,失于固摄,子宫藏泻失常,发为崩漏。

脾为后天之本,素体脾虚,或思虑过度,或饮食劳倦损伤脾气,气虚下陷,统摄无权,冲任不固,致成崩漏。《血证论》云:"古名崩中,谓血乃中州脾土所统摄,脾不摄血,是以崩溃,名曰崩中。"后天运化失司,难以供养先天,又导致肾虚更甚。《兰室秘藏》云:"脾胃有亏,下陷于肾,与相火相合,湿热下迫,经漏不止。"故脾虚亦是崩漏的重要病机之一。

隋代巢元方提出了瘀血致崩漏的观点,《诸病源候论·崩中漏下候》"崩而内有瘀血,故时崩时止,淋沥不断。"寒凝、气虚、血热等均可导致瘀血的产生,冲任瘀滞,血不归经,发为崩漏。

王小云教授认为更年期崩漏常常以脾肾虚为本,血瘀为标,由于脾肾气虚,无力推动血行,瘀血阻滞胞宫,新血不得归经,溢于脉外,遂成崩漏。

2. 治疗思路

(1) 四诊合参,全面分析:王小云教授临证非常重视四诊,望、闻、问、切有机结合,全面分析,辨明病因、病机、病位、病性,为用药提供正确的指导。问诊方面,应详细询问病史,包括患病前后的精神体质情况、环境及可能引起疾病的相关因素等,经带胎产史必须详尽地询问,对于崩漏患者还应特别询问近期用药情况,尤其是有无使用激素类药物。王小云教授认为对寒热虚实的分辨,望诊能提供很大的帮助,尤重望神和望色。《灵枢·大惑论》曰"目者,心使也,心者,神之舍也",又说"五脏六腑之精气,皆上注于目而为之精"。王小云教授通过观察患者的神、色、泽等变化以分析病情的轻重缓急。如目无神采,神志淡漠,反应迟钝,面色晦暗无泽为久病、重症、危症;目光有神,反应灵敏,面色润泽则病程尚短,病势较缓,病情较轻;面色鲜艳者属阳证、实证、热证,面色晦暗者则阴邪较重,阴邪包括瘀血、湿痰。对于崩漏的患者,王小云教授非常关注患者阴道出血情况,必定亲自查看患者卫生巾的情况,详细了解出血量、色、质等以明确标本虚实,量多、色淡、质稀者为虚,量多、色暗、质稠者为瘀。同时,王小云教授也非常重视闻诊,首先是闻语声,根据患者语声有力、无力判断正气的强弱;其次是闻体味、阴道出血之气味,如患者口气重、阴道出血有酸臭味,则提示有感染湿热之邪或有化热之象。切诊也是临证非常重要的一环,脉象的形成与脏腑气血密切相关,是诊断的重要依据,可作为判断病情转归和预后的重要依据,但脉象观察中,要注意脉证是否符合,如脉证不符,要通过四诊合参后决定舍脉从证还是舍证从脉。张景岳亦有言："虚实之要,莫逃乎脉,如脉之真有力真有神者,方是真实证;脉之似有力似有神者,便是假实证。"王小云教授认为血崩一证,若于暴崩之际,患者面色苍白,爪甲无华,但脉不沉迟反弦滑似有力者,提示脉不静,病情不稳定,此时不可误为血热妄行,妄用凉血止血之品,当以益气固脱摄血为要。此时即使血已止,亦应预见到有再次血崩的可能,应乘胜追击,用激素治疗者暂不宜减量,中药需继续守方用药,甚至加重剂量防止再次出血,待脉静以后再减止血药未为晚矣。总之,临床需四诊合参,全面分析,以明辨寒热虚实,预测疾病的转归预后。

(2)标本兼顾,活用三法:明代方约之提出"塞流、澄源、复旧"治崩三法,他在《丹溪心法附余》中指出"初用止血以塞其流,中用清热凉血以澄其源,末用补血以还其旧",该法沿用至今,已成为治疗崩漏的基本原则。王小云教授遵循中医经典理论治疗崩漏"急则治其标,缓则治其本"的原则,灵活掌握"塞流""澄源""复旧"三法,塞流与澄源,澄源与复旧常常联合应用,澄源贯穿治疗之始终。对于暴崩虚证患者,出血较多,当以止血为当务之急,当结合临床灵活辨证,或补气,或补肾,或化瘀,或凉血,或健脾,或祛痰以止血,临床上王小云教授常选用大量黄芪、白术、党参甚至是人参等以益气摄血,这既是塞流亦是澄源。《傅青主女科》指出:"世人一见血崩,往往用止涩之品,虽亦能取效于一时,但不用补阴之药,则虚火易于冲击,恐随止随发,以致经年累月不能全愈者有之。是止崩之药,不可独用,必须于补阴之中行止崩之法。"王小云教授非常推崇傅青主的观点,认为暴崩者,阴血骤亡,气随血脱,气为血之帅,气虚不能摄血则血更妄行,如仅用收敛止血之品以塞流,难以奏效,即使能取效于一时,亦不能固其本,定当随止随发,唯有健脾补肾之品既能益气固摄使血液不得妄行以塞流,又能扶助正气以澄源、复旧。王小云教授还认为,血属阴,暴崩之际,阴血骤失,势必导致阴分不足,而阴不足则易生内热,阴虚阳搏则出血更多,因此,临床多用生地黄、熟地黄、白芍、山茱萸、女贞子等补血滋阴药以澄源,配以炭类药物如贯众炭、血余炭、茜草炭等化瘀止血药以塞流。王小云教授还善用桑叶,桑叶有清热凉血、益肾填精之功,《傅青主女科》中用于治疗年老血崩的加减当归补血汤中亦有桑叶,傅氏言其"所以滋肾之阴,又有收敛之妙",王小云教授用桑叶治疗更年期崩漏其意亦在于塞流与澄源并举。

(3)针药并用,各显神通:王小云教授不但擅长处方用药,在针灸方面亦有很深的造诣。治疗崩漏方面,常用三阴交穴先针后灸,针刺断红穴和艾灸隐白、大敦穴,还可配合平衡针刺升提穴协助止血。

三阴交是肝、脾、肾三条经脉的交会穴,常规消毒后,取 3 寸针灸针直刺,进针 2.5 寸,留针 15 分钟,出针后再用灸法,灸 5 壮。三阴交具有调理肝、脾、肾的功能,刺激三阴交可使脾肾健旺、冲任调和,以使经血循常道而行。

断红穴,属经外奇穴,位于手指第 2、3 掌指关节间前 1 寸,患者取坐位或仰卧位,掌心向下,两手自然半屈状态,沿掌骨水平方向缓慢进针 1.5~2 寸,以平补平泻法,使针感向上传导,上升至肩部为好,出现强烈针感后,停止进针,留针 15~20 分钟,每天 1~2 次。针刺断红穴可使经气相通,针感上行至肩,经气通畅而升提,患者自觉有气直窜至肘,顺经气而回,使经气得回则血止,加强止血之力。

隐白穴为足太阴脾经之井穴,《针灸资生经》曰:"隐白治月事过时不止,刺立愈。"《保命集》曰:"崩漏症宜灸隐白。"大敦为肝经井穴,井穴是阴阳交会的部位,刺激井穴有交通阴阳、促进气血运行的作用,同时艾灸大敦穴可泻肝木以防克伐脾土。艾灸隐白、大敦二穴,共奏收敛止血之功。

平衡针之升提穴位于头顶正中,距离前发际正中 10cm,后发际直上 16cm 处,双耳尖连线中点前 2cm 处,针尖沿皮下骨膜外向前平刺 4cm 左右,一只手向前进针,另一只手可按着针尖不要露出体外,采用滞针手法,待针体达到一定深度时,采用顺时针捻转 6 圈,然后再按逆时针捻转 6~10 圈后即可将针退出。该穴具有升阳固托、益气固本、助阳止泻、补肾健脾等作用。平衡医学理论认为人体本身就是一个能够自我修复的平衡系统,按照遗传基因程序来维系脏腑、气血、阴阳之平衡,王小云教授认为针灸可以对人体的自我调控、修复、平衡系统起到很好的调节作用,也即中医的平衡阴阳之理,针刺升提穴使人体阴阳恢复平衡,纠正"阴虚阳搏"的状态,使崩漏得止。

(4) 衷中参西,相得益彰:王小云教授作为广东省名中医,中医功底非常深厚,临床以中医药治疗为主,但她并不排斥西医,而是将西医一些有效的诊断和治疗手段与中医有机地结合起来,为患者提供最佳的诊疗方案。对于崩漏重症,因急性失血出现严重贫血、休克等情况时,应积极采用中西医结合治疗,及时输血以纠正贫血、补液扩容以抗休克;适当应用激素以止血,更年期崩漏的患者,体内一般雌激素水平偏高,在排除禁忌证后多选用孕激素类药,常常选用炔诺酮片;必要时亦需考虑行诊断性刮宫,再辅以中药顾护正气,巩固疗效。待血止后再辨证用药调理善后,调整月经周期以复旧。王小云教授还强调崩漏患者必须进行妇科检查和妇科 B 超检查,以排除器质性疾病如子宫黏膜下肌瘤、宫颈息肉、子宫内膜息肉、宫颈癌、子宫内膜癌等引起的异常子宫出血。对于子宫内膜厚者,如内膜厚度超过 10mm、质地不均匀,首选诊断性刮宫以排除内膜病变;如内膜厚度小于 10mm,质地尚均匀,出血不多,血常规示血红蛋白稳定者,可给予活血化瘀中药以期达到"药物性刮宫"的目的,然后再予益气养血止血之品。对于阴道出血时间较长、有异味者,考虑可能合并感染,可以酌情使用抗生素防治感染,中药佐以白花蛇舌草、鱼腥草等清热解毒之品,多能收到良好止血效果。

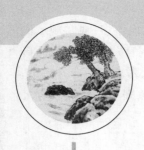

下篇
疑难病验案篇

医案一　异常子宫出血
（青春期无排卵性异常子宫出血）

（异常子宫出血伴重度贫血1个月余,经中西医治疗
1周余血未止,中药2剂完全止血。）

一、病案与辨治

方某,女,15岁,学生。

初诊时间:2018年3月17日。

主诉:月经紊乱3年,不规则阴道出血1个月余,经激素治疗后血未净。

现病史:患者12岁初潮,初始月经规律,周期28~30天,经期7天,量偏多,色暗红,血块(+),痛经(-),腰酸(±),经前乳房胀痛(-)。2015年8月开始经期10余日至30余日,曾在外院行腹部B超检查提示子宫附件未见异常,间断服中药调治,经期延长情况稍有改善。末次月经:2018年2月5日,初始量少,后逐渐增多,量最多时每日用卫生巾7片(湿透),外院予中药治疗后阴道出血稍有减少,近3日每日用卫生巾3片(湿大半),伴活动后气短。2018年3月10日至我院就诊时查血常规示血红蛋白(Hb)

49g/L。由急诊拟"异常子宫出血、重度贫血"收入院治疗。入院查性激素 6 项符合卵泡期改变,卵泡刺激素(FSH)7.82IU/L,黄体生成素(LH)3.45IU/L,孕酮(P)0.647nmol/L,雌二醇(E$_2$)248.8pmol/L,催乳素(PRL)405.1MIU/L,睾酮(T)0.32nmol/L,B 超检查提示子宫大小正常,内膜厚 8mm,右侧卵巢见囊性结构大小约为 25mm×15mm,糖类抗原 19-9(CA19-9)29.84U/ml。予输注同型红细胞悬液 4U 纠正贫血,2 次。2018 年 3 月 12 日复查血常规 Hb 88g/L。予静脉滴注缩宫素及氨甲环酸,口服去氧孕烯炔雌醇片每次 1 片,每 8 小时一次止血,口服多糖铁复合物胶囊补血,中医以益气养血、化瘀止血为法,配合艾灸大敦、隐白等,治疗后阴道出血减少,每日用护垫 1~2 片(湿透),色淡暗,无血块,因入院中西医治疗 7 天后阴道出血仍淋漓难净,故请王小云教授查房诊治。

查房时症见:精神稍倦,面色萎黄,唇色淡白,额区散在斑点,四肢爪甲稍苍白,活动后气喘,乏力少气,声低懒言,阴道少量出血,色淡暗,腰酸,无头晕头痛,稍口干口苦,纳眠一般,二便调。舌质淡,苔薄白,舌底络脉增粗,脉细无力。心率 117 次/min。

中医诊断:崩漏。

辨证分型:脾肾亏虚,气血不足,兼有瘀滞。

西医诊断:异常子宫出血(青春期无排卵型);继发性中度贫血。

治　　法:健脾补肾,益气养血,化瘀止血。

中药处方:

黄芪 60g	土炒白术 30g	首乌 15g	桑椹 25g
陈皮 10g	菟丝子 25g	五灵脂 15g	

7 剂,水煎服,每日 1 剂。

患者服药 2 日后阴道出血干净,精神明显好转,面色红润有光泽、四肢爪甲颜色正常。语声有力,气喘、腰酸消失。患者于阴道出血干净 3 日后出院。

随访:出院 3 个月后随访,病无复发,月经正常。

二、临证难点与疗效点评

1. 临证难点

患者自 2015 年 8 月至入院时月经失调已经近 3 年,现异常子宫出血 1 个月有余,伴重度贫血,住院通过检查已初步排除器质性病变,对症给予输血、止血药、口服性激素及综合治疗 1 周,出血虽有减少,但仍未完全止血。

2. 疗效点评

王小云教授诊治抓住核心病机,辨证给予中药,2 日后患者出血即完全干净,其疗效之速"犹拔刺也",调治7日患者精神气色明显改善。在口服性激素等综合治疗均未能有效控制异常子宫出血的情况下,服王小云教授的方药2剂血即止,疗效喜人。

三、案例解析

【初诊解析】

1. 核心病机分析

王小云教授认为本病的核心病机为脾气匮乏,肾气欠充,气血虚弱,兼有瘀滞,不能固摄经血,而见先崩后漏之征。

(1) 脾气匮乏夹瘀:患者神倦、面黄、声低懒言、乏力少气、活动后气喘,此乃脾气匮乏、气血亏虚之征。该孩童幼年天癸未充之时,发病多年,耗损脾气,加之出血月余,淋漓不净,而致重度贫血。脾主统血,脾气摄血为血之帅,《济阴纲目》云:"脾统血,肝藏血,其为患,因脾胃虚损不能摄血归源。"该患者脾气虚弱无力摄血,故发展为崩漏重症;另气血虚弱则血滞成瘀,瘀血阻碍胞宫,新血不得归经,故子宫异常出血不止;面诊见额头斑点、舌底络脉增粗,均为虚证夹瘀辨证之依据,也是本病核心病机的关键所在。

(2) 肾气欠充:患者年仅15岁,处于肾气未盛阶段,刘完素《素问病机气宜保命集》曾言"妇人童幼天癸未行之间,皆属少阴",该患者虽然天癸已行,但刚过二七之年,天癸初现,尚不稳定,有肾气不足之源,从而导致肾-天癸-冲任-胞宫轴的不稳定,天癸不能依期而至或依时而止。肾气不足,腰为肾之府,肾虚则腰府失养,而见腰酸。

2. 治则与方药

本病为青春期女性,肾气未充,脾气大亏,封藏失职,固摄无力,冲任不固不能制约经血而致。而脾虚、气血虚弱夹瘀是核心病机的关键。唐容川在《血证论》说:"古名崩中,谓血乃中州脾土所统摄,脾不摄血,是以崩溃,名曰崩中,示人治崩必治中州也。"治疗方面,诚如《景岳全书》所云"有形之血不能即生,无形之气所当急固",故应施以重剂,急救其气,大建脾土以复其统摄之功,同时予以补肾化瘀。

方中重用黄芪以大建中州为君,黄芪能补气,兼能升气,《本草求真》云:黄芪"为补气诸药之最。"《本草经解》言:"黄芪气微温,禀天春升少阳之气……味甘无毒,禀地和平之土味,入足太阴脾经,气味俱升。"黄芪禀春木升发之气,是补气且升提气机的要药,清气一升,自然能上统血液不致外流;土炒白术、陈皮益气健脾,芪、术、陈皮三药合用,可补脾益气,而助运化,气血生化有源,又培土生金,可使肺气充而实肌表,使阴液循行其道,为臣药。考虑该患者童幼之年,肾气未充,给予何首乌、桑椹、菟丝子调补肾阴阳,使精血得养,肾气得充,为臣药。佐以五灵脂以活化瘀止血,则扶正而不留瘀,祛瘀而不伤正。由于辨证切中病机,用药精简,配伍精妙,从而塞流快速止血,很快解决了患者虚损瘀阻诸症,且随访 3 个月病无复发。

王小云教授认为,治崩三法中的"塞流、澄源、复旧"并非为三个独立的阶段,临证时应该运用中医的整体观综合考虑其治法和方药,才可达到治病求本之目的。

四、结语

本病属于排卵障碍相关的异常子宫出血(AUB),与青春期下丘脑 - 垂体 - 卵巢轴的反馈调节功能尚未成熟有关。大脑中枢对雌激素的正反馈作用存在缺陷,下丘脑、垂体、卵巢间尚未建立稳定的周期性调节,FSH 呈持续性低水平,无促排卵性 LH 峰形成,卵巢虽有卵泡生长,但卵泡发育到一定程度即发生退行性变,形成闭锁卵泡,无排卵发生。据调查,青春期无排卵型 AUB 占各类 AUB 的 20%,在月经初潮 1 年内,80% 的月经是无排卵型月经,初潮后 2~4 年内无排卵型月经占 30%~50%,初潮 5 年时占 20%。出血频繁或出血多者可引起严重贫血,甚至休克。

该患者月经失调 3 年,此次异常子宫出血持续 1 个月未净,出现重度贫血,经过中西医结合治疗,出血虽缓,但仍未干净。王小云教授从患者外在表现,伺外揣内,认为其发病之本在于脾气亏损,气虚血瘀,又结合患者特殊年龄阶段,有肾虚因素并存,故抓住"无形之气所当急固"的核心,予大剂量健脾益气之品以补气升提,直击重心,兼以补肾化瘀止血,从而药到血止。后期当继续调脾肾溯源固本,以恢复正常月经周期。

医案二　异常子宫出血(子宫内膜复杂性增生)

(不规则阴道出血 40 余日,诊断性刮宫加激素治疗未效,中药 2 剂止血。)

一、病案与辨治

李某,女,31 岁。

初诊时间:2017 年 4 月 12 日。

主诉:月经紊乱 18 年,加重 9 个月余。

现病史:患者 13 岁初潮后月经不规则,周期 18~20 天,经期 7~8 天,量多,夹血块,无明显痛经,经前腰酸,乳房胀痛,2016年7月初开始月经紊乱加重,常不规则阴道出血,持续20余日不净。2016年9月12日当地医院行诊断性刮宫,内膜病理检查提示子宫内膜复杂性增生,予地屈孕酮片治疗3个月,不规则阴道出血未见改善。2017年2月16日查性激素5项:FSH 3.33mIU/ml,LH 2.51mIU/ml,T 0.59nmol/ml,P 6.6nmol/ml,E$_2$ 45pg/ml。末次月经:2017年2月27日,月经18日干净,在外院经中药治疗未能止血。2017年3月11日妇科彩色B超检查:子宫大小正常,子宫内膜厚16mm,双侧附件未见异常。遂于2017年3月18日在某三甲西医院再次宫腔镜下诊断性刮宫,病理检查提示"子宫内膜不伴有不典型增生(复杂型增生)",2017年3月23日开始服用性激素治疗,但诊断性刮宫加激素治疗已20日,阴道出血仍未干净,夹小血块。特慕名找王小云教授求诊。

症见:身体瘦削,精神疲倦,双目无神,头发稀疏、色泽枯槁,面色萎黄,语声低沉无力,气短懒言,腰酸健忘,失眠多梦,食欲一般,下腹冷感明显,大便稀烂,阴道少量出血、色淡红,舌淡暗,舌底络脉增粗,苔白,脉沉细,尺脉尤甚。

妇科检查:外阴发育正常,阴道通畅,见淡红色血性分泌物,无明显异味,宫颈光滑,宫体后位、大小及活动度正常,无压痛,双附件无压痛。

中医诊断:崩漏。

辨证分型:脾肾阳虚,瘀血内阻。

西医诊断:异常子宫出血(子宫内膜复杂性增生)。

治　　法:扶阳祛瘀,固冲止血。

中药处方:

黄芪 15g	阿胶(另熔)15g	当归 10g	熟地黄 15g	白芍 15g
艾叶 10g	续断 15g	吴茱萸 5g	肉桂(焗服)5g	

14剂,水煎服,每日1剂。

更年滋肾口服液(广东省中医院院内制剂):口服,10ml,每日2次,服14日。

二诊:2017年4月29日。

服上诊中药2剂阴道出血干净。末次月经:2017年4月20日,经期7天,经量中等,经色鲜红,有小血块,无痛经。精神好转,两目有神,面色萎黄明显消退,面微露红润之色,腰酸及下腹冷感明显改善,睡眠欠佳,梦多,胃纳一般,二便正常。测基础体温(BBT)呈单相。舌偏暗,舌底络脉增粗,苔薄白,脉沉细滑。

中药处方:

杜仲 10g	枸杞子 15g	黄精 10g	醋龟板(先煎)15g
女贞子 15g	菟丝子 15g	白术 15g	肉桂(焗服)1.5g

21剂,水煎服,每日1剂。

更年滋肾口服液(广东省中医院院内制剂):每次 1 支,每日 2 次,服 21 日。

三诊:2017 年 5 月 20 日。

病情变化:测 BBT 出现双相体温,高温相已持续 5 日未降。望诊见精神明显好转、体重较 1 个月前增加 2kg,脱发减少,见新生碎发,面色红润,语声洪亮,轻微腰酸,腹部冷感消失,睡眠改善,梦多,食欲正常,二便正常。舌稍暗,苔薄白,脉细滑。

患者正气渐复,继续复旧治疗,效不更方,巩固治疗 2 个月。

随访:此后分别于 3 个月、半年、1 年各随访一次。月经规则,经期 6 天干净,经量中等,经色暗红,无腹痛。2018 年 2 月复查彩色 B 超:子宫大小正常,子宫内膜厚 11mm,双侧附件未见异常。建议患者行诊断性刮宫复查病理,患者以"月经已正常"拒绝。2018 年 8 月单位体检妇科 B 超检查:子宫大小正常,子宫内膜厚 9mm,双侧附件未见异常。

二、临证难点与疗效点评

1. 临证难点

患者从月经初潮开始月经失调,至就诊时已达 18 年之久,近年崩漏病情反复,病势缠绵,2 次诊断性刮宫病理检查均提示子宫内膜复杂性增生,使用性激素治疗效果不佳,且阴道不规则出血仍持续 20 天难净,给患者心理造成很大的压力。

2. 疗效点评

王小云教授接诊精确辨证治疗,服中药 2 剂阴道出血干净,再服中药 33 剂,月经周期恢复正常,且患者全身大虚症候完全改善。其后在 3 个月、半年及 1 年随访,月经周期正常稳定,B 超复查子宫内膜未见异常,BBT 呈现双相改变。

本病需要长期随访与管理,如果能够再次诊断性刮宫,以验证子宫内膜的病理报告与临床疗效的符合率,当是最好,但患者月经正常后拒绝再次诊断性刮宫病理检查,所以只能根据月经恢复状况以推断病情变化。

三、案例解析

该患者属于顽固性崩漏,就诊请求解决 2 个主要问题,第一是解决顽固性崩漏;第二是想恢复正常的月经周期。

王小云教授遵循中医对崩漏"塞流、澄源、复旧"治疗原则,先予塞流澄源辨治崩漏,患者服中药 2 剂竟使持续月余且诊断性刮宫加激素治疗 20 天未效的顽固性崩漏出血彻底止住。

1. 辨核心病机

患者月经初潮至今月经失调18年，现身体瘦削，精神疲倦，双目无神，头发稀疏、缺乏光泽，面色萎黄，语声低沉无力，气短懒言，腰酸健忘，腹冷失眠，大便稀烂，阴道出血色淡。舌淡，脉沉细，尺脉尤甚。四诊合参纯属一派脾肾阳虚之象。由于先天肾气不足，冲任不固，则早年月经失调并出现肾虚诸症；肾虚不能温煦脾阳，致脾气亏虚，加之崩漏日久，脾肾更虚，阳气不足，运血无力，血行不畅，逐成瘀阻，新血不得归经，使月经淋漓难净。王小云教授认为阳虚瘀阻是导致患者顽固性崩漏的核心病机所在。

2. 治则与方药

历代医家治疗崩漏有"塞流、澄源、复旧"三法。本患者前期在外院已采用中药塞流止血治疗，但收效甚微。王小云教授认为崩漏难止，不能简单照搬前法，而应从核心病机着手，审证求因，塞流、澄源、复旧三法灵活运用，不可拘泥于一法。阳虚是目前引致患者顽固崩漏的原因：一来阳气亏虚，摄血无力，则经血崩漏不止；二来阳虚动力不足，致瘀阻经脉，新血难以归经。对此，扶阳祛瘀、固冲止血是治疗大法。

方中用黄芪健脾补气，益气生血，加强统摄之力，肉桂补火助阳、温通经脉，二药配伍补气扶阳，共为君药。以阿胶、艾叶、当归、芍药温经养血为臣药，取芎归胶艾汤之意。芎归胶艾汤出自《金匮要略》，书中云："妇人有漏下者，有半产后因续下血都不绝者，有妊娠下血者，假令妊娠腹中痛，为胞阻，胶艾汤主之。"其中艾叶能温经散寒、调经止血，阿胶滋阴养血止血，当归、芍药养血补血调经，将滋养阴血之药与扶持阳气的君药合用是遵循张景岳"善补阳者，必于阴中求阳，则阳得阴助，而生化无穷"之训；续断性温，能补肝肾，活血，续筋骨，与当归合用能化瘀止漏，为佐药。吴茱萸温肾散寒，并引药入肾，调理冲任，为佐药。全方共奏扶阳祛瘀、固冲止血之功。

复旧固本，恢复正常月经周期为治疗第二步的思考要点。

患者服药2天阴道出血已止，可谓疗效神速，效果稳定。服药14天，脾肾阳虚诸症明显改善。然患者从月经初潮开始月经量多，已16年之久，近年反复崩漏，日久阴阳两伤，虽经半月治疗状况大有改善，但久病导致脾、肾、肝多脏虚损仍未完全恢复，唯恐后患无穷。故王小云教授在二诊以滋养肝肾、健脾益气、养血调经为主进行复旧治疗。予杜仲、菟丝子、枸杞子、女贞子滋养肝肾，养精调经，为君药；白术、黄精健脾益气，为臣药；佐以少许肉桂温养气血，引火归元；醋龟板滋阴潜阳，益肾养血，为使药。追本溯源，共达补肾填精、健脾益气、生化气血的疗效,故月经渐复正常,病愈稳定。

四、结语

子宫内膜增生(endometrial hyperplasia,EH)是体内长期雌激素作用而无孕激素拮抗所致,为妇科常见疾病。包括既往所称的单纯性增生和复杂性增生。复杂性增生的内膜如得不到及时有效的治疗,有发展成子宫内膜癌的风险,有报道其概率约为3%,若经合理治疗,子宫内膜病变大多数可以逆转。对于 EH 患者,尽管大部分保守治疗有效,但也有研究显示,保守治疗的远期复发率仍然较高。

本病西医学首选激素治疗,但本患者经激素治疗无效(激素治疗后内膜病理无逆转,且阴道出血难止)。王小云教授临证从其望神、望色、望舌以及出血的色泽等外在表现,结合脉诊及其他特点,抓住核心病机,以扶阳祛瘀,固冲止崩而彰显止血之力,2 剂中药迅速止血;同时后期以滋养肝肾,健脾益气,养血调经以恢复月经周期,从根本上巩固了远期疗效。

医案三　异常子宫出血(子宫内膜不典型增生)

(子宫内膜不典型增生,激素治疗无效,中药治疗 5 个月,内膜恢复正常。)

一、病案与辨治

刘某,女,43 岁。

初诊时间:2019 年 12 月 20 日。

主诉:子宫内膜不典型增生病史,要求中药调理。

现病史:患者已婚已育,既往月经规则,2017 年开始月经紊乱,15~20 天一潮,10 余天方净,外院多次 B 超提示内膜增厚,予上节育环,上环后出现月经淋漓不净,2019 年 5 月复查 B 超提示发现宫内节育环已脱落。2019 年 6 月 12 日 B 超:子宫增大(55mm×61mm),低回声 13mm×9mm,内膜厚 10mm。2019 年 6 月 19 日外院宫腔镜检查加诊断性刮宫病理提示:慢性内膜炎伴内膜息肉,局部内膜腺体增生活跃细胞非典型增生,建议抗炎后复查。2019 年 6 月 25 日病理切片送中山大学附属医院会诊中心会诊,报告提示:增生期子宫内膜,伴局部腺上皮非典型性。2019 年 7 月 19 日本院性激素 6 项(停经 50 天)示:呈卵泡期改变。其间月经紊乱,常淋漓难净,后予黄体酮治疗 3 个月,2019 年 11 月 22 日外院宫腔镜检查 + 分段诊断性刮宫,术后病理:见增殖紊乱的子宫内膜伴分泌期改变,结合临床,符合子宫内膜不典型性增生改变,局部呈子宫内膜息肉样结构,局部见酸性合胞体细胞化生,请治疗后复查。外院建议手术切除子宫,患者拒怕手术,来本专科要求中药治疗。末次月经:2019 年 9 月 1 日,5 天净,量中,无痛经,无血块。

症见:形体偏胖,面色暗滞,见散在斑点,纳眠可,二便正常,舌暗,苔白偏厚,脉沉细。

中医诊断:崩漏。

辨证分型:痰瘀互结。

西医诊断:异常子宫出血(子宫内膜不典型增生)。

治　　法:活血化瘀,化痰散结。

中药处方:

| 陈皮 15g | 法半夏 15g | 生蒲黄 15g | 五灵脂 15g |
| 桃仁 15g | 红花 10g | 橘络 30g | 苍术 15g | 蜂房 15g |

14 剂,水煎服,每日 1 剂。

丹赤散结颗粒剂:口服,每次 1 袋,每日 3 次,服 14 日。

丹棱散结敷膏:外敷下腹部,每次 1 贴,每日 1 次,用 14 日。

二诊:2020 年 1 月 3 日。

末次月经:2020 年 1 月 3 日,量中,色暗,少许血块,服上方后面色好转,斑点消退,偶有怕冷,纳眠可,二便正常,舌暗,苔白偏厚,脉沉细。

中药处方:

| 益母草 15g | 枳壳 15g | 陈皮 15g | 当归 10g |
| 生蒲黄^(包煎)30g | 五灵脂 15g | 香附 10g | 法半夏 15g |

14 剂,水煎服,每日 1 剂。

三诊:2020 年 4 月 7 日。

患者未按时复诊,自行加服上方 1 个月。末次月经:2020 年 3 月 16 日,5 日净,量中,色红,少许血块。前次月经:2020 年 1 月 3 日,量中,8 日净。现面色好转,斑点消失,纳、眠可,二便正常,舌暗,苔薄白,脉沉细。

中药处方:

| 桃仁 15g | 红花 10g | 法半夏 15g | 陈皮 15g |
| 茯苓 25g | 山楂 15g | 丹参 15g | 厚朴 15g | 五指毛桃 15g |

14 剂,水煎服,每日 1 剂。

四诊:2020 年 5 月 25 日。

末次月经:2020 年 5 月 12 日,量中,5 日净。2020 年 5 月 22 日我院行宫腔镜检查＋分段诊断性刮宫,术后病理:(宫颈刮出物)见炎症细胞和破碎的宫颈黏膜组织,(宫腔刮出物)增殖期状态子宫内膜。

后继续随证调治半年。

2021年12月30日随访,月经35~40日一潮,每隔3~6个月复查B超,未见内膜增厚。

二、临床难点与疗效点评

1. 临床难点

该患者月经紊乱3年,2次诊断性刮宫病理均提示子宫内膜不典型增生,属于癌前病变,须积极治疗,否则容易发生内膜癌变;但西医激素治疗无效,外院建议手术切除子宫,但患者拒怕手术。

2. 疗效总结

王小云教授使用纯中医治疗,患者服药5个月,逆转子宫内膜病变,恢复正常,后再无复发,随访1年半,疗效稳定。

三、案例解析

1. 核心病机分析

王小云教授认为本案核心病机为痰瘀互结,阻于冲任胞宫,冲任受损,血不归经,溢于脉外,发为崩漏。

本案患者素体形体偏胖,为痰湿之征;又见面色暗滞及散在斑点,舌暗,乃血瘀之象。血瘀何来？痰湿阻于体内,气机阻滞,血行不畅,久而成瘀,痰瘀阻滞冲任胞宫,冲任受损,血不归经,淋漓日久不愈,发为本病;瘀阻胞宫,日久成癥,故而内膜反复增厚。隋代巢元方《诸病源候论·崩中漏下候》:"崩而内有瘀血,故时崩时止,淋沥不断。"瘀阻于面部,而见面部斑点,痰瘀阻滞,气血不能上荣,而见面色暗滞。可见瘀血既为病理产物,同时又是导致血不归经的直接原因。无论何种原因导致的瘀血皆可阻滞经络、气血运行不畅又可致瘀,病久反复,致缠绵难愈。

2. 治则与方药

针对核心病机,治则当以活血化瘀、化痰散结为主。

初诊方以失笑散为君,失笑散出自宋代《太平惠民和剂局方》,由蒲黄、五灵脂等分组成,主治瘀血停滞所致诸症。方中五灵脂苦咸甘温,入肝经血分,功擅通利血脉,散瘀止痛;蒲黄甘平,行血消瘀,两者相须为用,为化瘀散结的常用组合。以二陈汤之陈皮、半夏加苍术为臣,燥湿化痰,理气和中。佐以桃仁、红花加强活血化瘀之力,橘络味甘苦性平,归肝脾经,具有通络、理气、化痰之功效,一方面辅助二陈汤加强化痰作用,同时行气通络,以助化瘀,所谓气行则血行。蜂房性平味甘,归肝经和胃经,主要的功效就是攻毒杀虫、祛风止痛,还有可以祛湿祛寒,此处应用取其祛湿祛寒之功,有助于化瘀消痰,祛除陈痼。

二诊正值经期,因势利导,加益母草活血调经,重用生蒲黄加强化瘀之功,乘经期经血下行之际,使增厚内膜顺势脱落,瘀去新生。香附、枳壳疏肝理气,行气化瘀,当归养血活血,加强祛瘀生新之力,继续予陈皮、法半夏燥湿化痰。

三诊时患者面色好转,经期按时来潮,痰瘀渐少,在祛瘀化痰基础上酌情予健脾扶正,加强祛邪功效。继续用二陈汤燥湿化痰;桃仁、红花活血通瘀;丹参活血养血,正如《本草备要》所言,丹参"功兼四物";山楂酸甘温,行气散瘀,化浊降脂;厚朴宽胸理气,行气以助化瘀;五指毛桃健脾祛湿,扶正祛邪。

在妇科出血性疾病治疗过程中,不能忽视"血瘀"之证,只有祛除瘀血,子宫才能恢复固藏之功。若在急性出血期,如月经过多时,当先以化瘀止血为主,后期再注重活血化瘀、化痰散结之治本治疗。

四、结语

子宫内膜增生症多见于因卵巢功能衰退或不协调出现的长期无排卵,内源性雌激素增加,体内无孕激素拮抗,是导致子宫异常出血的常见病因。子宫内膜不典型增生是一种非生理性的内膜增生病变,是妇科常见肿瘤——子宫内膜癌的癌前病变,有进展为子宫内膜癌的风险。随着年龄的增长,子宫内膜增生的发病率逐渐升高,严重影响女性的健康与生活质量。

临床保守治疗中孕激素的应用最为广泛且效果明确,目前常用的有醋酸甲羟孕酮、左炔诺孕酮等,也有研究表明促性腺激素释放激素激动剂、选择性雌激素受体调节剂以及新型醋酸诺美孕酮、地诺孕素、二甲双胍等也具有潜在的辅助治疗子宫内膜增生症的作用。对于不典型增生的患者,因其癌变的概率增加,根据2019年加拿大妇产科医师协会(SOGC)临床实践指南《子宫内膜增生的分类和管理》要求,依照诊疗规范,本案患者在前期药物治疗无效的情况下,应手术治疗去除病灶,但患者因自身原因,强烈拒绝手术治疗,故寻求中医药治疗。

王小云教授认为,对于因子宫内膜不典型增生或子宫内膜息肉所致的反复经血淋漓不净,往往病机不外湿浊、瘀阻,主要以实邪为主,治疗也当以祛邪为主,然祛邪伤正,正虚则邪胜,故而祛邪至一定时期当适当扶正以助祛邪外出。行经期是新旧交替时期,排出应泄的经血,祛除陈旧的瘀浊,以利于新血再生和新周期的开始。

医案四　原发性痛经

（20 年痛经 2 诊治愈。）

一、病案与辨治

郭某,女,35 岁。

初诊:2018 年 10 月 26 日

主诉:痛经 20 年余,渐进性加重 6 年。

现病史:患者 12 岁初潮,月经规律,周期 28 天,经期 7~8 天,量中,色暗,血块较多,无经前乳房胀痛。自初潮开始痛经,经期第 2~5 天腹痛,第 2 天痛甚,喜温喜按,得温稍减,但可忍受,无需止痛处理。自 2012 年产后起,经行腹痛渐进性加重,常需急诊肌内注射止痛针(具体药物不详),并卧床休息 3 天方能缓解。2017 年 11 月 20 日盆腔磁共振成像(MRI)提示:鞍形子宫,子宫小肌瘤(2cm×2cm),双附件未见异常。末次月经:2018 年 10 月 2 日,8 天净,量多,痛经如前。

症见:面色青白,面部散在暗斑,口唇紫暗,手足不温,近 5 年每晚夜尿1~2 次,小便清长,眠浅易醒,醒后难入睡,舌暗有瘀斑,边有齿印,苔白,脉沉滑涩。

妇科检查:外阴、阴道正常,宫颈光滑,少许分泌物,无异味,子宫后位、大小正常、活动度欠佳,双附件未见异常。

中医诊断:痛经。

辨证分型:寒凝血瘀证。

西医诊断:原发性痛经。

治　　法:温经散寒,化瘀止痛。

中药处方:

川芎 10g	干姜 15g	吴茱萸 5g	当归 10g
小茴香 15g	白术 15g	锁阳 10g	延胡索 10g

14 剂,水煎服,每日 1 剂。

蛭素胶囊(广东省中医院院内制剂):4 粒,每日 3 次,口服 14 天。

二诊:2018 年 11 月 16 日。

末次月经:2018 年 10 月 31 日,7 天干净,量偏多,经期排出较多大血块,色暗,痛经大减,无需注射止痛针,仅轻微下腹部不适,无须卧床,青白面色消失,见有红润之象,并现光泽,偶有夜尿,舌暗,瘀斑变浅,苔白,脉沉滑。

中药处方:

炮姜 15g	五灵脂 15g	蒲黄 15g	狗脊 15g
肉苁蓉 30g	白术 15g	三七粉(冲服)1 袋	肉桂(焗服)5g

14 剂,水煎服,每日 1 剂。

随访:继续随诊 1 个月,并随访 1 年,痛经均未发作,月经周期规律,经量中等,血块少,无腹痛,面色红润,无其他不适。

二、临证难点与疗效点评

1. 临证难点

本例为原发性痛经,发病 20 余年,经行疼痛加剧 6 年,需急诊肌内注射止痛针并卧床休息 3 天方能缓解,严重影响患者工作及生活质量。

2. 疗效点评

经王小云教授辨证治疗后,患者服中药 14 剂,痛经大减,面色转为红润有光泽,整体身体素质明显提升。起效迅速,经随访 1 年,疗效确切且稳定。

三、案例解析

本患者痛经 20 年余,渐进性加重 6 年。王小云教授经辨证,以散寒化瘀为主要方法,治疗 2 诊而愈。其关键辨治的要点如下:

【一诊解析】

1. 辨核心病机

患者面色青白,口唇紫暗,手足不温,脉沉滑涩,乃一派寒凝之象,追问病史,患者从小贪凉喜冷,嗜食寒凉生冷之物,加上青春期贪靓,经常衣着较少,又感受寒邪,内外寒气凝结,损伤阳气,阴寒内生。《素问·举痛论》曰:"寒则气收。"寒邪可引起腠理的闭塞、脉络的收缩拘挛、气血的凝滞。寒气客于冲任胞宫,凝结气血,久而致瘀,不通则痛,故见痛经逐渐加重及寒凝血瘀诸证。《赤水玄珠·调经门》载"血脏久冷,月水不调,脐腹刺痛","妇人经不调,血块气痞,肚腹疼痛",指的就是寒凝血瘀可以导致宫寒痛经。因此该患者的核心病机即为寒凝血瘀,不通则痛。

2. 治则与方药

根据中医"寒则温之"的治疗原则,王小云教授运用少腹逐瘀汤加减,配合其经验方蛭素胶囊口服,温经散寒,化瘀止痛,疗效显著。少腹逐瘀汤出自王清任《医林改错》:"此方治少腹积块疼痛,或有积块不疼痛,或疼痛而无积块,或少腹胀满,或经血见时,先腰酸少腹胀,或经血一月见三五次,接连不断,断而又来,其色或紫,或黑,或块,或崩漏,兼少腹疼痛,或粉红兼白带,皆能治之,效不可尽述。"方用小茴香、干姜、吴茱萸味辛而性温热,温经散寒,共为君药。锁阳味甘性温,入肝肾经,温肾壮阳;当归、川芎养血活血,川芎为血中气药,活血兼能行气,行气化瘀,均为臣药。延胡索具有行气、活血、止痛的功效,前人称其为能行血中气滞、气中血滞,"专治一身上下诸痛",为佐药。白术健脾生血,顾护正气,以防攻伐太过,为使药。全方共奏温经散寒、化瘀止痛之功。蛭素胶囊主要是水蛭的提取物,在《神农本草经》中已有记载,具有很高的药用价值;在内陆淡水水域内生长繁殖,是中国传统的特种药用水生动物,其干制品炮制后入药,具有破血逐瘀、通络消癥的功效,可治疗闭经、痛经、癥瘕等疾病。《神农本草经百种录》曰:"水蛭最喜食人之血,而性又迟缓善入,迟缓则生血不伤,善入则坚积易破,借其力以攻积久之滞,自有利而无害也。"

【二诊解析】

经一诊治疗后,患者痛经大减,面部气色较前好转,提示体内寒邪大部分已祛除,但寒凝日久之血瘀,非能速散,正所谓"冰冻三尺,非一日能解"。前方去小茴香,加肉桂以加强温阳散寒、活血止痛之功,同时肉桂具有引火归元之功效,引诸药共达胞宫。以炮姜易干姜,温经止痛同时加强温补之力;以失笑散易千斤拔,加三七加强活血化瘀止痛之力。失笑散出自宋代《太平惠民和剂局方》,《医方集解》曰:"此手足厥阴药也,生蒲黄性滑而行血,五灵脂气燥而散血,皆能入厥阴而活血止痛,故治血痛如神。"狗脊、肉苁蓉温阳补肾;继续以白术健脾益气,顾护正气。

四、结语

原发性痛经,即生殖器官无器质性病变,出现月经期或经期前后下腹疼痛、坠胀或伴有腰酸等症状,严重者可出现恶心、呕吐,是妇科最常见疾病之一,严重痛经者可严重影响患者的工作和生活质量,甚至导致不孕不育等问题。原发性痛经的发病率呈现上升趋势,近年一项研究显示我国女大学生原发性痛经发病率为41.7%。现代医学认为前列腺素过度分泌是本病主要发病机制。西医治疗以前列腺素合成酶抑制剂和口服避孕药为主,临床疗效尚可,但存在药物抵抗和远期并发症。中医药以标本兼治为原则,具有疗效显著、副反应小等优势。

王小云教授在首诊即重点关注了患者的四诊综合状况,包括面色青白、面部暗斑、口唇紫暗、手足不温、经行血块多、经行腹痛的特征,运用舌诊、脉诊等进行精确辨证,认为本案的核心病机以寒凝血瘀为主。且患者病程日久,久病入里,在温经散寒、活血化瘀的同时加入虫类中药水蛭可加强破血逐瘀之力,起到荡涤郁滞之功,使瘀去新生,气血通畅,痛经痊愈。但王小云教授指出,本病患者经量偏多,破血之品当注意使用药量及用药时间,中病即止。且注意兼顾脾胃,健运后天之源,顾护正气。

医案五　顽固性经行头痛

(5 年顽固性经行头痛,针药并用 1 诊治愈。)

一、病案与辨治

吴某,女,33 岁。

初诊时间:2016 年 3 月 21 日。

主诉:经前头部剧痛 5 年余。

现病史:患者于 5 年前一次经前暴怒后开始出现经前 1 周左右头痛,以右侧头部及颠顶部胀痛为主,时伴搏动性头痛不适,痛甚时头部欲裂感,伴情绪烦躁,近 3 年每次均需服用止痛药(非甾体抗炎药),症状稍缓解,经期可自行缓解,多次于外院行头颅 MRI、颅脑多普勒超声、颈椎 MRI、耳鼻喉科检查及妇科 B 超均未见异常,曾服避孕药,其间疼痛有所缓解但未完全消失,且停药后经前头痛又复发,服抗抑郁焦虑药未见改善。末次检查为 2016 年 1 月头颅 MRI 未见异常。平素月经规则,周期 30 天,经期 5 天,量中。末次月经:2016 年 2 月 27 日,5 天净,量中,无痛经,无血块。

症见:右侧头部及颠顶部胀痛,时伴搏动性头痛不适,暂无头部欲裂感,自诉按平时经验,经行第 2 天开始头痛将会明显加重,伴烦躁易怒,纳食尚可,夜寐欠安,二便调。舌暗红,苔薄白,脉弦细。

中医诊断:经行头痛。

辨证分型:肝阴不足,肝阳上亢。

西医诊断:经前期综合征。

治　　法:镇肝潜阳,养阴柔肝。

中药处方：

石决明^(先煎)30g　　熟地黄 15g　　白芍 15g　　柴胡 10g

菊花 10g　　　　当归 10g　　　香附 10g　　藁本 10g

14 剂，水煎服，每日 1 剂。

额针 1 次（主穴：额脊上；配穴：太冲穴），不留针。针刺后患者头痛当时消失。

二诊：2016 年 4 月 27 日。

上诊时针刺后头痛立消，此后再无头痛。末次月经：2016 年 4 月 20 日，经量中等，经色偏暗，情绪好，纳眠可，二便调，舌稍暗红，苔薄白，脉弦细。

中药处方：

熟地黄 15g　　白芍 15g　　柴胡 10g　　菊花 10g

当归 10g　　　香附 10g　　藁本 10g　　白术 15g

7 剂，水煎服，每日 1 剂。

嘱下次月经前 1 周再服初诊方 7 剂以巩固疗效。

随访：半年后随访，患者诉未再有经行前头痛。

二、临证难点与疗效点评

1. 临证难点

顽固性经前头痛 5 年，病情顽固，各项检查排除器质性变，但曾经中西医治疗无明显改善，容易令人束手无策。

2. 疗效总结

王小云教授针药并用，治疗当天头痛消失，且后再无复发，随访半年，疗效稳定，两次治疗解除了患者 5 年痛疾。

三、案例分析

【初诊解析】

1. 核心病机分析

王小云教授认为本病的核心病机为肝气郁结，气郁化火，经前冲气夹肝火上逆，气火上扰清窍，发为经行头痛。肝为刚脏，内寄相火，体阴而用阳，具有刚柔曲直之性，喜条达而恶抑郁，有斡旋敷布一身之阴阳气血之功。肝又主调畅情志，主气机疏泄。女子以肝为先天，易为七情所伤。本案患者发病前有明显情绪诱因，暴怒伤肝，耗伤阴血，阴血不足，肝失所养，疏泄失常，同时肝阴不足，肝阳偏旺，甚则肝郁化火、阴虚阳亢。足厥阴肝经上巅络脑，经前阴血下注

65

冲任，阴血盈于下而亏于上，机体阴血更虚，冲气夹肝火上逆，内扰脑络，发为本病。正如《傅青主女科》所言："经欲行而肝不应，则抑拂其气而疼生。"肝气郁结，气滞不通而见头部胀痛为主，时有搏动头痛，气滞严重时血滞不行，"不通则痛"，故而严重时头痛欲裂，舌暗有瘀斑。

2. 治则与方药

针对核心病机，王小云教授采用镇肝潜阳，养阴柔肝。方以柴胡、香附疏肝解郁，白芍养血调肝，以理气柔肝止痛，共为君药。石决明镇肝潜阳，为治肝阳偏亢头痛的要药，当归、熟地黄养血和血，共为臣药。佐以菊花清肝明目，藁本入膀胱经，祛风止痛，专治颠顶头痛，并引诸药直达病所，同为佐使药。各药配伍，共奏镇肝潜阳、养阴柔肝而止头痛之功。

对于本病的治疗，王小云教授很注重引经药的运用。按照经络循行路线，巧妙选取引经药，能引导其他药物直达病所，从而增强药效，缩短疗程。太阳头痛，可选用羌活、蔓荆子、川芎；阳明头痛，选用葛根、白芷、知母；少阳头痛，选用柴胡、黄芩、川芎；厥阴头痛，选用吴茱萸、藁本等。王小云教授还指出，现代女性生活压力较大，多见肝气不舒，故在药物治疗的配合心理疏导，嘱咐患者保持心情愉悦，适当配合运动，每获良效。

王小云教授在辨证用药同时常联合针刺调节脏腑、阴阳、经络、气血，尤其善用额针治疗妇科痛证。额针乃王小云教授独创。头为诸阳之会，精明之府，五脏精华之血及六腑清阳之气皆上注于头，王小云教授根据人体全息图，将前额发际线至眉间连线之间的区域平均分为三等分，上部主要对应人体上焦，包括头颈部和心肺，因此头痛可以针刺额上部，调节经气；太冲穴为肝经循行之处，具有疏泄肝气、调肝止痛之功。临证二穴相配，加强疏肝泄肝、理气止痛之功。额针通过激发经脉之气，调动人体正气，祛邪外出，取穴精简，疗效立竿见影。王小云教授对疾病的治疗从整体观的角度出发，依据快速针刺、及时效应的特点，采用上病下治、下病上治，左病治右、右病治左的交叉取穴原则。对体质好、年纪轻、病情轻至中度的患者经 1~2 次治疗多可获临床治愈；即使年龄大、体质差、病程较长、症状明显的患者，如能坚持治疗，也能达到改善症状、减少患者痛苦的效果。

【二诊解析】

针药并用后患者头痛已消，肝阳已平，故去石决明，但患者病程日久，肝阴耗损，故继续以熟地黄、白芍、当归养血柔肝；柴胡、香附疏肝解郁；菊花清肝明目；加白术以健脾益气，以防"木乘脾土"，所谓"见肝之病，知肝传脾，当先实脾"；藁本引诸药直达病所。在此基础上，考虑经前容易冲气上逆，建议再服一次巩固疗效。

四、结语

经行头痛是每值经期或行经前后出现以头痛为主的病证。属于现代医学经前期综合征范畴,近年来发病率有逐年上升的趋势,影响女性日常生活及工作学习,其发病与生活压力息息相关。

现代医学治疗以心理治疗、调整生活方式以及药物治疗为主,药物治疗包括抗焦虑药、抗抑郁药等精神神经类药物、醛固酮受体竞争性抑制剂(如螺内酯)以及口服避孕药,口服避孕药和精神神经类药物引起的消化道不良反应(恶心、便秘等)以及中枢神经系统不良反应(头晕、头部昏沉、头胀)容易影响患者的依从性,且停药多有复发。

王小云教授从中医基本理论出发,以"女子以肝为先天"从肝论治,抓住主要矛盾,针药并用,事半功倍,疗效确切。

医案六　经行浮肿

(经后水肿反复 6 年,中药 2 周见效,4 周治愈。)

一、病案与辨治

吴某,女,47 岁。

初诊时间:2012 年 6 月 16 日。

主诉:经后水肿 6 年。

现病史:患者平素月经规则,30 天一行,6 天净,量中,色红,有血块,无痛经,无乳胀。6 年前开始月经干净后出现全身水肿,以双下肢及腹部为甚,水肿时伴头晕、腰酸、四肢乏力,持续 7~8 天可自行消退。患者间断就诊于外院门诊,予中药治疗,效果不显。2010 年 11 月 26 日查双下肢静脉彩超未见异常,甲状腺功能 3 项正常,泌尿系统彩超、妇科彩超、血尿常规、肝肾功能、电解质未见异常,性激素符合卵泡期改变,考虑与月经有关,建议返回妇科诊治。2012 年 4 月 3 日妇科彩超:子宫大小正常,子宫内膜厚 13mm,回声不均,双附件未见异常,于 2012 年 4 月 6 日在本院行诊断性刮宫,术后病理提示单纯子宫内膜增生症。末次月经:2012 年 6 月 4 日,5 天干净,量正常,血块少许,痛经(−),经净后开始出现全身水肿。

症见:双下肢仍有少许水肿,以肢踝部明显,头晕,怕冷,关节冷痛,纳差,眠差,难入睡,多梦,二便可,舌淡胖,苔白厚腻,脉沉缓。

中医诊断:经行浮肿。

辨证分型:脾肾阳虚,水湿内蕴。

西医诊断:经前期综合征。

治　　法:温阳行气,利水消肿。

中药处方:

桑白皮 15g	茯苓皮 30g	陈皮 15g
大腹皮 15g	干姜 15g	赤芍 15g

14 剂,水煎内服,每日 1 剂

利湿颗粒(广东省中医院院内制剂):1 袋,每日 3 次,口服,服 14 日。

二诊:2012 年 6 月 30 日。

患者自诉服药 4 天后水肿完全消失,关节冷痛明显缓解,服完药精神明显好转,基本无特殊不适。昨天吃寒凉食物后又出现下肢稍肿,伴关节少许冷痛,少许头晕,眠差,多梦,二便调。舌偏暗,苔白,脉沉缓。

中药处方:

茯苓皮 30g	炒白扁豆 30g	白术 15g	陈皮 15g
桑白皮 15g	干姜 15g	五指毛桃 30g	当归 15g

14 剂,水煎服,每日 1 剂。

更年滋肾口服液(广东省中医院院内制剂):每次 1 支,每日 3 次,口服 14 日。

三诊:2012 年 7 月 14 日。

患者已无水肿。末次月经:2012 年 7 月 3 日,经色经量正常,本次经后未出现水肿。效不更方,继续服用二诊方 1 周。

随访:分别在治疗后 3 个月、半年各随访一次,未见症状复发。患者自诉精神良好,无特殊不适。

二、临证难点与疗效点评

1. 临证难点

该案患者病程长,反复发作,检查未见器质性变,既往中西医治疗未获良效。

2. 疗效点评

中医药辨证治疗 4 天后水肿消失,遇寒症状反复,再次治疗后症状消失,6 年顽疾,终获治愈,效果神奇。

三、案例分析

【初诊解析】

1. 核心病机分析

王小云教授认为,本病的核心病机是脾肾阳虚,水湿内蕴。

该患者全身水肿,以脚踝为主,伴怕冷,关节冷痛,头晕,舌淡胖,苔白厚腻,脉沉缓,一派阳虚失运之象。患者年已 47 岁,反复经后水肿 6 年,下肢为甚。《黄帝内经》曰"……六七,三阳脉衰于上,面皆焦,发始白;七七任脉虚,太冲脉衰少,天癸竭……"患者近七七之龄,足阳明胃经衰退,脾胃逐渐虚弱,肾气亦随之亏虚,易处于脾肾亏虚状态。脾肾各为先后天,《傅青主女科》曰"脾为后天,肾为先天,脾非先天之气不能化,肾非后天之气不能生",肾阳不足,不能温煦脾阳,致脾阳不振;若脾阳久虚,损及肾阳,引起肾阳亦虚,两者最终均可导致脾肾阳虚,周身失于温煦,故见怕冷、关节冷痛;脾主运化,肾主温化,脾肾阳虚,水湿失运,停滞溢于肌体而致水肿。《素问·太阴阳明论》说"伤于湿者,下先受之",湿性趋下,易袭阴位,故水肿以下肢脚踝较为明显。舌淡胖,苔白厚腻,脉缓乃湿邪困脾、湿浊蕴郁于内的表现。经行时阴血下注,气随血下,脾气益虚,转输失司,水湿蕴聚,泛滥横溢,水湿停滞中焦,进一步损伤脾阳,水湿无所制约,故每于经后发生全身水肿。

2. 治则与方药

本病核心病机明确,治疗当重在脾肾,以补肾健脾、温阳行气、利水消肿为主,攻补兼施,脾肾共补,脾肾之阳共生,生生不息,水去而不反复。然患者病程日久,目前舌淡、苔白厚腻、脉沉缓,湿困脾阳表现明显,治疗需注意祛邪与扶正的顺序。湿邪当前,当先祛邪,予行气行水消肿为主,气顺脾实,水去肿消。吴鞠通《温病条辨》亦曰:"盖善治水者,不治水而治气。"方用五皮饮加减,五皮饮初载于《华氏中藏经》:"治男子、妇人脾胃停滞,头面四肢悉肿,心腹胀满,上气促急,胸膈烦闷,痰涎上壅,饮食不下,行步气奔,状如水病。"方中茯苓皮甘淡性平,利水渗湿,兼以补脾助运化,奏利水消肿之功,为君药。以大腹皮行水气,消胀满;陈皮理气和胃,醒脾以化湿浊,为臣药。五皮饮原方用生姜皮,味辛,入肺脾经,其特点擅长走表,和中而利水,具有行水消肿的功效,但生姜皮性凉,王小云教授根据本病病机,以干姜易生姜皮,取干姜温运中阳之力,又兼利水消肿之功,桑白皮归肺经,肃降肺气,通调水道以利水消肿,为佐药。五药相合,共奏理气健脾、利湿消肿之效。患者久病易肝气不舒,肝郁气滞,气滞易血滞,血滞脉道涩滞,水湿更难运化,又肝主藏血,经行阴血下注胞宫,故经后肝血更为不足,血不养肝,肝气更易失于调和,而诸症易发。同时若肝失疏泄,肝郁乘脾,脾气更虚,进而脾失健运,亦导致水液代谢失常,所以用药需兼顾肝经,可起奇效。王小云教授用赤芍一味,《神农本草经疏》描写"木芍药色赤,赤者主破散,主通利,专入肝家血分",《神农本草经》言其"利小便,益气。"《名医别录》云其:"主通顺血脉,缓中……去水气,利膀胱大小肠,消痈肿。"因此用赤芍可为一箭多雕,既可养肝血,又可行肝滞,并能利小便去水气。

【二诊解析】

患者诉服第一诊药后水肿完全消失,关节冷痛明显缓解,但隔日服食寒凉食物又见水肿,寒为阴邪,易伤阳气,又见关节冷痛等症,故进一步验证了患者脾肾阳虚的病因病机。脾阳不足则运化无力,故见纳差。现患者舌苔厚腻已去,提示中焦湿邪已散,当以扶正为主,加强补肾健脾之力。一诊方去赤芍、大腹皮等祛邪为主之品,重用炒白扁豆、五指毛桃、白术健脾扶正,以更年滋肾口服液滋阴补阳,补肾益髓。方中炒白扁豆、白术健脾益气,燥湿利水。据《神农本草经》记载白术:"味苦,温。主风寒湿痹,死肌,痉,疸,止汗,除热,消食。"《本草纲目》曰:"硬壳白扁豆,其子充实,白而微黄,其气腥香,其性温平,得乎中和,脾之谷也。入太阴气分,通利三焦,能化清降浊,故专治中宫之病。"五指毛桃补益脾肺,行气利水,舒经活血。五指毛桃为岭南道地药材,其性味、功用十分切合岭南人群"虚不受补"的体质特点以及致病特点,有"南芪"之称。一方面补益脾肺,扶助正气,补气之中而无升提之虞;另一方面化痰去湿,兼有行气通络之功,补而不滞,祛邪而不伤正气,非常切合目前要达到"攻伐不伤正、补益不留邪"的目的。

同时,考虑患者脾失健运日久,气血亏虚,上不能滋养头目,中不能滋养心神,外不能濡养脉道,故见头晕、失眠、多梦、脉缓。故二诊去赤芍,改用当归。当归味甘性温,入心、肝、脾三经,并味甘而重,故专能补血,为补血第一药,既能行血,又能活络通经,被古人称为"妇科圣药"。当归用于本案患者,既入肝经,养血活血,补而不滞;又入脾经,温中润燥,防祛湿伤阴;同时入心经,养心血,与补肾填精益髓的更年滋肾口服液相辅相成,心肾相交,改善睡眠。

王小云教授遣方用药精心化裁,层层递进,如排兵布阵,丝丝入扣。初诊温阳行气,利水消肿为主,以皮治皮,以攻伐为主,补益为辅,攻伐不伤正,补益不留邪。待水湿之邪尽去,二诊开始加强温补脾肾。脾主运化水谷精微,化生气血,为后天之本;肾藏精,主命门真火,为先天之本。脾的运化必须得肾阳的温煦蒸化,始能健运。肾中元阳充足,温化脾阳,脾胃生化有力,精血充足,又能涵养肾气。肾精又赖脾所运化之水谷精微的不断补充,才能充盛。《医门棒喝》曰："然脾胃之能生化者,实由肾中元阳之鼓舞,而元阳以固密为贵。其所以能固密者,又赖脾胃生化阴精,以涵育耳。"清代陈修园《景岳新方砭》谓:"若真正肾虚必专用健脾法,俾精生于谷。"《医贯》曰:"欲补太阴脾土,先补肾中少阳相火。"若不能参透病机,为表象所迷惑,一味除湿利水以求消肿,而脾肾不能温固,则难以成效,或能有所改善,终难有奇效,而时见反复。

四、结语

经行浮肿属于特发性水肿的一种,是一种特殊的、原因尚未明确的水盐代谢紊乱综合征,多见于女性,从育龄期至老年期均可发生。该病常与心理因素、过度劳累、月经不调等相关,表现为四肢、颜面、眼睑,甚或全身反复水肿,早晚体质量或有波动,或与体位变化有关,可排除心、肝、肾、甲状腺等疾病,且无贫血和低蛋白血症。中医属于"溢饮""皮水"范畴。经后有规律发生,也属于中医妇科月经前后诸症范畴。

目前西医认为该病病因不明,难以对因治疗,或缺乏用药指征,治疗方法局限,多用利尿剂、调节神经功能药物、血管保护剂等,短期内水肿可减轻或消失,停药后却容易反复,而且长期使用可能导致体内电解质紊乱,且每月反复发作,严重影响患者的身心健康。

王小云教授结合对患者望闻问切四诊结果进行中医药辨证论治,以"水从气治",以扶正祛邪为法,祛邪不伤正,扶正不留邪,终使6年顽疾得以痊愈,彻底为患者解除了病痛。

医案七 月经性气胸

(月经性气胸反复,西医治疗半年未愈,中医药2周治愈。)

一、病案与辨治

廖某,女,45岁。

初诊时间:2019年12月21日。

主诉:反复经期气胸半年余。

现病史:患者既往月经规律,周期25~26天,经期7天,量中,经期无其他不适。自2019年5月31日开始出现经行第一天胸背隐痛,经行第3~4天症状加重,伴有心悸,否认呼吸困难,当时至社区医院检查,听诊提示右上肺部呼吸音减弱,到当地人民医院行胸部X线检查提示气胸(右肺被压缩65%),于

2019 年 6 月 5 日入住该院,确诊为右侧自发性血气胸,行胸腔闭式引流治疗后好转出院。此后每次月经第一天开始胸背痛发作,至今已确诊 5 次气胸,每次均行胸部 X 线检查,提示右肺组织被压缩,范围在 35%~80%,其中 2019 年 8 月 28 日、2019 年 11 月 23 日入住当地人民医院行胸腔闭式引流治疗。患者其余脏器检查未见异常。同时近半年全身皮肤反复发作风团瘙痒,夜间明显,患者为此极为痛苦。末次月经:2019 年 12 月 9 日,7 天净,量中,无痛经,无血块。

症见:情绪低落,面容愁苦,眉心紧皱,眼周血管增粗,色青,眉间色青,鼻子两侧色青,常叹气,纳欠佳,容易腹胀,眠差,易醒,醒后再难入睡,二便调,舌暗,苔白偏厚,左关脉弦、右寸脉弦。听诊右肺呼吸音减弱,未闻及啰音。

中医诊断:胸痹。

辨证分型:木气刑金。

西医诊断:月经性气胸。

治　　法:疏肝健脾,兼培土生金。

中药处方:

柴胡 10g	玫瑰花 5g	白术 15g	五指毛桃 30g
赤芍 10g	预知子 15g	五味子 10g	首乌藤 15g

7 剂,水煎服,每日 1 剂。

中医情志治疗一次。

二诊:2019 年 12 月 28 日。

患者精神较前愉悦,谈吐时神情放松,眉心舒展,眉间及鼻子两侧青色较前变淡,眼周色青血管仍易见,胃脘隐痛伴腹胀,纳欠佳,腹胀,眠差,易醒,醒后再难入睡,声音低微,二便调。舌暗,苔白厚,脉沉细。

中药处方:

黄芪 60g	麸炒白术 30g	芡实 30g	紫苏子 10g	陈皮 15g
法半夏 15g	毛冬青 30g	地龙(甘草水泡)10g		

7 剂,水煎服,每日 1 剂。

给予额针治疗 1 次。

三诊:2020 年 1 月 8 日。

末次月经:2020 年 1 月 5 日月经来潮,经期无胸背痛,今日在当地人民医院胸部 X 线检查:两肺、心膈未见明显异常。患者非常惊喜,眉心舒展,神情放松,眼周血管增粗不显,眉间及鼻子两侧的青色明显变淡,胃脘部隐痛消失,声音低微,纳眠均改善,二便调。舌偏暗,苔白稍厚,脉紧细。

中药处方：

炙黄芪 30g	五味子 10g	干姜 30g	法半夏 15g
蒸陈皮 15g	素馨花 10g	细辛 5g	地龙（甘草水泡）15g

7 剂，水煎服，每日 1 剂。

随访：患者停药半年，月经按期来潮，均无经期胸背痛。定期监测血氧饱和度结果正常（97%~99%）。2021 年 9 月 30 日月经期到医院复查胸部 X 线检查未见异常。

二、临证难点与疗效点评

1. 临证难点

患者气胸时肺部压缩范围较大，最大达到 65%；多次住院治疗，反复穿刺仅能对症治疗，未能根治。

2. 疗效点评

中医药辨证治疗 2 周后患者经期胸痛消失，多次复查胸部 X 线检查未见气胸复发，随访疗效稳定。

三、案例解析

【初诊解析】

1. 核心病机分析

王小云教授认为该患者的核心病机有二：①肝木侮金，致肺气不足；②肝木偏旺乘脾土，（脾）土虚不能生（肺）金。内忧外患，共同致肺气虚而肺泡不张，发为本病。要注意是，本病例气胸的原因从表面情况分析似乎与肺气虚有关，但透过现象看本质，患者发生月经性气胸的真正原因是因肝气不舒、木气刑金所致。那么其核心病机如何发掘呢？

中医讲究治病求因，强调见微知著，王小云教授从以下 3 个线索发掘核心病机：第一个线索是望诊，患者眉间、鼻子两侧颜色发青，眼周血管增粗。中医认为肝属木，青色属肝；另肝开窍于目，根据望诊所见，考虑患者肝郁气滞。第二个线索是详细追问病史，得知患者平素多愁善感，性格内向，近半年因孩子上学问题，情绪极度紧张，发病前一段时间曾与家人争吵，大动肝火后又郁闷悲伤，经前烦躁抑郁、乳房胀痛明显。因此考虑疾病起因与肝木相关。第三个线索是脉诊，患者左关脉弦、右寸脉弦，再次支持肝郁，有木气刑金之象。

为什么肝郁会导致气胸呢？患者发病前发怒，致肝气旺而木气刑金，发怒后又悲伤郁闷，"悲则气消"致肺气虚损。同时木旺乘脾，致脾土虚弱，土不能生金,《外经微言》曰:"此肝木自郁也。木喜疏泄,遇风寒之邪,拂抑之事,肝辄气郁不舒。肝郁必下克脾胃……脾胃受伤,气难转输,必求救于心火,心火因肝木之郁,全不顾心,心失化源,何能生脾胃之土乎?于是怜土子之受伤,不敢咎肝母之过逆,反嗔肺金不制肝木,乃出其火而克肺,肺无土气之生,复有心火之克,则肺金难以自存。"此段论述总结了肝郁乘脾土,母病及子,土气受伤,最终肺无所生。《外经微言》曰:"少师曰:木无金制,宜木气之舒矣,何以仍郁也?岐伯曰:木性曲直,必得金制有成。今金弱木强,则肝寡于畏,任郁之性以自肆,土无可克,水无可养,火无可助,于是木空受焚矣,此木无金制而愈郁也。所以治肝必解郁为先,郁解而肝气自平。何至克土,土无木克,则脾胃之气自易升腾,自必忘克肾水,转生肺金矣。肺金得脾胃二土之气,则金气自旺,令行清肃。"

综上所述,患者发病前动怒,木气横逆太过,一方面木克脾土,致脾虚不运,土虚不能生金;同时肝木太过反侮肺金,致肺金本虚。导致肺金生无来源,外被肝侮,内忧外患,肺金虚损,肺泡不张,从而发为本病;又因病因未除,故而反复发作,难以彻底痊愈。

2. 治法方药

本病核心病机明了,治当重在调治肝、脾、肺。然治疗要注意顺序,先解肝郁为主,肝郁得解,土无木克,脾胃之气自易升腾,土旺生金,肺金得脾胃二土之气,则金气也自旺。因此疏肝、运脾以补肺是该病案的治疗大法。肝气得疏,脾土得运,肺气得补,肺泡自张。

故治以疏肝解郁为主,少佐健脾益气,以开其源,以通其路。疏肝解郁方面王小云教授喜用素馨花,该药性味苦平,无毒,善疏肝解郁,行气调经止痛。《常用中草药彩色图谱 第三册》记载其"疗肝郁气痛";《岭南采药录》称其"解心气郁痛"。赤芍具有清热凉血、散瘀止痛之功,且赤芍中有效成分芍药苷含量高于白芍,故其柔肝作用较白芍强,合疏肝圣药柴胡,使疏肝解郁、活血止痛之力更强,为君药。臣以玫瑰花疏肝醒胃,益肺宁心,《本草正义》:"玫瑰花,香气最浓,清而不浊,和而不猛,柔肝醒胃,流气活血,宣通窒滞而绝无辛温刚燥之弊,断推气分药之中、最有捷效而最为驯良者,芳香诸品,殆无其匹。"初诊柴胡、赤芍、玫瑰花三药合用,共奏疏肝解郁、行气止痛之功效。在益气方面,初诊选用五指毛桃,五指毛桃为岭南道地药材。岭南人群中属气虚痰浊体质者十分多见,五指毛桃其性味、功用十分切合岭南人群"虚不受补"的体质特点以及致病特点,有"南芪"之称。五指毛桃一方面补益脾肺、扶助正气,补气之中而无升提之虞;另一方面化痰去湿,兼有行气通络之功,补而不滞,祛邪而不伤正气,切合初诊阶段要达到"攻伐不伤正、补益不留邪"的目的。此外选用五味子益气敛气。五味子在《中药学》教材中归为收涩药,具有收敛固涩、益气生津、补肾宁心之功效,但其实它具有益气敛气双重功效。如《神农本草经疏》言五味子:"主益气者,肺主诸气,酸能收,正入肺补肺,故益气也。"《汤液本草》载:"孙真人云:五月常服五味子,以补五脏气,遇夏月季夏之间,困乏无力,无气以动,与黄芪、人参、麦门冬,少加黄檗,煎汤服,使人精神顿加,两足筋力涌出。生用……六月常服五味子,以益肺金之气,在上则滋源,在下则补肾。"由此可见,五味子具有益气敛气之功。

【二诊解析】

患者调治后精神愉悦,眉心舒展,眉间及鼻子两侧青色较前变淡,可见肝气疏泄,当实土健脾,培土生金,故重用黄芪、白术大补肺脾之气,除了大振肺气之外,也使脾旺金生有源。患者睡眠欠佳,以芡实健脾安神,一举两得;患者舌苔白厚乃痰湿之象,考虑气虚日久致痰湿内生,予紫苏子、陈皮、半夏行气健脾,化中焦痰湿,毛冬青利水渗下焦之湿,甘草水泡过的地龙既可以定惊安神,又有通络平喘之功,以防气胸发作时气喘。配以额针疏肝理气,以防木郁复作。

【三诊解析】

三诊时患者月经来潮,气胸消失,厚苔渐去,痰湿渐化,故去紫苏子、泽泻、毛冬青,并乘胜追击,继续予黄芪补益肺脾之气,将生黄芪改炙黄芪,加强补中之力;加五味子收敛肺气,五味子与黄芪同用可补肺敛肺;患者脉紧细,苔白稍厚,乃有少许寒湿之象,予干姜、细辛温养肺脾,温肺化饮,邪去正复,间接加强补养肺气之功。

王小云教授遣方用药精心化裁,疏肝、健脾、益气,层层递进、如排兵布阵,丝丝入扣。初诊以疏肝解郁为主,辅以补脾益气。待肝郁之邪去,二诊开始加强补益脾土,运化脾湿,促使脾胃之气升腾,使肺金之母强则肺金旺。三诊以补益肺气为主,温化中焦脾土,辅以疏肝,以补益为主,攻伐为辅,邪去正安。体现了王小云教授步步为营的治疗策略。

由此可见,如果看到肺虚表象而一味补肺气只是看到疾病的冰山一角,剖析患者疾病真正的相生相克关系,才能有的放矢,药到病除。

四、结语

月经性气胸是指无肺部基础疾病的育龄期妇女,发生于月经前 72 小时和月经来潮后 72 小时之内的自发性气胸,占育龄期女性自发性气胸的

20%~35%。在妇科属于经前综合征的范畴,也是内科自发性气胸的一种特殊类型。中医根据症状命名,属于"胸痹、咳嗽、喘证"等。本病确实较为罕见,2003—2020 年国内有文献报道的仅 49 例。1958 年 Maurer 首次报道了月经期反复发作的自发性气胸,1972 年 Lillington 等将此疾病命名为月经性气胸。

月经性气胸的特点主要有:①胸痛、气短等呼吸道症状与月经伴行,通常在月经来潮后 72 小时内出现;②多在 30~50 岁发生;③多数气胸出现在右侧。其发病机制尚不清楚,通常认为与以下 3 种原因有关:其一,可能与子宫内膜异位症相关,异位内膜组织播散到胸膜腔或肺脏表面种植并不断堆积,引起脏胸膜破裂而发生气胸;其二,可能是月经期宫颈黏液栓缺如,气体进入腹腔,再经膈肌缺孔进入胸膜腔引起气胸;其三,可能因月经期前列腺素水平升高,气管或血管收缩,致小气道或肺泡破裂引起气胸。

西医治疗方式根据病情轻重采取保守治疗、胸腔穿刺治疗、胸腔引流治疗、胸部手术治疗、妇科手术干预及激素治疗等。

本病难点在于:由于胸腔穿刺、胸腔引流术仅能对症治疗,不能防止复发,且是有创性操作,给患者带来身心上的痛苦。即使胸腔镜下切除肉眼可见的所有胸膜病灶,或封闭膈肌缺孔结合胸廓切开术或机械性胸廓固定术,但是手术后仍有一定的复发率,其治疗是否有效还存有争议,有报道认为输卵管结扎和子宫切除术治疗有效,但也有报道子宫全切术后仍有复发。虽然有报道抑制卵巢功能的促性腺激素释放激素(GnRH)治疗可以预防本病的发生,但仅能暂时控制症状,停药后很快复发,也不适于有生育要求者。因此本病西医尚缺乏根治办法,属于妇科罕见疑难疾病。本患者持续半年反复发作的月经性气胸,每次发作西医均行胸腔引流治疗,但均未根治。

王小云教授临证善于望诊察病,从望诊精准分析患者得病的核心病机,运用五行辨治,遣方用药精心化裁,从而药到病除。

医案八　卵巢早衰

(卵巢早衰,中药治疗 1 个月月经自然来潮,治疗 2 个月内分泌指标复常。)

一、病案与辨治

蔡某,女,27 岁。

初诊时间:2015 年 7 月 3 日。

主诉:停哺乳后闭经半年。

现病史:患者 13 岁初潮,既往月经欠规律,月经 1~3 个月一行,量时多时少,量多时日用 7~8 片卫生巾,量少时用护垫即可,3~7 天净,色红,无血块,有痛经,未行检查,间断服用中药调理。期间于 2013 年底顺产一胎。产后哺乳 1 年余,停哺乳后半年月经仍未复潮,2015 年 5 月当地医院查血清性激素:FSH 106.61mIU/ml,LH 45.54mIU/ml。诊断为"卵巢早衰",建议激素替代治疗。患者服用激素治疗 1 个周期后拒绝继续服用激素,慕名找王小云教授求诊。末次月经:2015 年 6 月 12—17 日(激素调经),量少,色偏暗,用迷你卫生巾,每日 1 片,湿一半,无痛经。月经来潮第 2 天抽血复查性激素:FSH 77.37mIU/ml,LH 21.51mIU/ml,E_2 43pg/ml。2015 年 7 月 3 日再次复查性激素:FSH 76.43mIU/ml,LH 23.52mIU/ml。

　　症见:乏力、头晕,面色暗滞无华,颧部色斑明显,少许腰痛,小腿发烫感明显,阴道干涩,晨起口干苦少许,纳欠佳,眠差,既往长期大便偏烂,近 1 周大便偏干,舌淡红,苔白,脉沉细。

　　妇科检查:外阴正常,阴道通畅,未见赘生物,宫颈光滑,子宫后位,大小正常,活动度可,双附件未见异常。

　　中医诊断:闭经。

　　中医辨证:肾阴亏耗,气血亏虚。

　　西医诊断:卵巢早衰。

　　治　　法:滋阴补肾,益气养血。

中药处方:

熟地黄 15g	醋龟板^(先煎)15g	女贞子 15g	山茱萸 25g
百合 25g	肉苁蓉 15g	太子参 15g	牡丹皮 15g

　　　　　　　　　　　　　　　　　　14 剂,水煎内服,每日 1 剂。

　　二诊:2015 年 7 月 17 日。

　　上诊治疗后精神好转,腰痛、小腿发烫感消失,乏力、头晕等症改善,纳食及睡眠改善,阴道干涩好转,自觉阴道开始有润泽感,但仍稍劳则乏力,大便偏烂,每天 2 次。舌淡红,苔白,脉沉细。

中药处方:

熟地黄 15g	白芍 15g	当归 10g	盐山茱萸 35g
花椒 5g	香附 10g	紫河车 15g	炙黄芪 30g

　　　　　　　　　　　　　　　　　　21 剂,水煎内服,每日 1 剂。

　　三诊:2015 年 8 月 14 日。

　　经上述中药治疗后 2015 年 8 月 7 日月经自然来潮,月经量偏少,日用卫生巾2~3片,湿透,3天干净。精神尚可,面上暗斑明显减退,阴道润泽,纳眠可,但经后怕冷明显,大便偏烂。舌淡红,苔黄,脉沉细。

辅助检查:2015年8月9日查FSH 25.5IU/L,LH 10.02mIU/ml,E_2 104.84pmol/ml。

中药处方:

| 当归30g | 熟地黄10g | 肉桂[焗服]10g | 干姜30g |
| 炙甘草10g | 酒黄精30g | 五指毛桃30g | |

14剂,水煎服,每日1剂。

四诊:2015年8月28日。

患者诉8月20日左右见阴道透明蛋清样分泌物,胃纳正常,睡眠可,下腹微胀,二便正常。舌淡红,苔薄白,脉滑利。

中药处方:

| 当归15g | 白芍15g | 熟地黄15g | 香附10g |
| 牛膝30g | 路路通15g | 白术15g | 黄精15g |

14剂,水煎服,每日1剂。

五诊:2015年9月12日。

患者于2015年9月7日月经如期来潮,经量正常,5天干净。2015年9月9日复查血清性激素:FSH 7.8IU/L,LH 6.02mIU/ml,E_2 104.84pmol/ml。

继续按前法调治半年,月经每月按期来潮。

随访:末次随访时间2018年8月,患者月经完全恢复正常。复查性激素指标,结果正常。

二、临证难点及疗效点评

1. 临证难点

患者为年轻女性,患卵巢早衰重症,血清FSH最高达106.61mIU/ml,随后2次复查血清FSH均在70mIU/ml以上。目前国内外的西医诊疗指南均认为卵巢功能衰竭不可逆转,激素替代是卵巢早衰的首选治疗方法。但患者拒绝激素治疗,该重度卵巢早衰病例实属疑难病症。

2. 疗效点评

王小云教授给予中药辨治1个月,患者月经恢复来潮,复查血清FSH水平较前大幅下降,服药2个月,卵巢功能恢复正常,继续调治巩固治疗半年,随访2年余,月经周期、经量及经期时间持续正常,复查性激素水平结果正常,疗效稳定持久。

三、案例分析

【初诊解析】

1. 核心病机分析

王小云教授认为本患者的核心病机为肾阴亏耗,天癸乏源,冲任血海空虚,而发为此病。

(1)肾阴(精)亏耗:本病患者月经初来即月经失调,周期、经量不定,提示先天禀赋不足。综合现月经停闭、头晕、腰痛、阴道干涩、小腿发热、口干苦均为肾阴(精)亏耗之象。肾主冲任,肾精不足,天癸乏源,冲任不盛,血海不充,胞宫失于濡养,故发生闭经;肾主骨生髓,腰为肾之府,肾阴(精)亏耗,上不能营养脑髓,故见头晕失眠、面色暗滞无华;中不能滋养腰府,不荣而痛;下不能润泽阴户,故见阴道干涩;乳汁为血津所化,属于阴液,患者本有肾虚,又长时间哺乳,必然造成阴液不足,阴虚内热,浮于肌表,而见下肢小腿发烫,热伤津液,故而口干苦、大便干。

(2)气血亏虚:肾为先天之本,脾为后天气血生化之源,故而"脾肾相资"。《景岳全书·妇人规》曰:"经血为水谷之精气……凡其源源而来,生化于脾……施泄于肾……妇人上为乳汁,下归血海,而为经脉。"患者素体本虚,长时间哺乳,必然影响经血化生。肾阴(精)亏耗、气血亏虚,冲任血海空虚,无血而下,故血枯经闭,且脉沉细无力。

2. 治则与方药

根据"虚则补之"的原则,王小云教授以"滋阴补肾,益气养血"为法治疗,使天癸得充,胞宫得养,则经期得通,经复有望。患者肾精亏耗,然目前兼有阴虚有热之象,故一诊中先予滋补肾精,佐以养阴清热,清补并行。然而治疗中待虚热除之,方可大补气血。

方以山茱萸、熟地黄为君,两药性微温,均归肝、肾经,其中山茱萸补益肝肾,收敛固涩。《本草备要》论山茱萸"固精秘气,强阴助阳,安五脏,通九窍"。熟地黄补血养阴、填精益髓,《本草备要》论熟地黄"滋肾水,补真阴,填骨髓,生精血",两药共奏滋养肾精之功。臣以太子参、女贞子益气养阴清热,太子参味甘、微苦而性平,入心、脾、肺三经,与女贞子配伍,既能益气,又可养阴生津。《神农本草经疏》中论女贞子:"气味俱阴,正入肾除热补精之要品,肾得补,则五脏自安,精神自足,百疾去而身肥健矣。"百合入心肺两经,养阴清热,清心安神,同时取金水相生,有助肾阴施化;龟板滋阴潜阳,补肾健骨,养心安神。百合与龟板共入心经,心气得降,肾水自安。佐以牡丹皮清虚热,又可化瘀滞。

肉苁蓉补肾阳,益精血,张景岳曰:"善补阴者,必于阳中求阴,则阴得阳升,而泉源不竭。"以上组方,大补肾精,益气养血,补中有清,阳中求阴,药味精简,但组方精妙,丝丝相扣。

【二诊解析】

患者经一诊服药后,虚热已除,故改用益气养血、精血共填为主治疗,继续重用山茱萸,加紫河车之血肉有情之品,补肾益精,益气养血,《本草备要》曰紫河车"本人之血气所生,故能大补气血,治一切虚劳损极";四物汤去温燥辛散之川芎,重用炙黄芪,轻用花椒,以增强健养脾胃、生化气血、温补命门的功效。

【三诊解析】

患者经一、二诊的中药治疗后,其肾精、气血渐充,天癸、冲任有资,胞宫血海渐盈,故月经来潮,但经量偏少。故经后仍以四物汤加减以养血补血调经为主,用干姜温化脾阳,五指毛桃健脾燥湿。重用肉桂,补火助阳,引火归元。

【四诊解析】

患者阴道出现透明蛋清样分泌物,并出现下腹微胀,脉转滑利,显示天癸、冲任盈盛、胞宫血海满盈之象,继续以四物汤去川芎以养血补血为主,加白术、黄精健脾养血,香附疏肝理气,牛膝、路路通补益肝肾,活血通经,引血下行,在补肾养血基础上,寓补中有通,通补并用,酌加通经之品,使阳气"疏"而动之,月经可至。

四、结语

卵巢早衰(premature ovarian failure,POF),是指女性在 40 岁以前发生卵巢功能衰竭,主要特征是月经稀发或闭经,FSH>40IU/L(至少间隔 4 周,连续 2 次以上检测)和雌激素水平降低的一种疾病。发病原因可能与遗传、免疫、酶缺陷、医源性、环境因素以及其他因素有关。国内外的西医诊疗指南均认为目前尚未有效方法恢复已经衰退的卵巢功能,在排除激素应用禁忌证的前提下,治疗首选激素补充治疗,有生育要求者,赠卵体外受精 - 胚胎移植是可选途径。

中医学无卵巢早衰之病名,与古籍记载的"月水先闭""经水早断"最为相似。《傅青主女科》称"年未老经水断"。王小云教授根据中医整体观理论,审证求因,认为本病是因肾精亏耗为主,涉及肝、脾、心、肺多脏,导致肾 - 天癸 - 冲任 - 胞宫的性腺调节轴功能失调而发病。故临床诊治宜注重"养""疏"结合,滋养以补源,疏通以行经;以补养脏腑为主,疏络通经为辅。而本案患者,究其原因,与先天肾气不足,产后过久哺乳,耗气伤血,加重肾精匮乏,气血亏虚,血海无血可下,而卵巢早衰闭经。针对亏虚之证,治以"专补本源",终使精血满盈,故药到病除,治愈难治病例。

医案九　雷公藤致卵巢早衰

(因膜性肾病服雷公藤制剂致卵巢早衰,治疗 3 个月恢复卵巢功能。)

一、病案与辨治

赵某,女,31 岁。

初诊时间:2019 年 9 月 23 日。

主诉:停经 4 个月。

现病史:患者既往月经正常,1 个月一潮,7 日干净,量正常。2019 年 1 月因"膜性肾病"在外院专科给予口服雷公藤药物治疗 7 个月,在服药期间月经量逐渐减少,2019 年 5 月 1 日后出现停经,患者于 2019 年 7 月自行停服雷公藤。2019 年 7 月 15 日外院妇科予地屈孕酮片口服(10mg,每日 2 次,共 5 日),停药 10 日未见月经来潮,2019 年 7 月 25 日行妇科彩超检查:子宫萎缩(大小约为 39mm×26mm×35mm),子宫内膜 2mm,左卵巢大小约为 23mm×13mm,右卵巢大小约为 20mm×10mm,考虑双侧卵巢功能下降。血清性激素检查提示:FSH 127.5U/L,LH 98.77U/L,E_2<18.35nmol/L。抗米勒管激素(AMH)0.097ng/ml。2019 年 8 月 15 日改服戊酸雌二醇片(1mg,每日 1 次,共 21 日)+地屈孕酮(10mg,每日 2 次,月经周期后 10 日口服),末次月经:2019 年 9 月 11 日,7 日干净,量少,仅用护垫,色暗红。目前仍在继续服用性激素治疗。2019 年 9 月 17 日复查血清性激素:FSH 104U/L,LH 71U/L,E_2 42nmol/L。

症见:精神疲倦,面目浮肿,眼眶黧黑,口中黏腻,下巴处可见多处暗色痘印,纳差,眠一般,小便多,大便调。舌暗红,边齿痕,苔厚偏黄,脉沉细。

妇科检查:外阴正常,阴道通畅,未见赘生物,宫颈光滑,子宫前位,稍小,活动可,双附件未触及。

中医诊断:月经后期。

辨证分型:脾肾亏虚,湿瘀互结。

西医诊断:卵巢早衰;膜性肾病。

治　　法:先予祛湿化瘀,佐以健脾补肾。

中药处方:

车前子 15g	益母草 15g	枳壳 15g	炮姜 10g
肉桂^(焗服)1.5g	佩兰 15g	苍术 15g	菟丝子 30g

14 剂,水煎内服,每日 1 剂。

二诊:2019 年 10 月 21 日。

患者服中药后,腰酸及口中黏腻好转,面目浮肿减轻,睡眠较前明显改善,眼眶仍有黧黑,胃纳可,二便调。末次月经:2019 年 10 月 12—19 日(口服性激素治疗),量较前增多 1/3,8 日干净。月经干净后患者不愿再服性激素。舌暗,苔薄白微腻,脉细。

中药处方:

黄芪 30g	茯苓 15g	土炒白术 30g	佩兰 15g
法半夏 15g	陈皮 15g	川芎 10g	盐菟丝子 30g

14 剂,水煎内服,每日 1 剂。

三诊:2019 年 12 月 9 日。

患者中途因感冒停药 2 周。2019 年 11 月 10—25 日阴道分泌物稍增,自觉阴道滋润,近 2 日阴道分泌透明蛋清样分泌物,可拉丝,无异味,少许口干,无口苦,纳眠一般,多梦,夜尿 1~2 次,大便正常,舌淡红,边齿痕,苔白稍厚,脉沉细。

辅助检查:2019 年 12 月 9 日查尿人绒毛膜促性腺激素(HCG)阴性。2019 年 11 月 28 日阴道彩超检查:子宫大小正常,内膜厚 10mm,左卵巢大小约为 37mm×24mm,内见 7 个卵泡,其中优势卵泡大小约为 17mm×12mm,右卵巢大小约为 26mm×16mm。

中药处方:

半夏 15g	陈皮 15g	泽泻 15g	益母草 15g
土炒白术 30g	菟丝子 15g	苍术 15g	黄芪 50g

14 剂,水煎内服,每日 1 剂。

四诊:2020 年 1 月 13 日

末次月经:2019 年 12 月 16 日月经自然来潮,量正常,7 天净。

症见:经后疲倦,纳可,稍怕冷,眠差,多梦,小便清长,大便可。舌淡红,苔薄,脉细。

辅助检查:2019 年 12 月 18 日复查性激素 6 项符合卵泡期改变。

中药处方:

白术 30g	当归 15g	白芍 15g	熟地黄 15g
黄芪 30g	肉桂^(焗服)5g	花椒 5g	菟丝子 30g

14 剂,水煎内服,每日 1 剂。

此后在本专科以健脾补肾为治法继续调治 2 个月。

随访:分别在 2020 年 7 月、2021 年 7 月各随访一次,患者经中药治疗后月经周期、经量、经量均恢复正常。3 次复查血清性激素水平正常。最后一次复查血清性激素时间是 2020 年 5 月 19 日:FSH 8.37U/L,LH 10.14U/L,E_2 101.2nmol/L,AMH 6.23ng/mg。2020 年 4 月 9 日复查阴道彩超:子宫大小,双附件区未见明显异常,右侧卵巢已排卵,子宫内膜厚 12mm。肝肾功能正常。

二、临证难点与疗效点评

1. 临证难点

(1)年轻女性,尚未生育,但有强烈生育要求,服用雷公藤药物致卵巢早衰,2 次检查血清 FSH 均 >100U/L,属于卵巢早衰中重症,且阴道彩超检查提示子宫萎缩,当前现代医学认为已经衰退的卵巢功能,目前尚无有效方法使之恢复。给患者带来身心上巨大的痛苦。

(2)患者因膜性肾病,肾功能不佳。该如何选方用药,才能达到疗效显著又不损及肾功能?

2. 疗效点评

中医药辨证治疗 3 个月,患者卵巢功能完全恢复,月经恢复正常,复查血清性激素水平和阴道彩超均显示卵巢功能已恢复正常。随访 1 年余,疗效稳定,且无肝肾损伤之象。

三、案例分析

【初诊解析】

1. 核心病机分析

王小云教授综合本病患者既往用药史、月经停闭、腰膝酸软、眼眶黧黑、舌暗红,边齿痕、苔厚偏黄、脉沉细等,考虑其核心病机乃药物损伤,脾肾两虚,兼有湿瘀。其中脾肾两虚为本,湿瘀互结为标。

(1)脾肾两虚:患者本有肾病,肾气不足,加上药毒损伤,加重肾虚,肾中藏先天之精,然先天之精赖后天水谷之精的充养方能发育成熟;脾胃运化水谷,化生水谷之精以充养先天,肾虚索求无度,日久累及脾气,导致脾肾两虚。脾主运化,脾虚气血生化无源,肾主冲任胞宫,肾虚肾精不足,精亏血少,冲任不充,血海不能按时满溢,发为本病。脾虚失于健运,肾虚失于温化,水气上泛,故见面目浮肿,眼眶黧黑。肾为腰之府,肾虚腰府失养故见腰酸软。

(2)湿瘀互结:脾主运化水液,肾为主水之脏,脾肾虚耗,无力转输水液,水湿停滞中焦,湿性黏腻,故见口中黏腻;湿邪郁而化热,故见舌暗红苔黄厚。脾虚化气不足,肾虚生气无力,气血推动不足,血行迟滞,滞而成瘀;同时湿邪内蕴,阻碍气机,气滞也致血瘀,湿瘀互结,壅遏闭塞胞脉,经血不得下行,故而加重本病。

2. 治则与方药

本病脾肾两虚为本,湿瘀互结为标,属于虚实兼夹。然本虚为本,实证为标,因此要注意"扶正不留邪,祛邪而不伤正",否则容易犯"虚虚实实"之戒。先祛邪为主,但不可过度,中病即止,顺势力补虚,缓缓图之,把握好攻和补的时机,方能取得疗效。

方以泽泻、车前子利水渗湿。泽泻甘、淡、寒,入肾、膀胱经,具有利水渗湿,并有泄热之功效,《本草备要》记载其"泻肾经之火邪……又能养五脏,益气力,起阴气,补虚损",说明泽泻既可祛邪又不伤正,主入肾经,乃治肾浊之要药;车前子甘、微寒,入肺、膀胱、肾经,具有利水通淋、清热明目之效;益母草活血调经,利水消肿,三药合用,利湿化瘀,共为君药。佩兰清轻上扬,芳香化湿,《本草正义》言其"凡胃有陈腐之物,及湿热蕴结于胸膈,皆能荡涤而使之宣散,故口中时时溢出甜水者,非此不除"。苍术燥湿健脾;枳壳理气宽中,与益母草合用,具有理气活血之功;为臣药。少佐肉桂,温补肾阳,引火归元,温经活血;炮姜味辛性热,归脾、胃、肾经,色黑入营,助益母草枳壳祛瘀生新,并引诸药入肾;菟丝子味甘、辛,辛能润肺,甘能滋阴养血,平补肾之阴阳,且药效不燥不腻。诸药合用,共奏祛湿化瘀、健脾补肾、荡涤污垢、推陈致新之效。

【二诊解析】

患者湿瘀之标大去,治法宜扶正为治,健脾补肾为主。《傅青主女科》云:"脾胃健而生精自易,是补脾胃之气与血,正所以补肾之精与水也。"国医大师路志正教授认为"中气和则五脏安",着眼中焦脾胃为后天之本,健运脾胃,调畅气血至为关键,方以黄芪、茯苓、白术益气健脾,又兼以健脾利水。其中黄芪大补肺脾之气,既有后天养先天肾气之意,又可补金生水;茯苓甘平,具有利水渗湿的功效,可下通膀胱以利水邪,以防扶正留邪;《本草秘录》中记载白术利腰脐之气,而腰为肾之府,腰脐之气得利,则肾中之湿难以久留;菟丝子平补肾阴肾阳。陈皮芳香醒脾,理气健脾、法半夏燥湿健脾,佩兰芳香化湿。诸药合用,健脾补肾,扶正而不留邪。李时珍曰"古人用补药,必兼泻邪,邪去则补药得力,一辟一阖,此乃玄妙"。

【三诊解析】

患者停服性激素,单纯服中药后症状均明显改善,且出现自主排卵征象,效不更方,继续健脾补肾,少佐行气化湿祛瘀之品。此方中需注意黄芪用量特点,黄芪补气,妇人以血为本,气血同源,气能生血。血能养气与载气,气血调和,五脏得安。考虑患者经期将至,加益母草活血调经,泽泻淡渗利湿,顺势引经下行。

【四诊解析】

患者卵巢功能逐渐恢复,然本虚之人,经来气血耗伤,故以四物汤为底加减,补肝血养经脉。用黄芪、白术继续培补后天脾土;菟丝子补肾;肉桂、花椒温经散寒,通利血脉。“温、通、补”三法合用,共奏温经散寒、调补冲任、养血祛瘀之功。

四、结语

特发性膜性肾病(IMN)是一种自身免疫性肾小球疾病,是成人肾病综合征中常见的病理类型。目前,糖皮质激素联合烷化剂是免疫抑制治疗的首选药物,但其不良反应较大,临床应用受到限制。研究证实雷公藤多苷可有效治疗 IMN。但依据近年来有关雷公藤对女性生殖系统影响的研究发现,雷公藤致性腺毒性的重要原因是,作为细胞毒性药物,雷公藤诱导卵泡细胞凋亡,引起卵泡闭锁,致使卵巢功能抑制,甚至卵巢功能彻底衰竭,出现不可逆性闭经。

中医治疗本病具有明显的疗效优势,但是精准辨证与治疗时机尤显重要。王小云教授抓住本病的核心病机,精准辨证,施法得当,先攻后补,攻补兼施,终获良效。

医案十　卵巢早衰(情绪打击所致)

(不良事件打击情绪致卵巢早衰,心身同治半年卵巢功能恢复正常。)

一、病案与辨治

陈某,女,32 岁。

初诊时间:2014 年 5 月 9 日。

主诉:月经稀发 2 年余,现停经 1 个月余。

现病史:患者 2 岁时因左侧卵巢囊肿行部分卵巢切除术。14 岁月经初潮,初始月经规律,2012 年开始出现月经延后,35~45 天一潮并伴经量逐渐减少,2013 年初因家庭事件致精神遭受重大打击,2013 年 6—10 月停经,伴情绪抑郁。2013 年 11 月 20 日(经期第 2 天)查血清性激素:FSH

47.68IU/L,LH 18.22IU/L,E$_2$ 127pmol/L。同期妇科 B 超检查:子宫大小正常
42mm×35mm×41mm,内膜厚 3mm,双卵巢偏小,双卵巢未见窦状卵泡。外院
诊断为卵巢早衰,予激素人工周期治疗 3 个月,其间月经按时来潮,停药月经
又见停闭,2014 年 2 月 13 日复查血清性激素:FSH 78.53IU/L,LH 28.22IU/L,E$_2$
48pmol/L。2014 年 2—4 月在某三甲西医院诊断为"抑郁合并焦虑",予针灸治
疗 2 个月。末次月经:2014 年 3 月 30 日,经量少,仅用护垫即可,4 天干净,色
鲜红,无血块,无腹痛。2014 年 4 月 1 日复查血清性激素:FSH 133.29IU/L,LH
84.08IU/L。现停经 40 天。

症见:少许潮热汗出,紧张焦虑,烦躁易怒,面色泛青,睡眠差,胃纳可,阴
道干涩,性欲低下,二便调,舌暗,边有齿痕,苔薄脉沉弦。

中医诊断:闭经。

中医辨证:肾虚肝郁。

西医诊断:卵巢早衰。

治　　法:补肾填精,养肝理气。

1. 首先采用"中医情志"疗法治疗,引导宣泄,了解病因所在,以悲胜怒。

2. 中药处方:

当归 15g	白芍 15g	肉苁蓉 15g	鹿角胶$^{(另熔)}$15g
熟地黄 30g	香附 10g	合欢花 10g	鸡血藤 30g

14 剂,水煎内服,每日 1 剂。

3. 中成药

养阴舒肝胶囊(广东省中医院院内制剂),每次 4 粒,每日 3 次,口服 14 日。

二诊:2014 年 5 月 30 日。

月经未潮,上诊心身治疗后潮热汗出消失,情绪明显改善,但近 2 天遇到
烦事又见情绪容易激动,没有既往那么明显,自觉心烦胸闷,较难入睡,二便
调,舌暗边有齿痕,苔薄,脉沉滑。

1. "中医情志"疗法治疗,喜胜悲忧,巩固七情正性效应。

2. 中药处方

熟地黄 30g	柴胡 15g	前胡 10g	白芍 15g
麦冬 30g	山茱萸 15g	香附 10g	白术 15g

14 剂,水煎服,每日 1 剂。

3. 中成药

玉冬育阴胶囊(广东省中医院院内制剂)4 粒,每日 3 次,口服 14 日。

三诊:2014 年 6 月 14 日。

情绪改善稳定,无潮热汗出,纳眠可,大便烂,小便调,舌暗边有齿痕,苔薄,脉,沉细滑。

治法:补肾填精,益气养血。

中药处方:

当归 15g	白芍 15g	山茱萸 25g	白术 15g
香附 10g	党参 15g	炙黄芪 15g	熟地黄 15g

21 剂,水煎服,每日 1 剂。

四诊:2014 年 7 月 18 日。

经上述中医心身同治,月经于 2014 年 7 月 13 日自然来潮,经量中等,经色偏暗,月经未净,无痛经。情绪基本正常,无潮热汗出,纳眠可,大便烂,小便调,舌暗边有齿痕,苔薄,脉沉细滑。

辅助检查:2014 年 7 月 18 日(月经周期第 2 天)妇科 B 超检查:子宫大小正常,内膜厚 4mm,左卵巢见 4 个窦状卵泡,右卵巢见 5 个窦状卵泡。

治法:益气活血,补肾疏肝。

中药处方:

当归 10g	白芍 25g	山茱萸 15g	白术 15g
香附 10g	益母草 15g	菟丝子 30g	熟地黄 30g

28 剂,水煎服,每日 1 剂。

嘱咐月经干净后可去益母草。

此后按照前法继续调治 4 个月,月经按时来潮,周期 25~30 天,经期 5~6 天干净,经量正常。

随访:治疗 4 个月月经 3 次自然来潮,月经周期、经量均正常。2014 年 9 月 16 日(经潮第 2 天)复查性激素:FSH 12.68IU/L,LH 8.22IU/L,E_2 156pmol/L。

治疗 6 个月后,2014 年 11 月 14 日(经潮第 2 天)复查性激素水平结果恢复正常,FSH 6.68IU/L,LH 7.13IU/L,E_2 156pmol/L)。2018 年 8 月再次随访,月经规则来潮。

二、临证难点与疗效点评

1. 临证难点

(1)患者幼年卵巢部分切除,后遭遇情志刺激,出现卵巢早衰。初诊检查性激素水平已处于绝经后期较高水平,妇科 B 超检查发现卵巢已有缩小。双重的致病因素加上已属于卵巢早衰之重症,可见其治疗难度很大。

(2)卵巢早衰合并抑郁、焦虑症,虽经激素治疗和针灸治疗,但症状控制不佳,且停用激素后月经仍无法来潮。

2. 疗效总结

王小云教授针对该病例"心身同病"的特点,采用中医心身同治,标本兼治,缓图徐进,治疗 2 个月月经复潮,且规律,继续调治半年,疗效稳定。

三、案例分析

【初诊解析】

1. 核心病机分析

王小云教授认为本案例发病的核心病机乃肾虚肝郁。肾虚天癸乏源,肝郁冲任瘀滞,胞宫失养,血海空虚,发为本病。

《素问·上古天真论》云女子"二七而天癸至,任脉通,太冲脉盛,月事以时下,故有子"。文中"任脉通,太冲脉盛"即冲任通盛。王冰说"肾气全盛,冲任流通",肾气的盛衰是决定冲任盛衰的关键因素。肾为先天之本,藏精,主生殖。精,一者精能生血,精血互资,为月经提供物质基础;二者为生殖之精,肾精充盛,冲任通盛,为月经的发生及孕育胎儿提供原动力。肾气充盛,月经按时发生;肾气虚弱则月经后期、迟至,甚至闭经。《素问·上古天真论》云"七七,任脉虚,太冲脉衰少,天癸竭,地道不通,故形坏而无子也",可见绝经时"任虚冲衰"是引起"天癸竭"的结果。正常女性肾气衰,天癸竭的年龄一般在七七四十九岁左右,然本案患者未及五七,却已"卵巢早衰",这是为何?

本案闭经,原因有二。

其一,考虑与患者幼时卵巢部分切除有关。从经络循行看,冲任二脉皆起于胞中。张锡纯说:"人之血海,其名曰冲。在血室之两旁,与血室相通。"血室即为胞宫、子宫。相通,可理解为既有管腔相通,又有经脉联系。而现代妇科解剖学中,卵巢居于下腹,位于子宫两旁,与子宫在血液循环上关系密切。从经脉循行和解剖位置上看,中医冲任和西医卵巢大致相似,并且中医学的"肾-天癸-冲任-胞宫"的环路与西医学的"下丘脑-垂体-卵巢-子宫"性腺轴相对应,可见冲任与卵巢有对应的病位。因此伤及卵巢,即在一定程度上致冲任受损。患者在肾气未充之年又逢冲任损伤,先天禀赋受损。

其二,成年后因家庭事件重创情志,肝失疏泄,肾失充养。女子月经除了"肾气盛,任通冲盛"之外,还与肝的疏泄密切相关,肝之疏泄和肾之闭藏相互协调,才能经行有道。"女子以肝为先天",肝主疏泄,调畅情志。患者经历家庭意外,情志突遭变动,肝气郁结,气机不畅,冲任阻滞。同时肝为藏血之脏,体阴而用阳,肝气郁结,肝阴暗耗,日久也肝血不足。《济阴纲目》曰:"人有隐情曲意,难以舒其衷者,则气郁而不畅,不畅则心气不开,脾气不化,水谷日少,不能变见气血,以入二阳之血海矣,血海无余,所以不月也。"本为肾虚,又逢肝郁,"内忧外患",胞宫失养,藏泄失调,从而发为闭经。肝气郁结,疏泄失调,故见情志焦虑、抑郁;肾水不足,心火独亢,心肾不交,故而睡眠差;阴虚内热,而见少许潮热汗出。

2. 治则与方药

本案为典型的身心同病,发病既有肾气不足、冲任受损在身,又有情志重创,伤害于心,对此王小云教授非常重视心身同治。她首先给患者进行中医情志治疗,开始诱导患者尽吐其情,了解病结所在;以悲伤怒,引导宣泄。患者诉说往事,动情处痛哭流泪,邪从泪泄,释放不良情绪。然后采用喜胜悲忧治疗,巩固七情的正性效应。同时给予以药物补肾固本,疏肝解郁。很快达到了"心身同治"的目的。

方中重用熟地黄,填精益髓,滋阴养血。熟地黄甘平偏温,为纯厚之品,能"补血气,滋肾水,益真阴"(《珍珠囊》),大补真水,则经水得充矣。但熟地黄滋腻,易碍脾胃,脾失健运,反使气血化生乏源;配伍滋而不腻、温而不燥之品肉苁蓉、鹿角胶,取"温润填精"之效,温补肾阳,填精益血,共为君药而阴阳双补。《素问·阴阳应象大论》曰"阴在内,阳之守也;阳在外,阴之使也",肾阴与肾阳互根互用,因此在治疗卵巢早衰时,要注意顾护阴阳两者的关系。《景岳全书》云:"难得而易失者,惟此阳气,既失而难复者,亦惟此阳气。"因此遣方用药时,总以补肾培元为治则,同时不忘阳中求阴。另该患者发病起于情志不畅,因此补益同时不忘疏肝理气。然肝"体阴而用阳",肝阴肝血充足,肝气方能调达。方中用当归、白芍养血柔肝,香附、合欢花疏肝理气为臣药。《素问·脏气法时论》云:"肝苦急,急食甘以缓之。"白芍最善入肝经,酸可敛肝阴而泻肝阳,甘可养肝阴以缓肝急。《神农本草经百种录》谓白芍乃"养肝之圣药也",其酸甘化阴,故而具有良好的养肝柔肝之功。合欢花为轻灵之品,味香醒神,配伍香附、白芍,可治肝郁重证,而无损耗肝阴之弊。另外现代研究发现白芍提取物具有促进雌激素分泌和子宫发育的功能,地黄可以通过类雌激素样作用升高血清雌二醇水平,改善卵巢功能。最后伍以鸡血藤,辅佐当归、熟地黄养血活血,使补虚不留瘀。全方以补益为主,补疏结合,补而不滞,疏而不损。

【二诊解析】

患者第一诊心身同治后情绪明显改善,但遇事偶见情绪低落,生闷气,心烦。考虑肝阴不足,肝气偏旺,扰动心火,前方暂去肉苁蓉、鹿角胶、当归等温补之品,用前胡、柴胡加强宣肺疏肝之力。以山茱萸滋养肝肾,麦冬养阴生津,润肺清心,并取金水相生之意。患者气郁内结,继续予情志治疗进行情绪调理,引逗患者开怀大笑,"喜胜悲忧",调动患者自我能动性,巩固七情正性效应。

【三诊解析】

三诊之时,患者情绪又见改善,肝郁之症缓解,但胞宫气血仍未充盛,因此月经迟迟未潮,脾胃为气血生化之源,脾胃强则运化正常,水谷精微方能源源不断充养胞宫,继续予熟地黄、山茱萸补肾填精,当归、白芍、香附养血柔肝、疏肝理气基础上,加党参、白术、黄芪健脾益气以生气血,以后天补先天,正如《景岳全书》指出:"调经之要,贵在补脾胃以资血之源,养肾气以安血之室。"

【四诊解析】

中医心身同治后患者月经来潮,效不更方,继续以补肾填精、养肝柔肝疏肝为治则,经血未净,加益母草活血调经。

四、结语

卵巢早衰是妇科疑难病,发病原因未完全明确,目前认为与遗传因素、医源性因素、免疫因素、环境及其他因素如不良生活习惯、情绪等有关。研究表明,情绪与卵巢早衰的发生密切相关,具有明显精神创伤、精神脆弱、性格内向、经常发怒、寡居等情况的女性,往往进入中年前后或绝经过渡早期卵巢功能明显衰退,甚至发生卵巢早衰。其原因可能是长期在不良情绪困扰和刺激下,中枢神经系统与下丘脑-垂体-卵巢轴功能失调,导致促卵泡素、黄体生成素异常分泌,排卵功能障碍,从而发生闭经、不孕。

目前西医对于卵巢早衰尚无有效的治疗方法恢复已经衰退的卵巢功能,只是根据患者是否有生育要求而进行雌孕激素替代治疗、促排卵治疗、免疫抑制剂、间充质干细胞治疗、辅助生殖技术治疗等。但效果欠佳,虽可维持月经,但不能恢复已经衰退的卵巢功能,且停药即复发,长期使用性激素有增加静脉血栓、脑卒中、乳腺癌等疾病患病概率的风险,患者常常望而生畏。

王小云教授临证注重病因探究,治病求本,对于此类患者往往询问患者发病前有无突发事件、情志创伤等病史,注重心身同治。在中药辨证治疗的同时,通过中医情志疗法,"以情胜情",疏泄了不良情志,促进患者体内正性情志的恢复,通过调节神经—生殖内分泌系统,从而促进内分泌功能的恢复,达到恢复月经,促进卵巢功能恢复之目的。

纵观王小云教授遣方用药,看似平淡,但疏肝有轻重缓急,补肾有缓图徐进,补血不留瘀滞,行气却不耗气。在用药时常常考虑一药多用,"一箭双雕",兼顾得当,药少效佳。

医案十一　更年期综合征重度潮热汗出

（重度潮热汗出 4 个月，遍求他科未效，针药并用 3 周痊愈。）

一、病案与辨治

黄某，女，57 岁。

初诊时间： 2020 年 6 月 27 日。

主诉： 停经 5 个月，潮热汗出 4 个月。

现病史： 患者既往月经规则，周期 30 天，经期 6~7 天，近 1 年月经稀发，2~3 个月一潮。末次月经：2020 年 1 月 10 日。自 2020 年 2 月开始出现潮热汗出，每次潮热后汗出淋漓，湿透衣衫，日换衣衫 3~4 套，明显怕冷怕风，睡眠极差。2020 年 2—4 月服"莉芙敏片" 3 个月未见改善。患者曾至内科、心理睡眠专科、针灸科、传统疗法专科辗转求治 3 个月余，服温脾补肾、温经散寒中药（黄芪、附子、肉桂、干姜、桂枝等），症状未见改善，反而日益加重，日换衣衫 10~20 套，常觉冷气袭心，衣不能露肤，夜需厚被。体重由原来的 90kg 降至现在的 70kg，患者日渐焦虑，不知自己所患是何种奇怪的严重疾病，严重影响生活质量。2019 年 3 月发现甲状腺功能减退，现服左甲状腺素钠片 1 片，每日 1 次，2020 年 4 月体检查甲状腺功能正常，其余未见器质性病变，性激素提示绝经状态。

症见：前额隐约泛红，潮热汗出、随之汗出淋漓，湿透衣衫，日换衣衫 10~20 套，晨起痰多，口干苦，怕冷怕风严重，尤其下肢更为明显，焦虑，睡眠极差，早醒后难入睡，每夜睡 3~4 小时，心慌心悸，纳差，大便烂、日 2 次，舌淡红，苔白厚腻，脉沉滑。

中医诊断： 绝经前后诸证。

中医辨证： 痰湿内蕴，困阻脾肾。

西医诊断： 更年期综合征。

治　　法： 理气化痰，健脾利湿。

中药处方：

蒸陈皮 15g	法半夏 15g	佩兰 15g	炒白扁豆 15g
白术 15g	苍术 15g	六神曲 15g	地骨皮 30g

7 剂，水煎服，每日 1 剂

额针治疗 1 次。

二诊： 2020 年 7 月 3 日。

服上药后汗出大减，每日换 1~2 套衣服即可，怕冷明显减轻，下肢有温暖感,夜间睡眠可,胃纳好转,大便成形,少许烦躁。舌淡红,白厚苔明显改善,仅见舌中部少许白腻苔,脉沉细。

中药处方:

上方炒白扁豆减量为 15g,去神曲,改山楂 15g。

7 剂,水煎服,每日 1 剂。

养阴舒肝胶囊(广东省中医院院内制剂):4 粒,每日 3 次,口服 7 日。

额针治疗 1 次。

三诊:2020 年 7 月 10 日。

服上药后潮热汗出基本消失,但活动后仍易出汗,但不湿衣,怕冷怕风基本消失,睡眠可,纳可,大便成形,心慌心悸。舌淡红,苔薄白,脉沉细。

中药处方:

| 黄芪 30g | 浮小麦 30g | 麻黄根 15g | 五味子 10g |
| 白术 15g | 法半夏 15g | 菟丝子 15g | 仙鹤草 30g |

7 剂,水煎服,每日 1 剂。

四诊:2020 年 7 月 20 日。

现汗出消失,可如常活动,无特殊不适。舌淡红,苔薄白,脉沉细。

效不更方,续服 7 剂,加强固本复旧之功。

随访:2020 年 12 月至 2021 年 12 月随访,除特别劳累或情绪明显波动有时出汗稍多,其余无特殊不适,生活、睡眠安好。

二、临证难点与疗效点评

1. 临证难点

(1) 潮热汗出症状严重,日换衣服 10~20 套,严重影响患者日常生活。

(2) 多学科治疗,未见改善,反而愈加严重,且短时间内体重下降明显,引起患者焦虑。

2. 疗效点评

王小云教授针药并施,治疗一次症状大减,治疗 3 诊疾患痊愈,随访 1 年未见复发。疑难疾患迎刃而解。

三、案例分析

【初诊解析】

1. 核心病机分析

王小云教授认为本患者的核心病机为痰湿困阻,阳气被遏,阻于腠理,开合失司,发为本病。其分析依据何在?

一般而言,绝经前后诸证的根本病因病机以肾虚为多,正如《素问·上古天真论》所言女子"七七,任脉虚,太冲脉衰少,天癸竭,地道不通,故形坏而无子也",说明绝经期肾虚为本。肾气虚,肾阳不足,温化功能失常,不能化气利水;肾阴不足,阴虚内热,迫津外泄,阴阳失调,故而出现潮热汗出,汗出如水。但为何患者既往使用补肾中药治疗无效,反而症状加重呢?

王小云教授初诊诊视该患者,形态肥胖,舌苔白厚腻,脉滑,提示为痰湿之体,湿邪内蕴。但患者之湿从何而来? 为何怕冷如此严重? 既往温阳补益之药为何无效? 为何反而愈补愈冷,症状加重? 不明此理,药难对症。王小云教授认为可以从以下 2 个线索发掘核心病机:

(1) 望形体:患者既往长期体重有 90kg,近期虽降至 70kg,但患者身高仅156cm,从体重指数分析仍处于一个较为肥胖的形体。俗语"肥人多痰湿",痰湿困脾,运化水湿功能失常,聚津成痰,加重痰湿。故患者多年肥胖,体重经久不减。

(2) 问诊了解就医过程:患者发病之后,因潮热之后恶寒之症明显,在其他科就诊,患者非常强调全身发冷,怕风怕冷,从既往处方可见,他科医生考虑脾肾阳虚,津液外泄,多用附子、肉桂、干姜、桂枝、肉苁蓉、仙灵脾等一众温补脾肾、温经散寒之品,然患者潮热汗出,汗出如水,汗为阴液,久则阴分不足,加之又用温燥之品,伤津耗液,故而患者症状非但未减轻,反而日益加重。

患者现潮热汗出之症严重,一则阴伤,迫津外泄;二则湿邪内阻,腠理开合失司,津液不循常道;患者目前怕冷怕风明显,也由于湿邪阻滞,阳气被遏,不能敷布全身,故而怕冷怕风严重。湿邪内阻肠道,肠道分清别浊功能减弱,故而大便烂;湿邪内聚,阻遏心阳,故感冷气袭心,衣不能露肤,春夏之交还需厚被。心阳被遏,心神失养,故而睡眠差、早醒;心阳不振,故见心慌心悸;湿邪阻遏,胃气不降,痰浊上泛,故见舌苔白厚腻。

由此可见,本病核心病机为痰湿内阻为主,困阻脾肾,正邪交杂。同时由于之前温燥之药伤阴,又大汗伤津,故患者目前合并有阴分不足之象,尤其是肺阴不足,故而前额可见隐约发红。

2. 治则与方药

本病核心病机明了,"急则治其标",故王小云教授予理气化痰,祛邪不伤正,佐以健脾利湿之品。待痰湿之邪尽去,后期再扶正固本,但要时时考虑患者乃痰湿之体,扶正不留邪,以免又"闭门留寇"。

方以二陈汤加减以健脾燥湿,理气化痰,陈皮芳香醒脾,燥湿健脾,行气化痰;半夏燥湿化痰,以陈久者为良,与陈皮合用,故名"二陈",两者既能燥湿化痰治标,还可以健脾利气和中,从而标本同治,为君药。臣以白术、苍术、白扁豆燥湿健脾,佩兰芳香化湿。佐以炒神曲,健脾开胃,消食化积,以防痰湿集聚。《本草纲目》记载神曲"能够消食下气,除痰逆、霍乱、泄痢、胀满诸疾"。同时佐以性寒之地骨皮,一来制约健脾燥湿之品的温燥之性,同时清肺降火,养阴清热,一举两得。

配以额针疏通经络,通调被遏之阳气,使阳至气化,气至湿化,针药并用,共奏化湿通阳之功。

【二诊解析】

二诊患者汗出已明显减少,诸证明显改善,故原方易神曲加山楂,其余效不更方。山楂和神曲有类似健脾开胃之功,但山楂酸甘微温,入脾胃经和肝经,患者湿郁日久,必有瘀滞,且脾虚容易土虚木乘,因此用山楂既能消食健胃,又能疏肝理气、活血化瘀,一举三得。患者汗出日久,现湿邪渐去,阴伤未复,故以养阴舒肝胶囊养阴清热,疏肝理气。养阴舒肝胶囊是王小云教授经验方,以柴胡、白芍等为主,药味轻清,养阴不敛邪。继续用额针疏通经络,通调气血。

【三诊解析】

三诊时患者诸证明显缓解,舌苔干净,考虑湿邪标证基本已除,正气之虚急需补益,正所谓"衰其大半而止",以防攻伐太过。本阶段以扶正为主,以健脾益气、固表止汗为主,兼以补肾固本;方中以黄芪、白术大补脾气,以浮小麦和麻黄根养阴固表止汗,且麻黄根与黄芪配伍,加强益气固表;续用半夏,健脾燥湿,以防扶正留邪,防患于未然;仙鹤草味苦、涩,性平,归心、肝经,有补虚、收敛作用,此处既能补益正气,又能收敛止汗。现代研究表明,仙鹤草临床用量为6~12g,小剂量(30g以下)收敛止血,中剂量(30~50g)时功专补虚生津,复脉止汗;五味子酸温,入肺、肾经,具有敛肺滋肾、生津敛汗之功效,《本草备要》谓其"专收敛肺气而滋肾水",与菟丝子合用,补肾固本。

四、结语

女性更年期综合征常发生于41~60岁的女性,由于卵巢功能逐渐衰退,性激素分泌减少导致一系列精神及躯体表现,如潮热出汗、心慌心悸以及焦虑、抑郁、睡眠障碍等。其中以血管舒缩功能不稳定而出现的潮热出汗在临床比较常见,其典型表现为由胸部至头部为主的上半身皮肤发红伴有阵阵烘热,每次发作持续时间长短不一,伴有大量汗出或心慌、胸闷等症状,根据疾病程度不同每日发作次数不等,病程时间长久的严重者可引发情绪障碍、睡眠障碍,进而影响社交及工作,降低生活质量。国内外流行病学研究表明,女性更年期潮热汗出发生率达 70%~80%,其中绝经前期月经不规律阶段的潮热发生率高达 45.5%~79%,绝经女性的潮热发生率 39.39%~65%。病程时间不等,长者甚至可持续 10 年之久。目前,激素替代疗法是现代医学治疗围绝经期潮热的首选疗法。但激素治疗可能存在某些不良反应,如增加卒中、静脉血栓、痴呆风险及致癌风险等,使患者普遍存在对激素制剂的恐惧和误解,从而降低了其依从性。因此中医药治疗也常成为更年期女性的一个选择。

女性更年期综合征常见病机是肾虚为本,涉及多脏,可兼有血瘀。临床多以调补肾之阴阳为主。但王小云教授治疗该病,特别强调"因人制宜",要抓住核心病机,具体分析,不能从众而一味补肾。正如本例,因前期治疗不当,导致痰湿困阻,若一味补肾,只怕犯"虚虚实实"之戒。患者以潮热汗出、怕风怕冷为显著症状,既往医者均以温阳散寒为法,疗效不佳,反而愈加严重。王小云教授细察症状与过往病史,抓住核心病机为痰湿阻滞,困阻脾肾,一方面阻遏阳气、不能外达,另一方面影响腠理开合失司,根据标本缓急,先标后本,标本兼治,药到病除。王小云教授非常讲究一药多用,"一箭双雕",甚至"一箭多雕",组方药少,但用药精练,四两拨千斤,疗效甚好,耐人深思学习。

医案十二 围绝经期抑郁症

(围绝经期抑郁服精神类药物未能改善,中医心身同治
1 个月痊愈且无复发。)

一、病案与辨治

张某,女,49 岁。

初诊时间:2012 年 8 月 3 日。

主诉:停经 11 个月,情绪低落半年余。

现病史:患者既往月经规律,周期 28 天,经期 7 天,量正常。末次月经:2011 年 9 月。停经初期无明显不适。近半年,因孩子在国外读书,担心其学业、生活及人身安全问题,逐渐出现情绪焦虑,抑郁,悲伤易哭,无助感,多思疑虑,无法控制,伴记忆力减退,精神不集中,睡眠差,梦多,彻夜难眠,常需安眠药助眠,仅能入睡 2~3 小时。2011 年 12 月外院查性激素 6 项:FSH 102.64IU/L,LH 40.15IU/L,PRL 225.78mIU/L,E_2 128.89pg/ml,P 2.46,T 1.75nmol/L。甲状腺功能 5 项正常,诊断为抑郁症,予安眠药及精神类药物治疗,治疗期间情绪仍不

能改善,同时患者担心精神类药物副作用,特至本专科要求中医药治疗。

症见:情绪低落,坐卧不安,言语重复,喃喃自语,上眼睑浮肿,面色晦暗,两颧片状色斑,右侧暗斑多于左侧,唇暗明显,下颌皮肤色暗,焦虑易怒,疑心过重,孤独无助感,无法控制,记忆力减退,精神不集中,心悸,胸闷,睡眠差,梦多,口干口苦,大便质烂,胃纳欠佳。舌暗边有瘀点,苔白厚腻,脉细滑。神经系统检查无异常。情绪量表评分提示中度抑郁[抑郁自评量表(SDS)评分:65分;汉密尔顿抑郁量表(HAMD)评分:28分]。

中医诊断:郁证。

中医辨证:肺阻肝郁,气滞血瘀。

西医诊断:围绝经期抑郁症。

治　　法:宣肺疏肝,调理气血。

处方:

1. 中成药

养阴舒肝胶囊(广东省中医院院内制剂):口服,4粒,每日3次,服14日。

2. 中医情志疗法治疗1次

第一步治疗:心灵交流,了解疾病的症结所在。

第二步治疗:"悲胜怒":在第一步基础上,以从其意,因势利导,引导哭泣宣泄,促使患者尽情宣泄不良情感。

二诊:2018年8月17日。

患者情绪改善,较为平静,可坐定交谈,喃喃自语消失,对答自如,疑心及心悸明显减轻。眼睑仍浮肿、但面色晦暗、两颧片状色斑均有改善、下颌部色偏暗,睡眠好转,能连续入睡3~4小时,仍梦多,孤立无援感未消,健忘,口干口苦,大便成形,胃纳一般。舌暗边有瘀点,苔白腻减轻,脉细滑。情绪障碍量表评分降低(SDS评分:50分;HAMD评分:13分)。

处方:

1. 中成药

养阴舒肝胶囊4粒,每日3次,连服10日。

2. 给予中医情志疗法第三步治疗

"喜胜忧",引导患者开怀大笑,以情胜情,发挥七情正胜效应。

三诊:2018年8月24日

患者情绪平和,安然静坐,思维清晰,对答流利,能主动倾诉并意识到以前的担心、猜疑、多虑都是多余的;上眼睑胀肿明显减轻、面部暗斑逐渐淡化、唇色红润。舌质偏暗,苔白,脉缓滑流利。情绪障碍量表评分继续下降(SDS评分:

45 分；HAMD 评分：10 分）。

中药处方：

1. 中成药

养阴舒肝胶囊　4 粒，每日 3 次，连服 10 日。

2. 继续给予中医情志疗法第三步治疗，巩固效果。

四诊：2018 年 9 月 3 日。

患者面色红润，自然微笑，面部色斑完全消退，唇部红润；情绪稳定，语气平和，心情淡定，偶有情绪低落，但瞬间即逝；睡眠明显好转，可自然入睡 5~6 小时，无心慌心悸，食欲正常，大便正常。舌稍暗，苔薄白，舌底络脉未见显示，脉细滑。情绪障碍量表评分恢复正常（SDS 评分：25 分；HAMD 评分：5 分）。

随访：随访 3 年，病情痊愈，工作及生活状态正常。

二、临证难点与疗效点评

1. 临证难点

本例患者属于围绝经期抑郁症，由于子女生活环境改变，出现情绪障碍，初诊情绪障碍量表 SDS 及 HAMD 评分提示中度抑郁，精神类药物治疗未见明显改善，且伴重度睡眠障碍及其他诸证，服安眠药也仅能入睡 2~3 小时，严重影响其身心健康，若不及时医治，患者有濒临精神崩溃倾向。

2. 疗效点评

王小云教授认为患者有明显的生活事件诱发情绪障碍并引发诸证，治疗应抓住根本入手，及时给予情志疏导，心身同治，则能较快改善患者的心理及躯体症状，1 个月治愈，且未复发，疗效神奇。

三、案例解析

【初诊解析】

1. 核心病机分析

王小云教授认为本患者的核心病机为肺阻肝郁，气滞血瘀。患者面部两侧颧颞区域片状色斑，右侧暗斑多于左侧，下颌色暗，唇色暗，结合患者胸闷、易怒、舌边瘀点等证候，提示肺失肃降，肝失疏泄，与气机壅滞，血瘀内阻有关。《黄帝内经》提到"左肝右肺"的理论，强调了人体气机阴阳升降中肝、肺两脏的重要作用，肝体阴而用阳，为阴中之阳，肝木主升，其气自左上而升发；肺居膈上，为阳中之阴，肺主宣降，其气自右而肃降。"左肝"与"右肺"代表着全身阴阳、气血升降的运行通路，共同维持人身脏腑气机的升降运动。本病例发病之初乃因孩子出国担忧过度,又悲伤欲哭,悲则伤肺,故而日久肺失宣降;肺金受虐,金不克木,引致肝失疏泄,气机升降失常,气滞血瘀,从而表现为面颊、舌边暗斑。同时患者眼睑胀肿,似有水象,实为肝木乘脾,脾气受损,运化失职所致,故见胃纳欠佳、大便烂、苔白厚腻;肺朝百脉,肺气不宣,心血(脉)郁滞,故见心悸、胸闷;心神不安而见睡眠差、梦多;肝气不疏,郁而化火,故见口干口苦、脉细滑;气滞血瘀故见舌暗边有瘀点。

2. 治则与方药

王小云教授通过长期临床观察,发现围绝经期情绪障碍的患者因受生殖内分泌衰退变化的影响,容易出现情绪异常,如易于激动、所思不遂、焦虑不安、悲伤忧郁、惊恐害怕等,引起气机紊乱、气血壅滞的状态。王小云教授在临证辨治中,非常重视宣降肺气和疏泄肝气的导引治疗,收效显著。养阴舒肝胶囊是王小云教授的经验方,主要由白芍、柴胡、郁金等组成,有调气柔肝、行滞补益之功效,既为调气解郁之佳品,又为行滞补益之良药。

在中医情志疗法中,王小云教授遵循中医"心身合一"理论,学习《素问·阴阳应象大论》"人有五脏化五气,以生喜怒悲忧恐""怒伤肝……悲胜怒""忧伤肺……喜胜忧""恐伤肾,思胜恐",以此指导情志治病。初诊采用情志治疗第一、第二步,通过和患者一对一交流,了解疾病的症结所在,采用"悲胜怒"方法治疗,引导气机宣泄,一哭得舒,邪随泪泄,使过极的不良情绪得以外泄。

【二诊解析】

在继续调气解郁、行滞补益治疗的基础上,考虑患者负性情绪压抑较久,形成抑郁,悲伤欲哭,故给予第二步情志治疗,"喜胜忧",引导患者开怀大笑,宣畅肺气,发挥七情正性效应,使气机畅达,忧愁得解。

【三、四诊解析】

经过上述治疗,患者的不良情绪得到调节,积郁压抑的情绪已经缓解,负性情绪进一步改善,同时唤起对美好经历的回忆,重新树立对生活的信心和勇气,终使患者转向积极正向的思维方式,痊愈而康。

四、结语

本病是女性在围绝经期发生的抑郁症,由于受卵巢功能衰退及性激素水平变化的影响,容易出现抑郁、焦虑和惊恐为主的情绪障碍。在我国,随着社会人口老龄化加剧,处于围绝经期的女性人口也随之增加。2017 年有学者在上海市 3 个社区调查得出围绝经期女性抑郁症状发生率为 25.99%。2018 年金勤等对更年期门诊妇女调查的结果显示,抑郁症状的发生率为 35.95%。

《中国抑郁障碍防治指南》(第二版)将围绝经期抑郁归属为特殊人群的抑郁障碍,推荐治疗方案为 5- 羟色胺选择性再摄取抑制剂(SSRI)、5- 羟色胺(5-HT)等联合性激素治疗。SSRI 有望减轻绝经过渡期抑郁,但有导致性交障碍及体重增加的风险;而长期使用性激素有增加静脉血栓、脑卒中、乳腺癌等疾病患病概率的风险。

王小云教授治疗情志障碍性疾病,在《三国志》"用兵之道,攻心为上"的军事思想的指导下,重视心身治疗,遵循古训"善医者,必先治其心",采用自己首创的中医"情志疗法"进行心身同治,激发患者重新认识自我,提高自我调整、自我改善的积极性,充分调动患者的主观能动性,弥补了以往单纯药物治疗的不足。中医"心身同治"方案有效性、可操作性、可重复性兼备,能很好地提高妇女心身疾患的治疗效果,王小云教授运用"心身同治"疗法治愈众多的心身疾病患者,疗效显著且安全。

医案十三　更年期综合征重度睡眠障碍

(重度睡眠障碍,曾经多种安眠药治疗无效,中医治 3 周而愈。)

一、病案与辨治

程某,女,48 岁。

初诊时间:2012 年 7 月 20 日。

主诉:子宫全切术后 1 年余,失眠 1 年余,彻夜难眠 1 个月余。

现病史:患者 2011 年 3 月因子宫肌瘤行子宫全切术,术后开始出现睡眠障碍,初始常需 1~2 小时方能入睡,易醒,醒后入睡困难,每晚合计入睡 3~4 小时,后逐渐加重,外院多方中西医诊治,未见改善,2011 年 7 月 10 日抽血检查性激素:FSH 110U/L,LH 57U/L,E_2 18pmol/L。曾间断服艾司唑仑或阿普唑仑等,可勉强入睡 2~3 小时,但晨起头昏重,记忆力差,食欲差。近 1 个月彻夜难眠,服艾司唑仑 1 片 + 阿普唑仑 2 片仍难完全入睡,精神几欲崩溃,伴耳鸣、头闷、双目视蒙、肩背酸痛、怕冷明显。2012 年 7 月初曾行头颅 MRI 检查未见异常。现慕名找王小云教授诊治。

症见:入睡困难,彻夜难眠,疲倦,眼眶暗黑,怕冷,以双上肢及肩背明显,潮热汗出,带下量多,色白质黏,无异味,胃纳可,二便调。舌暗,苔薄白,脉沉细。

中医诊断：绝经前后诸证，不寐。

中医辨证：肾阳虚。

西医诊断：更年期综合征，睡眠障碍。

治　　法：温肾助阳。

中药处方：

干姜 50g　　　炙甘草 30g　　　熟附子^(先煎)30g　　肉桂^(焗服)5g

当归 15g　　　熟地黄 15g　　　续断 15g　　　　牡丹皮 15g

　　　　5 剂，水煎服，每日 1 剂，每剂方药加水 2 000ml，大火煮开，转小火煎煮 2~3 小时成 600ml 左右，分 3 次服，每次约 200ml。

二诊：2012 年 7 月 27 日。

服上药后睡眠明显好转，可自然入睡 3~4 小时，且睡眠较深，怕冷明显减轻，汗出减少，但背部及肢冷感未全消失，稍感疲倦，胃纳好。舌淡红，苔薄白，脉沉细。

中药处方：

熟附子^(先煎)30g　　干姜 60g　　　炙甘草 30g　　　炙黄芪 120g

白术 15g　　　　吴茱萸 5g　　　肉桂^(焗服)10g　　当归 25g

黄精 30g

　　　　　　　　　7 剂，水煎服，每日 1 剂，中药煎煮服法同上。

三诊：2012 年 8 月 3 日。

睡眠基本正常，可自然入睡 5~6 小时，睡眠质量好，近 2 日眠中汗出较多，后背及肢冷明显减轻。舌淡红，苔薄白，脉细。

中药处方：

炙黄芪 30g　　白术 15g　　　熟附子^(先煎)30g　干姜 30g

炙甘草 30g　　盐山茱萸 30g　吴茱萸 5g　　　肉桂^(焗服)5g

　　　　　　　　　7 剂，水煎服，每日 1 剂，中药煎煮服法同上。

随访：经巩固治疗睡眠安稳，诸症消失。3 个月及半年后随访，疗效稳定。

二、临证难点与疗效点评

1. 临证难点

患者失眠 1 年多，彻夜难眠 1 个月，几欲崩溃，既往多方中西医诊治未效，实属重度睡眠障碍，严重影响患者生活质量。

2. 疗效点评

中医药辨证治疗 3 周，睡眠复常，伴随诸证消失，半年后随访，未见复发。

三、案例分析

【初诊解析】

1. 核心病机分析

王小云教授认为本患者的核心病机为肾阳虚。一则不能温煦心阳，致心阳不振，心神失养，难安睡眠；二则肾阳不足，日久阳损及阴，易致阴阳两虚。

2. 如何发掘患者的核心病机

中医辨证重视治病求因，强调见微知著，透过现象看疾病本质。王小云教授从以下几个线索发掘其核心病机：①望诊眼眶暗黑。黑为肾色，亦为寒水之色，目眶周围色黑，常见于肾（阳）虚水泛，或寒湿下注。患者同时怕冷明显，带下量多色白、舌暗、苔白、脉沉细均为阳气亏虚之象。且患者年近七七，肾气渐虚，肾阳不足，正如唐代著名医学家孙思邈在其著作《千金翼方》中记载"人年五十以上，阳气日衰"。②患者有子宫切除病史，子宫作为"奇恒之腑"，功能上以储藏阴精为主，《素问·奇病论》指出"胞络者系于肾"，而冲任督脉均起于胞中，手术切除子宫，对任、督、带脉及冲任均有所损伤，对气血、精血的生化有一定影响，肾气失养，加重肾气亏损。③失眠患者，精神长期处于应激状态，阴阳失和，阳气受损不能及时充养，以致阳虚更甚，累及心阳，神失潜藏，不寐更甚。由此陷入一个"恶性循环"。

失眠在中医属于不寐范畴，又称为"不得卧、不得眠"，更年期妇女失眠，一般医家多从阴虚论治，实则不然。阳虚同样可以导致失眠，古代医家早有记载。阳虚失眠观点最早见于《伤寒论》，"不得卧"，"不得眠"，提出各种误治、失治，如误下、过度发汗等可导致阳气亏虚，阳不入阴出现失眠。《医法圆通》中记载："因内伤而致者，由素秉阳衰，有因肾阳衰而不能启真水上升以交于心，心气即不得下降，故不卧。"肾阳虚损，一方面失于温煦，累及心阳，心主血脉，心藏神，心为君主之官，心阳不足，血液运行失于温煦，则经络阻滞，神明失养，故而难以入睡。另一方面肾为先天之本，全身阳气之根，五脏之阳气，非此不能发，肾阳虚弱，日久阳损及阴，阴阳俱虚，不能引心火下降到肾水，出现但欲寐而不能寐的失眠状态。此外，人体卫气由足少肾经、跷脉入阴经，肾阳虚弱，阴寒内生，卫气与阴寒之气相拒，不能顺利入五脏，导致"目不瞑"。肾阳虚全身失于温煦，故见怕冷；阳虚气化不足，水液代谢失常，水性趋下，下注阴户，故见带下量多色白。阳损及阴，阴阳俱虚，阴阳失调，故而潮热汗出。

综上所述，患者年近七七，手术损伤，久病伤阳，共同形成肾阳虚之病机，致阴阳失和，从而发为本病。又因病因未除，故而反复发作，难以彻底痊愈。

3. 治则与方药

本病核心病机为肾阳虚损,故而治疗上当以温阳补肾为主,兼以滋养阴血,以达阴中求阳,阳中求阴,阴得阳助,阳得阴生,阴阳调和,水火既济,不寐即愈。若医者不能仔细体会,一味滋阴清热,谬之毫厘,差之千里,若不能温补肾阳,使上焦之阳有所潜藏,与下焦阴气会和,阴阳互根,则症状必会反复,甚至加重。

《伤寒论》第 61 条载:"下之后,复发汗,昼日烦躁,不得眠,夜而安静……干姜附子汤主之。"指的是误用下法、汗法损伤卫阳后所致阳虚引起昼夜烦躁不得眠,用干姜附子汤治之。王小云教授所用同理,重用四逆汤(熟附子 30g、干姜 50g、炙甘草 30g)为君,峻补肾阳,熟附子大辛大热,温燥而刚猛,其性走而不守,温肾助阳效亦佳;干姜辛热而温燥,能走能守,长于温中散寒,又能温肺化痰,通心助阳;甘草不仅能制约附子的毒性,根据药味"辛甘化阳"作用,还能助化阳气,回阳同时还能补阳,加速阳气的恢复。干姜、甘草温补脾土,脾肾互为先后天之本,加强温中散寒之力。肉桂为臣,无毒,辛甘大热,温润而不燥,其性守而不走,长于暖下焦而温肾助阳,并可引火归元,并能温通血脉而行气血,同时能调营卫而鼓舞气血,促使阳生阴长。与附子同用,除脏腑沉寒厥逆,温补而不呆滞。然阴阳互根,无阴则阳无以生,无阳则阴无以化,阴阳相互化生,从而生生不息,只有维持阴阳的这种相对平衡,机体才能保持正常的生理状态。故佐以当归、熟地黄,《景岳全书》曰当归"其味甘而重,故专能补血,其气轻而辛,故又能行血,补中有动,行中有补,诚血中之气药,亦血中之圣药也";熟地黄味甘微温,质润,入肝肾二经,既补血滋阴,又能补精益髓。当归、熟地黄共用以滋阴养血,补肾填精。续断补肝肾,续筋骨,调血脉。加牡丹皮,可谓点睛之效。牡丹皮清心,养肾,和肝,利包络,并治四经血分伏火,能泻阴中之火。肾恶燥,燥则水不归元,前面重用附、姜、桂之类,火烤温熏,予以牡丹皮,辛以润之,凉以清之,以防温补过燥,使火退而阴生。

【二诊解析】

上诊用药后患者睡眠及诸证好转,提示药证相合。现背部及肢冷未见全消,考虑背部督脉及足太阳膀胱经所行,督脉为"阳脉之海",督一身之阳气所汇,足太阳膀胱经主一身之表,与足少阴肾经相表里,背部冷感,则真阳未复,不能温煦四肢百骸,且三阴三阳经在手足末端相交,阴阳交汇失常,故肢冷。在原方基础上继续重用桂、附、姜、草,同时倍干姜、肉桂,加大温阳补肾之力。同时重用炙黄芪 120g 大建中气,以固阳气。黄芪性甘微温,归肺、脾、肝、肾经,具有补气固表、利水退肿、托毒排脓、生肌等功效,蜜炙黄芪长于补气生血,所谓"有形之血不能速生,无形之气所当急固",并佐以白术健脾益气,培脾土,养胃气,使后天之气得以温养,与黄芪同用,共奏补后天之气养先天之阳之功效。同时,重用炙黄芪配伍当归,可取补阳还五汤之补气活血通络之意。当归活血养血,气旺血行,阳气可达四肢百骸,则后背、四肢可温。另易熟地黄为黄精,黄精甘平质润,归脾、肺、肾经,益肾滋阴的同时,又能益气健脾;去续断,改为吴茱萸,加强温中散寒之力。此诊中,王小云教授加强了补气健脾的作用,培补后天之力以养先天,对先后天同时调补,以进一步增进疗效。

【三诊解析】

患者睡眠已复正常,但病程 1 年余,虚损已久,元阳虽生,却未复强壮,故继续重用桂、附、姜、草以温补阳气,但干姜、肉桂减半;黄芪减量,与白术配合继续健脾益气,培土固元。佐以吴茱萸以温中散寒。去当归、黄精,改以山茱萸入药,山茱萸平补肝肾,酸甘化阴,有补益肝肾、固脱敛汗的功效。

随访:随访半年,患者睡眠正常,生活质量很好。

四、结语

更年期睡眠障碍与卵巢功能衰竭雌激素水平下降有关,卵巢分泌的雌激素与大脑睡眠觉醒相关核团位置分布的雌激素受体结合后,能够影响由多巴胺控制的睡眠调节因子 5- 羟色胺的分泌,进而导致睡眠发生变化。本病多发于中年女性,主要表现为不能获得正常睡眠,每于夜间便辗转反侧、难以入寐,或睡眠轻浅、易于惊醒,并常伴有心慌心悸、潮热多汗等感觉,重度睡眠障碍严重影响患者的生活质量,长期失眠会导致抑郁,或加重更年期抑郁,甚至产生轻生想法。该病属于中医"绝经前后诸证""不寐"范畴。中医学认为,核心在于绝经前后女性体内肾精、天癸等精微物质的逐渐匮乏,影响心、肾、肝、脾等多脏功能,阴阳失衡所致。

西医对本病的治疗方法,主要是以镇静安神,服用助眠药为主,或予激素替代治疗,该患者经过上述治疗,效果不显。本案用药特色鲜明,王小云教授临证详察病情,不从众随流,谨守病机,辨证抓住重点,用药精准大胆,"重剂起沉疴",使药力势如破竹,直击要害,力捣老巢。诚如戴思恭《推求师意》曰:"药病须要适当,假如病大而汤剂小,则邪气少屈,而药力已乏,欲不复治,其可得乎?犹以一杯水救一车薪火,竟不得灭,是谓不及。"

医案十四　宫颈低级别鳞状上皮内病变(LSIL)
合并人乳头瘤病毒(HPV)感染

（治疗 3 个月复查 LSIL 消失，HPV 转阴）

一、病案与辨治

吴某，女性，39 岁。

初诊时间：2017 年 3 月 11 日。

主诉：宫颈低级别鳞状上皮内病变合并 HPV 感染 2 年余，反复带下异常半年余。

现病史：患者平素月经规律，经期 5 天，量、色、质正常，经行腰酸，无明显腹痛。既往白带不多、色白、无异味，无阴痒。近半年来白带明显增多，每天需用卫生护垫 2~3 片，色淡黄，有酸臭味，伴腰酸不适。曾多次在外院就诊，查白带提示阴道洁度Ⅳ度，未发现念珠菌及滴虫，检查支原体、衣原体均为阴性，予阴道上药治疗，时有好转，停药后症状再次反复。2015 年前阴道镜检查，活检病理提示宫颈低级别鳞状上皮内病变(LSIL)、HPV 感染(具体分型不详)，2017 年 2 月在外院复查宫颈液基薄层细胞学检查(TCT)提示不典型鳞状细胞，人乳头状瘤病毒的 33 型(HPV33)(高危型)阳性，阴道镜下活病理提示宫颈低级别鳞状上皮内病变(LSIL)。末次月经：2017 年 2 月 23 日，7 天干净，量、色、质如常。

症见：白带量多、色淡黄、有异味，阴道灼热感，腰酸不适，口干口苦，心烦易怒，手心灼热，胃纳欠佳，睡眠一般，大便正常，小便短黄。舌偏红，苔黄、根部厚腻，脉弦细数。

中医诊断：带下病。

中医辨证：阴虚湿热。

西医诊断：宫颈低级别鳞状上皮内病变(LSIL)(伴 HPV 感染)。

治　　法：滋阴益肾，清热除湿。

中药处方：

车前子 15g	牡丹皮 10g	麦冬 15g	黄柏 10g
女贞子 15g	墨旱莲 15g	泽泻 25g	

14 剂，水煎服，每日 1 剂。

二诊：2017 年 3 月 25 日。

白带量较前明显减少，色淡黄，偶有异味，阴道灼热感明显减轻，时有腰酸，少许口干口苦，仍有少许心烦，纳眠一般，大便正常，小便次数较前减少。舌淡红，苔微黄，脉弦细数。

效不更方，续服上方 14 剂。

三诊：2017 年 4 月 10 日。

末次月经：2017 年 4 月 1 日，6 天干净，量中，经期无明显不适。现白带量不多，无异味，无阴痒，诸症消失，二便正常。舌淡红，苔微黄，脉弦细。

中药处方：

| 熟地黄 15g | 山茱萸 15g | 山药 20g | 土茯苓 15g |
| 泽泻 10g | 金樱子 15g | 黄柏 15g | |

7 剂，水煎服，每日 1 剂。

随访：按上方继续调理 2 个月。2017 年 11 月和 12 月分别复查宫颈 TCT+HPV 示：良性反应性改变，高危型 HPV 阴性。阴道镜复查病理检查提示：慢性宫颈炎。此后连续 3 年每年复查宫颈 TCT+HPV，结果均未见异常。

二、临证难点与疗效点评

1. 临证难点

（1）宫颈低级别鳞状上皮内病变合并 HPV 感染，目前西医缺乏有效的治疗方法，一般建议定期复查，必要时阴道镜及病理检查。若病情发展，建议手术治疗，但 HPV（高危型）感染持续阳性者，病情容易反复难愈。

（2）证型方面：阴虚兼有湿热，养阴容易敛湿，清热利湿容易伤阴，如何选择用药以达到"养阴不敛湿，祛湿不伤阴"？

2. 疗效点评

中医药辨证治疗 1 个月余患者带下恢复正常，随访半年阴道镜及病理检查提示 LSIL 消失，高危型 HPV 转阴，疗效显著，且持续多年稳定。

三、案例分析

【初诊、二诊解析】

1. 核心病机分析

本病核心病机为虚实夹杂，虚证是肾阴不足，实证是湿热下注。肾虚导致任脉失固，带脉失约，加之岭南地区天气炎热潮湿，湿热下注，损伤冲任，导致带下量多色黄，延绵不愈，发为本病。

下篇 疑难病验案篇

如何发掘该案的核心病机？

患者以带下异常为主诉求诊，王小云教授从以下3个方面发掘核心病机：①望诊见带下量多、色黄，舌苔根部黄厚腻。王小云教授望舌，将舌分为前、中、后三个部位，舌尖部对应上焦，舌中部对应中焦，舌根部对应下焦。该患者望见舌苔黄、根部厚腻，提示下焦湿热蕴结，损伤带脉，带脉不固，故带下量多、色黄。②伴有腰酸、口干口苦、心烦易怒、手心灼热等，均说明患者存在阴虚内热之象；水不涵木，相火偏旺，故见心烦易怒。③脉诊：脉弦细数，提示肝肾阴虚有热之依据。

《傅青主女科·带下》将带下病列为该书首卷，认为"带下俱是湿证"，曰："夫黄带乃任脉之湿热也。任脉本能不容水，湿气安得而入，而化为黄带乎……所以世之人，有以黄带为脾之湿热，单去治脾而不得痊者，是不知真水、真火合成丹邪、元邪，绕于任脉、胞脉之间，而化此黔色也……法宜补任脉之需，而清肾火之炎……肾与任脉相通以相济，解肾中之火，即解任脉之热矣。"此段论述了肾阴不足，相火偏旺，复感湿邪，损伤任带致任脉不固，带脉失约，故而黄带下。历代医家也多认识到带下过多，当责之脾肾之虚或湿热内侵阴器、胞宫，累及任、带所致。

综上所述，患者素有肾虚，久治不愈，相火偏旺，带脉不固，加之湿邪外侵，带脉受损，故而发为本病。局部湿热为标，肾阴不足为本。

2. 治则与方药

本病虚实夹杂，治宜补虚泻实，攻补兼施。清热祛湿的同时，重在滋养肾阴，清泻相火，若一味清热利湿，则会愈加损耗肾阴，反而加重病情，难以痊愈。

方中重用泽泻，其味甘、淡，性寒，入肾、膀胱经，具有利水渗湿、泄热之功效，《本草纲目》论泽泻"渗湿热，行痰饮，止呕吐、泻痢、疝痛、脚气"，《名医别录》曰其"补虚损五劳，除五脏痞满，起阴气，止泄精、消渴、淋沥，逐膀胱、三焦停水"，为泻下焦肾浊湿热之要药；二至丸（女贞子、墨旱莲）滋肾养阴，清泻相火，与泽泻共为君药。其中女贞子甘、苦，凉，归肝经、肾经，《神农本草经疏》中论女贞子"气味俱阴，正入肾除热补精之要品，肾得补，则五脏自安，精神自足，百疾去而身肥健矣"。墨旱莲滋养肾阴，二药补而不腻，养阴而不敛邪。麦冬、车前子、黄柏共为臣药。麦冬养阴润肺，益胃生津，清心除烦，与二至丸相伍，加强滋阴清热之力；车前子味甘，微寒，入肺、膀胱、小肠、肾、肝经，能利水通淋，清热明目；黄柏味苦，性寒，归肾、膀胱经，既能清热燥湿、泻火解毒，又有退热除蒸的功效，长于清下焦湿热。佐以牡丹皮清肝泻火，滋阴清热。全方共奏滋阴益肾、清热除湿之效，使任带固约，带下得止。二诊时患者诸证明显改善,故中药效不更方,原方继服。

【三诊解析】

三诊时患者带下恢复正常,腻苔已除,现舌苔薄黄,提示湿热之邪渐去;邪去正虚,"衰其大半而止",故治疗当以调养肝肾为主,继续清利湿热,调理冲任督带,其病自愈。方以六味地黄汤加减,其中"三补"功效的熟地黄、山茱萸、山药以滋养肝肾之阴;取"三泻"之义,以泽泻、黄柏及土茯苓清泻下焦湿热;土茯苓,味甘、淡,性平,有解毒、除湿之功,可用于治疗湿热淋浊、带下等。《本草纲目》谓土茯苓"能健脾胃,去风湿,脾胃健则营卫从,风湿去则筋骨利"。《本草正义》言土茯苓"性又利湿去热,故能入络,搜剔湿热之蕴毒"。并佐以金樱子固肾止带。全方补中有泻,泻中喻补,补泻并施,以补为主,故而奏效。

四、结语

人乳头状瘤病毒(HPV)是一种嗜上皮性病毒,临床上人乳头状瘤病毒感染在性活跃期女性的发病率比较高。已知的160多个型别中,高危型人乳头状瘤病毒(高危型HPV)与子宫颈癌的发病密切相关,持续感染是导致宫颈癌的主要原因。接近99%的宫颈癌组织中发现有高危型HPV感染。宫颈癌作为女性生殖系统中最为常见的恶性肿瘤疾病之一,发病率仅次于乳腺癌。该病早期常无明显症状体征,一经发现往往已到中晚期。而宫颈鳞状上皮内病变(SIL)作为宫颈癌的前驱病变,及时治疗对于预防宫颈癌的发病具有重要意义。

宫颈鳞状上皮内病变(SIL)是宫颈癌的前驱病变,依据病情的严重程度可分为宫颈低级别鳞状上皮内病变(LSIL)和宫颈高级别鳞状上皮内病变(HSIL)。约60%的低级别鳞状上皮内病变(LSIL)会自然消退,但若持续存在2年及以上,则容易发生HSIL。因此早期治疗干预是本病的关键。

接种HPV疫苗可以实现宫颈癌的一级预防,但已经感染者,目前中西医均无特效药物,多以干扰素、生物蛋白敷料、中成药保妇康栓等局部外治;LSIL多以宫颈环形电切术、宫颈锥切术、激光治疗、微波手术为主。

现代中医将此病归为"带下病""妇科瘤"的范畴,病因病机可归于以下几个方面:不洁性交,外感湿热毒邪,浸淫胞宫子门,湿热毒邪瘀结于胞宫子门;内伤七情、房劳多产等致脾虚生湿,湿蕴生热,湿热下注;肝经湿热下注,损伤任带二脉,任脉失调、带脉失约;或肾阳虚,命门火衰,气化失常,水湿下注,任带失约;或素体阴虚,或久病失养,暗耗阴津,相火偏旺,阴虚失守,复感湿邪,伤及任带,带脉失约。有学者对553例宫颈鳞状上皮内病变(SIL)患者应用聚类分析法统计出 6 个中医证型:湿热内蕴 131 例(23.69%),肾阳虚 119 例(21.52%),脾虚湿盛 108 例(19.53%),阴虚夹湿 87 例(15.73%),热毒蕴结 69 例(12.48%),气滞血瘀 39 例(7.05%)。结论:SIL 的发病以机体正气虚为主,感染邪毒,正邪相争,渐呈现虚实夹杂之症。病变转化规律:初期以正气虚为主,继而感染病毒,最终正退邪实,气滞血瘀,发展成以邪毒为主的癌性病变。

该案例中王小云教授根据"正气存内,邪不可干","邪之所凑,其气必虚"的中医理论,平衡阴虚与湿热之间的治则矛盾,"扶正不留邪","祛邪不伤正"。最终正盛邪退,疾病痊愈。

医案十五 阴道低级别鳞状上皮内病变(阴道 LSIL)

(中医药辨证用药后,阴道壁病理活检 LSIL 消失、HPV 分型转阴。)

一、病案与辨治

李某,女,54 岁。

初诊时间:2015 年 11 月 18 日。

主诉:发现阴道壁病变 3 个月余。

现病史:患者绝经 2 年,无阴道异常排液及阴道出血病史。2015 年 7 月常规体检,阴道壁 TCT 提示低级别鳞状上皮内病变,HPV58(高危型)阳性。2015 年 7 月 31 日阴道镜下活检,病理提示阴道左侧壁高级别鳞状上皮内病变,免疫组化提示 P16(+),Ki67 上皮下 1/3(+),HPV(+),结合苏木精 - 伊红染色(HE 染色)形态及免疫组化结果,病变符合阴道壁低级别鳞状上皮内病变合并 HPV 感染。西医专家告知,目前西医无特效药物治疗,建议定期复查。患者恐惧癌变,慕名求诊,要求中医药治疗。

症见:性格急躁,腰腿酸痛,少许潮热汗出,阴道瘙痒,带下量稍多,色淡黄,无阴道出血,大便烂,小便正常。望见口唇色暗,舌暗,有瘀斑,苔薄白,脉弦。

既往史:1999 年因子宫肌瘤行子宫全切术;有糖尿病史。

妇科检查:外阴正常,阴道壁萎缩性改变,皱襞消失,上皮萎缩,黏膜变平滑、菲薄、充血,少许渗血点,见 2 个直径约 2mm 的表浅溃疡。

中医诊断:带下病。

中医辨证:肾虚肝郁,瘀血内阻。

西医诊断:阴道低级别鳞状上皮内病变(阴道 LSIL)。

治　　法:补肾疏肝,理气化瘀。

中药处方:

生地黄 15g	怀牛膝 15g	柴胡 10g	桃仁 15g
当归 10g	赤芍 15g	桔梗 10g	炒薏苡仁 15g

　　　　　　　　　　　　　　　　　　　　　10 剂,水煎服,每日 1 剂。

蛭素胶囊(广东省中医院院内制剂):每次 3 粒,每日 3 次,口服 10 日。

二诊:2015 年 11 月 27 日。

复诊见唇暗减轻,阴道瘙痒改善,带下减少、色白、无异味,近期因家事觉烦躁,睡眠欠佳,口干,少许潮热汗出,腰酸,大便成形,小便正常。舌暗,苔薄白,脉弦。

中药处方:

白术 15g	香附 10g	郁金 10g	五指毛桃 30g
赤芍 15g	茯苓 15g	熟地黄 15g	合欢花 15g

　　　　　　　　　　　　　　　　　　　　　14 剂,水煎服,每日 1 剂。

更年滋肾口服液(广东省中医院院内制剂):每次 1 支,每日 3 次,口服,服14 日。

三诊:2016 年 1 月 8 日。

经过上述治疗,患者情绪明显好转,睡眠、潮热汗出、腰腿酸酸等症明显改善,阴道瘙痒消失,带下量少,色白,无异味,二便正常。舌暗,苔薄白,脉弦。

中药处方:

盐山茱萸 15g	续断 25g	熟地黄 15g	枸杞子 10g
山药 10g	当归 5g	菟丝子 15g	三七片 10g

　　　　　　　　　　　　　　　　　　　　　14 剂,水煎服,每日 1 剂。

更年滋肾口服液(广东省中医院院内制剂):每次 1 支,每日 3 次,口服,服24 日。

随访:继续巩固治疗 3 个月。2016 年 2 月 10 日复查阴道镜并活检,病理检查提示:(阴道左侧壁)慢性黏膜炎;同时复查 HPV 阴性。此后 3 个月再次阴道镜活检,病理结果提示阴道慢性黏膜炎症痊愈,复查 HPV 阴性。随访 2 年,疗效巩固。

二、临证难点与疗效点评

1. 临证难点　对于低级别鳞状上皮内病变(LSIL)合并 HPV 感染,目前中西医缺乏确有疗效的治疗方法,常建议定期严密随访。

2. 疗效点评 本病例给予中医药辨证治疗 2 个多月,高危型 HPV 转阴,阴道镜病理提示 LSIL 消失,疗效显著,随访 2 年,未见复发。

三、案例分析

【初诊解析】

1. 核心病机分析

本案核心病机为肾虚肝郁,血瘀内阻。以肾虚为本,肝郁血瘀为标,血瘀成因又与肾虚、肝郁、感染邪毒有关。那么该如何分析患者的核心病机?

(1) 患者腰腿酸痛,腰为肾之府,结合患者年过七七,天癸已绝,肾气亏虚,故腰痛为肾虚腰府失养,不荣而痛。肾藏精,肝藏血,肝肾同源,肝肾亏虚,精血不足,双腿及阴部失养而见腿酸。

(2) 患者情绪急躁、阴痒、脉弦均为肝失疏泄之象。乙癸同源,肾虚水不涵木,导致肝阴不足,肝气偏旺,肝失疏泄,故烦躁易怒、脉弦;另肝经绕引阴器而上行,肝阴不足,阴部失于濡养,可见阴道壁黏膜菲薄,化燥生风则见阴痒。

(3) 望诊见患者口唇色暗,舌质暗、有瘀斑,此乃明显血瘀之征。王小云教授认为皮肤、黏膜暗滞无斑为血行迟滞,血瘀轻证,若见瘀斑瘀点,则为血瘀重证,多病程较久,非一时所成。

综上所述,患者年过七七,天癸已绝,肾气亏虚,推动无力,血行迟滞,久而成瘀;肾虚水不涵木,肝体失养,肝气郁结,气滞血瘀;正气内虚,感染邪毒,阻滞气机,气滞血瘀,发为妇科瘤。

2. 治则与方药

针对核心病机,治当补肾疏肝,理气化瘀,以标本兼治。方以血府逐瘀汤加减行气化瘀,佐以健脾利湿之品。血府逐瘀汤出自王清任的《医林改错》,本方原为"治胸中血府血瘀之症"。由于本方具有活血化瘀、行气止痛之功,故后世医家也常用于气滞血瘀之证。方中桃仁破血行滞,润而不燥,为君药。赤芍助君药活血祛瘀,又主入肝经,与柴胡相伍,疏肝化瘀;牛膝活血祛瘀,引血下行,共为臣药。生地黄、当归滋阴养血,当归补血活血,补而不滞;桔梗宣肺理气,引药上行,既为佐药,也为使药;柴胡疏肝解郁,升达清阳,与桔梗同用,尤善理气行滞,使气行则血行,炒薏苡仁健脾利湿,柴胡与炒薏苡仁同用,疏肝健脾,行气化湿。蛭素胶囊是水蛭的提取物,具有破血逐瘀之功效,现代研究表明水蛭素具有改善人体微循环、消除自由基、调节免疫功能等作用。以上诸药合而用之,使血活瘀化气行湿化,则诸症可愈。

【二诊解析】

二诊治以疏肝健脾为主,佐以化瘀安神。但患者因家事影响而出现烦躁、睡眠欠佳等肝郁不舒之证候,又有口干、潮热汗出等阴伤之象,故用香附、郁金理气疏肝解郁,熟地黄滋养肝肾,滋水涵木;患者性情急躁,肝气郁结,《金匮要略》云"夫治未病者,见肝之病,知肝传脾,当先实脾,四季脾旺不受邪",因此治疗当注意"治未病"以防患于未然。故予白术、茯苓、五指毛桃健脾益气,一方面防止木乘脾土,另一方面又可"滋后天以养先天";赤芍养阴清肝热,活血化瘀;郁金、合欢花合用能解郁安神,改善睡眠。全方共奏补肾疏肝、活血化瘀之功效。

【三诊解析】

患者肝郁已解,继续予滋养肝肾,化瘀以固本澄源,以熟地黄、山茱萸、怀山药、菟丝子平补肝肾,续断补肾固冲,又兼有理血之功,补而不滞;少佐当归养血活血,三七甘温,专入肝、胃经,为活血散瘀之要药,又兼有补血之功,《本草纲目拾遗》曰:"人参补气第一,三七补血第一,味同而功亦等,故人并称曰人参三七,为药品中之最珍贵者。"

四、结语

阴道低级别鳞状上皮内病变(阴道 LSIL)即阴道上皮内瘤变 1 级(VaIN1),阴道上皮内瘤变(VaIN)是指局限于阴道上皮内不同程度的不典型增生性改变,多为阴道浸润癌的癌前病变。最早于 1952 年被报道。VaIN 的命名经历了 3 次大的修订,目前国际规范按"二级分类法",称为阴道低级别鳞状上皮内病变(LSIL,即 VaIN1)和阴道高级别鳞状上皮内病变(HSIL,即 VaIN2、VaIN3)。据复旦大学附属妇产科医院临床数据,2018—2019 年 2 年检出 VaIN 病例数为 4 562 例,占同期下生殖道上皮内病变的 23.7%(《阴道上皮内瘤变诊治中国专家共识(2024 年版)》)。阴道上皮内病变一般无典型临床症状与体征,多因宫颈癌筛查异常转诊阴道镜检查,病理确诊阴道上皮内病变。

尽管现代医学认为阴道 LSIL 可接受严密观察随访,而阴道 HSIL 由于具有较高进展为浸润癌的风险及较高的复发率,才推荐积极的医疗干预。但由于女性绝经后,雌激素减少会导致阴道黏膜的免疫功能下降,尤其是 T 细胞功能下降。在 HPV 感染的前提下,更容易增加癌变的风险。

王小云教授认为,对围绝经期或绝经后女性的 HPV 感染和阴道或宫颈 LSIL,都应该给予积极治疗。中医辨证论治可改善患者的体质,提高抗病能力,从而起到抗 HPV 和阻挡 LSIL 进一步癌变的功效。现代研究表明,中医药能改善阴道微生态环境,提高 HPV 病毒的清除率,最终达到 HPV 转阴、宫颈低级别鳞状上皮内病变消退,阻断病变进一步发展的目的。

医案十六　盆腔炎性疾病后遗症

（异位妊娠术后下腹持续疼痛 2 年,抗生素治疗未愈,
中医药治 1 个半月痊愈。）

一、病案与辨治

廖某,女,25 岁,已婚未育。

初诊时间:2017 年 6 月 2 日。

主诉:异位妊娠术后反复左下腹疼痛 2 年。

现病史:患者 15 岁时初潮,月经周期 26~29 天,经期 6~7 天,经量偏多,夹血块,痛经。末次月经:2017 年 5 月 8 日,经期 7 天,量偏多,夹血块,痛经。2015 年 10 月因"左输卵管妊娠"行腹腔镜下左输卵管切开取胎术。术后左侧下腹部持续疼痛,伴带下多、色黄,多次于外院就诊,门诊予口服及静脉滴注抗生素,并曾住院综合治疗,均未见明显改善。2017 年 3 月 26 日于某市级专科医院行子宫输卵管碘油造影(HSG)显示:宫腔正常,左侧输卵管伞端口粘连,右侧输卵管通而不畅,伞端周围有粘连。患者久治不愈,特至本专科求诊。

症见:无发热,左侧下腹部疼痛,带下量多、色黄,无阴痒,身体疲倦,胃纳可,睡眠一般,多梦,小便调,大便溏,日行 2~3 次。舌暗红,苔薄微腻,少津,脉弦细数。

妇科检查:外阴阴道正常,分泌物量偏多,色黄,宫颈柱状上皮轻度异位,子宫后位,大小正常,活动一般,压痛(+),左附件增厚,压痛(+),右附件稍增厚,无压痛。

中医诊断:盆腔炎。

中医辨证:湿热下注。

西医诊断:盆腔炎性疾病后遗症。

治　　法:清热利湿,调理冲任。

中药处方:

蒲公英 15g	白花蛇舌草 15g	黄连 5g	广木香^(后下)5g
炒黄柏 10g	怀山药 15g	川楝子 15g	白芍 10g
香附 10g			

7 剂,水煎服,每日 1 剂。

盆炎清胶囊(广东省中医院院内制剂):每次 3 粒,每日 3 次,口服 7 日。

二诊:2017 年 6 月 16 日。

末次月经:2017 年 6 月 4 日,经量偏多,夹瘀块。患者左下腹疼痛明显减轻,带下明显减少,左侧腰酸,大便溏,日行 2~3 次。舌暗红,苔薄黄腻,脉弦细。

中药处方:

炒黄柏 10g	炮姜 5g	川黄连 5g	广木香(后下)5g
酒大黄 5g	怀山药 15g	延胡索 5g	制香附 10g

14 剂,水煎服,每日 1 剂。

盆炎清胶囊(广东省中医院院内制剂):每次 3 粒,每日 3 次,口服 14 日。

三诊:2017 年 6 月 27 日。

患者服药后便溏消失,左下腹痛及腰酸基本消失。舌暗红,苔薄,脉细弦。

中药处方:

川黄连 5g	广木香(后下)5g	炒黄柏 10g	菟丝子 20g
怀山药 15g	地榆 15g	侧柏叶 15g	川牛膝 15g

7 剂,水煎服,每日 1 剂。

随访:2017 年 7 月 14 日

末次月经:2017 年 7 月 1 日,经量正常,血块较前减少,无腹腰痛,经后时感眩晕心慌,大便偏烂。舌稍暗,苔薄腻,脉弦细。

妇科检查:外阴阴道正常,宫颈柱状上皮轻度异位,子宫后位,大小正常,活动好,无触痛,双附件未见异常。

守上方巩固治疗 1 周。

二、临证难点与疗效点评

1. 临证难点

(1) 病程较长:异位妊娠取胎术后持续左侧腹部疼痛 2 年。

(2) 西医治疗无效:外院多次口服、静脉滴注抗生素及住院综合治疗症状未能缓解。

2. 疗效点评

患者腹痛 2 年,中医药治疗 1 个半月,腹痛及诸症消失,盆腔炎性疾病后遗症痊愈。

三、案例解析

【初诊解析】

1. 核心病机分析

《素问·阴阳应象大论》说:"治病必求于本。""本"有显而易见者,有幽而难明者,有真假现象夹杂者,对疑难杂病而言,寻求疾病的本质显得极为重要。王小云教授认为,该患者证属湿热下注,冲任损伤。究其缘由,考虑患者异位妊娠手术病史,损伤冲任,冲任不固,带脉失约,湿邪流于下焦,而致本病。《儒门事亲》说:"冲任督三脉,同起而异行,一源而三歧,皆络带脉。"带下量多、色黄为湿热下注冲任、带脉受损之象;《素问玄机原病式·附带下》曰:"故下部任脉湿热甚者,津液涌溢而为带下也。"《傅青主女科·黄带下》曰:"人有带下而色黄者,宛如黄茶浓汁,其气腥秽,所谓黄带是也,夫黄带乃任脉之湿热也。"湿热之邪阻滞冲任,气血不通,不痛则痛,故见下腹隐痛;湿性黏滞,易阻气机,气不行则湿不化,其体胶着难解,故见腹痛缠绵难愈。湿性重浊,其性趋下,滞于肠道,故见大便溏,日2~3次;湿热内蕴,阻滞气机,清阳不荣于周身而见疲倦;湿热内扰心神而见多梦。舌暗红、苔薄黄微腻少津、脉细弦数为湿热内蕴兼有阴液耗伤之象。

综上,本患者核心病机虚实兼夹,但以实邪(湿热之邪)为主,本虚为辅。

2. 治则与方药

该患者虚实兼夹,治疗时需找准核心病机,明确祛邪与固本的时机。从治病而言,总是以治本为要务,但在疾病发展的不同阶段,矛盾有主次,病情有缓急,病症有先后,故治疗时当遵循"急则治其标,缓则治其本"的原则。该患者目前湿热之邪明显,当以祛邪为主,适当注意顾护扶正,以免祛邪太过伤正,正不胜邪,邪气愈甚,而陷入难治之境。

治疗上清热利湿,行气止痛。方中蒲公英味苦甘,性寒,具有清热解毒、消肿散结的功效;白花蛇舌草味微苦,性寒,具有清热解毒、利湿通淋之功效,且白花蛇舌草还有活血散瘀止痛的功效。两者合用加强清热利湿解毒之力,为君药。香连丸出自《兵部手集方》,由黄连、木香组成,具有清热化湿、行气止痛之效;黄柏清热燥湿,两者为臣药。川楝子、香附疏肝理气止痛;因湿邪黏腻,容易阻滞经络造成体内的气血流通不畅,张仲景对于痰湿之邪的治疗原则是"病痰饮者,当以温药和之",因此在君药苦寒清热的基础上,加用香附、木香等辛散行气之品,既有助于行气止痛,又可以行气化湿而无辛温助热之弊。怀山药益肝、脾、肾三脏之阴,《神农本草经》言山药"补中,益气力,长肌肉"。患者久病,湿热伤阴,予山药益阴补肾;白芍养血敛阴,柔肝止痛,与山药共为佐药。盆炎清胶囊是广东省中医院院内制剂,由赤芍、牡丹皮、香附等组成,具有行气化瘀止痛之功效,以解因湿热久蕴造成的气血瘀滞。全方共奏清热利湿、行气止痛之效。

【二诊解析】

患者经过一诊治疗,其腹痛、带下已明显改善,脉数已去,提示湿热之邪已去大半,故二诊去蒲公英、白花蛇舌草,以免久用苦寒之品伤脾胃,继续用香连丸、炒黄柏、香附清热利湿,行气止痛;加延胡索加强行气止痛之功。畏寒、大便溏薄、苔薄黄腻为中焦有寒又湿邪未清,加炮姜、熟大黄温中通腑,其中熟大黄攻下积滞,使湿热之邪从大便而出,具通因通用之功;炮姜为干姜的炮制品,《本草新编》谓其"止而不动,能固正于内也",既可温脾顾护脾胃,同时炮姜入肾,又可缓和黄柏、黄连、熟大黄等苦寒之性,以免苦寒伤肾,起到反佐之效。怀山药续用益肾养阴。上药寒温并用,攻补兼施,共奏清热利湿、行气止痛之功。

【三诊解析】

三诊时便溏消失,腹痛基本消失,经期将至,虑其平素经量偏多,于清热利湿药中加入地榆、侧柏叶凉血止血,对于经量多属热症者可以起到"防患于未然"的作用。同时久病必虚,现邪将去尽,注意扶助正气,加菟丝子调补冲任,补益肝肾;川牛膝与菟丝子配伍补益肝肾,正逢经期将至,又可引血下行。

四、按语

盆腔炎性疾病后遗症常常发生于盆腔炎性疾病未得到及时或合理的治疗,或流产后、产后,或妇科手术后,是女性上生殖道及其周围结缔组织的炎症,是一种常见的妇科疾病,多发生于育龄期女性。主要病理表现是组织破坏、广泛粘连、增生及瘢痕形成。常见的临床表现为慢性盆腔痛、不孕、异位妊娠,以及盆腔炎性疾病反复发作。本病属于中医学"带下病""妇人腹痛"等范畴。

西医对盆腔炎性疾病的治疗主要是使用抗生素,由于产生的病原体多为需氧菌、厌氧菌、淋病奈瑟球菌及衣原体、支原体等混合感染,故抗生素治疗多采用联合用药。而对于盆腔炎性后遗症目前尚无有效的治疗方法,主要是对症处理或止痛、理疗等综合治疗。

本病临床难点在于疼痛缠绵,反复发作,西医抗生素治疗无效。王小云教授采用中医辨证论治方法,根据患者邪实本虚的主次急缓顺序,先去缠绵之湿热之邪,以断其复发之根,再于补虚固本,防其复发,从而标本同治,速获良效且疗效持久。

医案十七　盆腔包裹性积液

(盆腔巨大包裹性积液5年,多次手术治疗未愈,中药治疗
2个月包块消失。)

一、病案与辨治

杨某,女,40岁。子宫全切术后。

就诊时间:2010年4月15日

主诉:曾行腹部手术3次,发现盆腔包块5年,现腹胀痛伴大便不畅10天。

现病史:患者2004年10月因子宫腺肌病及右侧卵巢巧克力囊肿于外院行全子宫切除+右附件切除术,术后8天因粘连性肠梗阻再次行手术治疗,2005年8月因腹部胀痛行盆腔B超检查,发现盆腔包块大小约为120mm×100mm ×90mm,再行第3次手术,术后诊断为盆腔包裹性积液。第3次手术后半年因再次腹胀痛至急诊,盆腔B超复查又现盆腔包块大小约为90mm×60mm×80mm,考虑盆腔包裹性积液复发,外院保守治疗2年未效,盆腔包块增大,建议再次手术,但告知患者手术后仍有复发可能,患者拒绝再次手术。2010年4月6日妇科B超提示:盆腔混合性包块大小约为150mm×100mm ×97mm。近10天出现腹部胀痛明显,时欲大便,难解,大便排出不畅,不欲饮食,睡眠差。患者自觉痛苦难忍,慕名求诊于王小云教授。

症见:体倦困乏,胃纳欠佳,胃脘部胀满,腹部胀痛,嗳气打嗝,口气异味明显,大便不畅,矢气及大便后下腹痛减。面色潮红,舌暗,舌底静脉增粗,舌苔黄厚,脉弦滑。

体格检查:无发热,全腹软,下腹轻压痛,无反跳痛,隐约触及肿块,大小边界不清。

妇科检查:外阴、阴道正常,宫颈子宫缺如,盆腔可触及包块,质软,大小边界欠清,触痛,其余未见异常。

中医诊断:癥瘕。

中医辨证:腑气不通,湿热瘀结。

西医诊断:盆腔包裹性积液。

治　　法:理气通腑,清利湿瘀。

中药处方:

大黄^(后下)10g　　芒硝^(另熔兑服)10g　　枳实 15g　　法半夏 15g

大腹皮 15g　　陈皮 15g　　　　厚朴 15g　　五爪龙 30g

7 剂,水煎服,每日 1 剂。

二诊:2010 年 4 月 23 日

精神好转,诉服药第 2 日大便通畅,每日数次大便,质烂,便味臭秽明显,后期臭味减轻,矢气频多,矢气或大便后腹胀痛减轻,服药第 3 日腹胀痛消失,口气异味消失,面部潮红稍退,现矢气多,纳一般,眠可,小便正常。舌暗,苔薄白,脉滑。

中药处方:

大腹皮 15g　　法半夏 15g　　厚朴 15g　　苍术 15g

青皮 10g　　　木香^(后下)5g　　茯苓 30g　　肉桂^(焗服)3g

60 剂,水煎服,每日 1 剂。

同时予复方毛冬青灌肠液保留灌肠 3 个月。

随访:2010 年 7 月 1 日。

患者诉遵医嘱用药后,复查盆腔 B 超包块消失(2010 年 6 月 30 日复查 B 超:子宫缺如,双附件未见异常包块),面色红润,皮肤正常,食欲睡眠正常,口气清新,小便色清,大便通畅。追踪随访至今已 11 年余,多次复查妇科 B 超,盆腹腔均未见异常包块。

二、临证难点与疗效点评

1. 临证难点

(1) 患者曾行 3 次手术,导致盆腔巨大包裹性积液,多次手术治疗未愈,病情反复 5 年,患者痛苦不已,对于反复出现而日益增大的盆腔包裹性积液,西医暂无根治方法。

(2) 症状严重:患者腹部胀痛 10 天,大便难解,食欲不佳,若不尽快解决,必然出现饮食不下、大便不出的恶性循环,后果堪忧。

2. 疗效点评

王小云教授诊治后,服中药 2 剂大便通畅,腹痛减轻,服中药 3 剂腹胀痛全消。治疗 2 个多月,盆腔巨大包裹性积液包块消失,连续随访 11 年均无复发。患者感叹当时是"山重水复疑无路",现在是"柳暗花明又一村",不可谓不奇。

三、案例解析

【初诊解析】

1. 核心病机分析

王小云教授认为本患者核心病机是腑气不通,湿热瘀结引致。

(1) 腑气不通,湿热瘀结,不通则痛。本患者面部潮红、口气异味、舌苔黄厚,结合腹部胀痛,嗳气打嗝,大便不畅,乃为一派腑气不通,湿热壅滞大肠之象。气机壅滞,阻于肠道,腑气不通,故见大便秘结不畅;腑气不通,浊气上逆,故胃胀、嗳气打嗝、口气异味;湿热留滞日久,郁阻脉络,积而成癥,故见盆腔包块形成。包块乃有形之邪,压迫肠道加重气机阻滞与腑气不通。且湿为阴邪,重浊黏腻,能阻碍脾胃气机加重腑气不通,腑气不通反之加重湿热内蕴,如此反复,则病情逐日加重。

(2) 手术打击,正气乃伤。患者一年之内行3次手术,金刃所伤,损伤正气,耗气伤血,健运失职,气不行水,湿浊内生,阻塞经脉,瘀血留滞,湿瘀互结,久而成癥,癥瘕阻滞日久,郁而化热,湿瘀热互结,以致诸证丛生。

本病为因虚致实,发为本病,目前以实证为主,标证突出。

2. 治则与方药

患者当前腹部胀痛,大便不畅10天,以“腑气不通”为突出表现,故治疗以行气通腑为主,予大承气汤峻下热结,荡涤肠腑,使邪从大便而出,适宜速治速决速效,《孙子兵法》曰:“兵贵胜,不贵久。”故方中用大黄泻热通便,荡涤肠胃,同时有活血化瘀之功,厚朴、枳实行气散结,消痞除满,共为君药。芒硝助大黄泻热通便,并软坚润燥,大腹皮下气宽中,利水消肿,助君药推荡积滞以加速热结排泄,为臣药。因患病多年,屡次手术,久病必虚,且湿为脾之所病,佐以五指毛桃、陈皮、法半夏健脾益气,运脾和中,气足以利水行湿,气旺则活血消癥,以期事半功倍。正如《医宗金鉴·妇科心法要诀》所云:“凡治诸癥积,宜先审身形之壮弱,病势之缓急,而治之。如人虚,则气血衰弱,不任攻伐,病势虽盛,当先扶正气,而后治其病;若形证俱实,宜先攻其病也。”王小云教授临证数十年,对于盆腔包块的治疗颇有心得,凡检查发现盆腔包块或痛性结节与子宫后壁、底韧带或子宫直肠窝关系密切者,可采用理气通腑的方法进行治疗,使邪有出路,终使病情能够峰回路转,速收成效。

【二诊解析】

二诊患者腑气已通,减大黄、枳实,加青皮、木香以行气破气散结,苍术燥湿健脾,茯苓健脾渗湿,大剂量使用兼有消癥散结之功;少佐肉桂以温通经脉。

毛冬青灌肠液益气利湿化瘀,经直肠壁黏膜直接吸收到盆腔起到驱散病灶的作用,内外合用,标本并治。患者标证已解,后期主要以化瘀消癥、扶正祛邪为原则,做到"祛邪不伤正,扶正不留邪",宗仲景之法,治之从缓,不求速去,待正盛邪去,自无复发之虞。

四、结语

近年来,随着妇女盆腔炎性疾病发病率的上升及妇科手术的增加,盆腔包裹性积液的发生也逐渐增多。盆腔包裹性积液亦称盆腔腹膜假性囊肿、盆腔腹膜炎性囊肿,是一种上皮性囊肿,多发生于生育年龄妇女,往往继发于盆腔手术后,多由妇科手术或慢性盆腔炎、腹膜炎或其他下腹部手术导致盆腔粘连而形成。目前西医常用的治疗方法是在 B 超引导下行囊肿穿刺抽液或穿刺同时注入抗生素及粘连松解剂、激素等药物治疗,或手术切除,但治疗后的复发率高是其临床难点,而复发的盆腔包裹性积液则反复缠绵难愈。

王小云教授指出本病是以"腑气不通"为主要的核心病机,因损伤导致盆腹腔粘连,肠蠕动障碍,宿便内留,渗出增多,形成包裹性积液。治疗应针对"腑气不通"的关键,辨证与辨病相结合,通过现代医学检查方法明确诊断,中医辨证治疗须标本兼治,实证以攻伐为主,佐以扶正;虚证以扶正为主,兼以攻伐,或攻补兼施,理气通腑,方可达到理想的疗效。本案中,王小云教授善从面部五行望诊出发,结合患者大便不畅的表现特征,上下联系,综合分析,准确找出核心病机,用药直击要点,药到病除。她还强调,癥瘕要辨清善恶,择善而从之。盆腔包裹性积液临床上需与盆腔恶性肿瘤相鉴别,在治疗过程中对盆腔包块可结合妇科彩色 B 超或 MRI 等检查,主要观察包块增大趋势、内部结构变化、血流状况及肿瘤标志物水平变化等综合分析,以免误诊、漏诊,耽误病情,延误治疗。

医案十八 不孕症(IVF-ET 失败后)

(不孕 6 年,6 次辅助生殖治疗失败,中药治疗 1 个月自然妊娠。)

一、病案与辨治

朱某,女,29 岁。

初诊时间:2015 年 3 月 27 日。

主诉:未避孕 6 年余,至今未孕。

119

现病史:患者平素月经规则,周期28~30天,经期4~7天,经量稍少,无血块及痛经。自2009年初开始至今未避孕未孕,性生活正常。2013年8月外院查输卵管造影提示双侧输卵管通畅;2013年9月18日:抗精子抗体(ASA)、抗卵巢抗体(AOA)、抗心磷脂抗体(ACA)均为阴性。封闭抗体阴性。2014年7月9日性激素6项检查结果:FSH 3.11IU/L,LH 0.89U/L,PRL 41.83mIU/L,T 0.80nmol/L,P 4.5nmol/L,E_2:53nmol/L;甲状腺功能3项检查结果:正常范围;AMH 15.30ng/m1。IgM:阴性。2014年7月21日某三甲医院妇科B超检查示:子宫大小正常,双附件未见异常。2014年男方精液检查提示:精子数量、活力、正常形态基本正常。2015年曾至外院行4次宫腔内人工授精(IUI)、2次体外受精-胚胎移植(IVF-EF)均未成功受孕(具体治疗方案不详)。末次月经:2015年2月28日,5天干净,量中,色暗红,血块(±),痛经(±),乳房胀痛(±)。

症见:情绪焦虑,说话语声急切,无口干口苦,无头晕头痛,纳眠可,二便调,带下量偏多,少许异味,外阴瘙痒明显。舌淡胖,苔薄白,脉弦滑。

妇科检查:外阴大阴唇皮肤纹理稍粗,阴道内分泌物偏多,色白,宫颈光滑,子宫后位,大小正常,双附件未见异常。

辅助检查:2015年3月27日白带常规、细菌性阴道病检查未见异常。

中医诊断:不孕症。

中医辨证:肝气郁结,湿邪下注。

西医诊断:不孕症。

治　　法:健脾祛湿,疏肝理气。

中药处方:

白术 15g	苍术 15g	茯苓 15g	六神曲 15g
白扁豆 25g	炒薏苡仁 25g	法半夏 15g	陈皮 15g

7剂,水煎服,每日1剂。

中成药:养阴舒肝胶囊:每次4粒,每日3次,服7日。

二诊:2015年4月11日。

末次月经:2015年4月1日,4天干净,量偏少,色红,有血块,口干,纳眠可,无乳胀腰酸,外阴瘙痒消失,带下量、色、质正常,小便调,大便时干结。舌淡胖,苔薄白,脉弦。

中药处方:

柴胡 10g	白芍 15g	香附 10g	白术 15g
熟地黄 15g	当归 15g	木香(后下)5g	

14剂,水煎服,每日1剂。

中成药:养阴舒肝胶囊,每次 4 粒,每日 3 次,服 14 日。

三诊:2015 年 4 月 27 日。

治疗后情绪稳定,纳、眠可,带下量、色、质正常,小便调,大便时干结。舌淡红偏胖,苔薄白,脉弦略滑。

中药处方:

白芍 15g	当归 10g	香附 10g	素馨花 10g
青皮 10g	白术 15g	旋覆花 10g	菟丝子 15g

14 剂,水煎服,每日 1 剂。

中成药:养阴舒肝胶囊,每次 4 粒,每日 3 次,服 14 日。

四诊:2015 年 5 月 22 日。

停经 52 日,恶心欲吐 3 日。5 月 4 日自测尿妊娠阳性,5 月 5 日外院查 HCG 127.10IU/L,5 月 20 日外院 B 超检查:宫内活胎,孕约 7$^+$ 周。

现症见:腰酸,恶心欲吐,心烦,纳可,眠一般,尿黄,大便 3~4 日一行,质偏干,带下正常,舌淡红,苔薄白,脉滑略数。

中医诊断:胎动不安(肾阴虚)。

治法:补肾固冲,清热安胎。

女贞子 15g	桑寄生 15g	菟丝子 15g	生地黄 15g
黄芩 10g	白术 15g	续断 15g	紫苏梗 15g

7 剂,水煎服,每日 1 剂。

继续随诊治疗至妊娠 12 周,B 超检查提示胚胎发育良好。

随访:2020 年 12 月随访,患者于 2016 年 1 月上旬顺利分娩一男婴,现已 4 岁多,发育健康,活泼可爱。

二、临证难点与疗效点评

1. 临证难点

不明原因性不孕 6 年,经 4 次宫腔内人工授精(IUI)、2 次体外受精 - 胚胎移植(IVF-EF)均未受孕,实属于难治的不孕症患者。

2. 疗效点评

王小云教授中医药辨证治疗 1 个月遂令患者自然妊娠,且生下健康活泼男婴。

三、案例解析

【初诊解析】

1. 核心病机分析

本患者的核心病机为肝气郁结,湿邪下注。肝郁气滞,气血失调,冲任失和,胎孕不受,此乃不孕原因之一;肝气郁结,木旺乘脾,土虚无力运化水湿,湿邪下注,冲任壅滞,故而不孕,此乃不孕原因之二。如何能准确剖析核心病机,指导临证辨治呢?

王小云教授首先针对望诊见患者情绪焦虑、言语急切且脉诊触及脉象弦而有力,故辨证为肝木偏旺,肝郁气滞之象;其次考虑患者久治多年未孕,且经历多次辅助生殖技术治疗失败、情绪受到较大的影响;再次患者就诊除了求孕治疗外,另突出的症状还有外阴瘙痒,带下量多、异味。《傅青主女科》曰"夫带下俱是湿症"。结合患者舌胖、脉弦滑,考虑与肝木克脾土,土虚失运、湿邪下注有关。"夫白带乃湿盛而火衰,肝郁而气弱,则脾土受伤,湿土之气下陷"。患者肝郁日久,木旺乘土,导致脾虚湿生,湿邪下注,浸淫阴部,故而外阴瘙痒。综上所述,本例患者以肝郁气滞为本,湿邪为标,标本互为因果,标本俱重。

2. 治则与方药

本病例首先明确了核心病机,辨证论治自然需要层层推进,根据标本缓急而确定治法,以疏肝解郁、健脾祛湿为主,标本同治。黄元御《四圣心源》言:"土气冲和,则肝随脾升,胆随胃降,木荣而不郁。土弱而不能达木,则木气郁塞,肝病下陷而胆病上逆。木邪横侵,土被其贼,脾不能升而胃不能降。"说明肝木疏泄与脾主运化的关系非常重要。

方中先取王小云教授的养阴舒肝胶囊以疏肝解郁、滋肾养阴,取君药之义。白术,味甘辛,性温,李杲谓之其能"去诸经中湿而理脾胃"。《本草新编》称"白术健脾开胃之神药,而其妙尤能去湿",且能"利腰脐之气",用于湿邪之气浸入肾宫的腰疼能取独效,而患者本身脾肾均有不足;苍术善走大肠而祛湿为臣,与白术联用,两者一散一补,互为促进,中焦得健,脾胃纳运如常,水湿得以运化,共奏补脾益气、运脾燥湿之功,为臣药。佐以二陈汤以理气和中兼燥湿化痰,扁豆、薏苡仁加强利湿之功,神曲健脾和胃,行气化痰。诸药共奏健脾祛湿、疏肝理气之功效。患者肝气得疏,脾气得健,湿气得运,带下得除。

【二诊解析】

二诊时患者湿邪下注诸症已消,故继续疏肝解郁为主,佐以健脾益气,以培土抑木。药用疏肝圣药柴胡为君,《神农本草经》谓之能"去肠胃中结气,饮食积聚,寒热邪气",《本草思辨论》曰"人身生发之气,全赖少阳,少阳属春,其时草木句萌以至甽(chàng)茂,不少停驻。然当阴尽生阳之后,未离乎阴,易为寒气所郁,寒气郁之,则阳不得伸而与阴争,寒热始作。柴胡乃从阴出阳之药,香气彻霄,轻清疏达"。柴胡配白芍疏肝柔肝,正合"肝体阴而用阳"之性;加入平而不寒、香而能窜的香附,《本草纲目》谓之"其味多辛能散,微苦能降,微甘能和。乃足厥阴肝、手少阳三焦气分主药,而兼通十二经气分",被称为"气病之总司、女科之主帅",柴胡和香附为伍,加强疏肝理气之用。再合当归、熟地黄加强养血柔肝之力,白术健脾益气,木香健脾行气以安中土,一方面培土抑木,另一方面防土虚木乘。配合养阴舒肝胶囊加强疏肝解郁之力。诸药合用,则肝郁得解,脾胃之气得以升腾,气血和调。

【三诊解析】

三诊时王小云教授继续予疏肝理气,健脾益气为治,同时考虑肝肾同源,且肾主生殖,因此补肾疏肝以助孕。方以香附配合素馨花,香附"乃血中气药,通行十二经,八脉气分,主一切气"(《本草备要》),素馨花味苦,性平,无毒,善疏肝解郁,行气调经止痛;《岭南采药录》称其"解心气郁痛"。再加上青皮疏肝破气、消积化滞,众多药力直解肝郁;更妙的是配伍旋覆花,《本草纲目》谓之"行水下气,通血脉",可加强方药降气行气之力。继续给予归、芍养血柔肝,白术健脾固中,并加入菟丝子平补肝肾。如此,肝气得疏,脾气得养,肾气得固。

【四诊解析】

经过精心治疗,患者终于如愿怀孕。现腰酸、心烦、尿黄、便秘、脉数乃有肾阴虚有热之象,加之患者平素肝郁,久则暗耗肝阴,妊娠以后气血下注冲任以养胎元,肝阴更显不足,肝肾同源,故而容易表现阴虚之证。治疗以寿胎丸去性温之阿胶固肾安胎,以女贞子滋肾养阴,生地黄养阴清热,黄芩、白术为"安胎圣药"(《丹溪心法·金匮当归散论》),主治血热胎动不安;紫苏梗行气安胎止呕。

四、按语

不孕症是指女性 12 个月以上未采取避孕措施,性生活正常而没有成功妊娠的生殖系统疾病。不孕症的发生受许多因素影响,直接的因素有女方的排卵因素、输卵管因素、子宫因素等,还有男方因素。经过不孕症常规诊断评估后仍无法确定不孕病因的不孕状态,称为原因不明性不孕(unexplained infertility,UI),约占不孕症的 10%~30%。UI 是诊断性术语,其诊断依赖于各种检查的范围和精确度。我国一些妇产科学相关教材中也有关于 UI 的概念,指出 UI 是一种生育能力低下的状态,属于排除性诊断。也阐述了 UI 并非没有原因,可能的病因包括免疫因素、潜在的精子/卵母细胞质量异常、受精障碍、隐形输卵管因素、胚胎植入失败、遗传缺陷等,但应用目前的常规检测手段很难确诊。现代医学治疗方面,由于没有发现一个明确、特定的生殖缺陷或功能的损害,对于 UI 的治疗尚无统一的策略。专家共识建议 UI 的治疗包括期待治疗和积极治疗,积极治疗包括诱发排卵、人工授精、体外受精-胚胎移植、腹腔镜手术等。但正如该患者一样,经过一系列积极的现代医学处理后,患者仍难以受孕。因此 UI 是现代医学临床的治疗难点之一。

王小云教授从中医辨证论治角度出发,强调抓住就诊时的主要矛盾,"不畏浮云遮望眼",一层一层抽丝剥茧。在明辨核心病机的基础上,初诊以疏肝解郁、健脾祛湿为主;二诊治疗湿气已祛,结合患者言语间充满对妊娠的渴望、对过去多年试孕失败经历的失望,肝气不疏表现突出,故加强疏肝解郁助孕为主,见肝之病,知肝犯脾,当先实脾,故培土抑木,防止肝木再次横克脾土;三诊在疏肝健脾基础上适当加入补肾助孕之品,以固护先天之气。王小云教授遣方用药精心化裁,疏肝解郁,健脾祛湿,补肾安胎,层层递进,步步为营。最终药到病除,患者如愿以偿,成功怀孕生子。

医案十九　不孕症(卵巢功能减退)

(卵巢功能减退性不孕,中药治疗 3 个月成功妊娠。)

一、病案与辨治

陈某,女,32 岁。

初诊时间:2011 年 12 月 25 日。

主诉:已婚同居 1 年多,未避孕至今未孕。

现病史:患者已婚 1 年多,性生活正常,未避孕至今未孕。既往月经规则,28~30 天一潮。近半年月经稀发,40~50 天一潮。末次月经:2011 年 12 月 24 日,6 天干净,量中,经色暗,血块多,痛经(+)。前次月经:2011 年 11 月 10 日,7 天干净,量中。2011 年 12 月 26 日查性激素:FSH 19.63IU/L,LH 8.2IU/L,E_2 184.26pmol/L,T 1.33nmol/L。同日 B 超检查提示:子宫大小正常,子宫内膜厚 7.5mm,双附件未见异常,左卵巢内见卵泡数 3 个,右卵巢见卵泡数 1 个。丈夫精液检查正常。

症见:两侧脸颊散在斑点,伴腰酸、咽干,纳眠可,经前乳房胀痛,烦躁易怒,易便秘,小便调。舌暗红,苔薄白,脉弦细数。

中医诊断:不孕症。

中医辨证:肾虚肝郁。

西医诊断:不孕症;卵巢功能减退症。

治　法:疏肝解郁。

中药处方:

| 柴胡 10g | 白前 10g | 白芍 15g | 熟地黄 15g |
| 山茱萸 15g | 怀山药 15g | 牡丹皮 10g | 赤芍 15g |

14 剂,水煎服,每日 1 剂。

中成药:养阴舒肝胶囊:每次 4 粒,每日 3 次,服 14 日。

二诊:2012 年 1 月 7 日。

现为月经第 19 日,精神可,腰酸、经期乳房胀痛等不适消失,面斑稍淡,口干口苦,纳可,眠改善,二便调,自觉阴道干涩。舌偏红,苔薄黄,脉弦细数。

中药处方:

| 女贞子 15g | 生地黄 15g | 熟地黄 15g | 怀山药 15g |
| 墨旱莲 15g | 麦冬 15g | 黄柏 15g | 黄芩 10g |

14 剂,水煎服,每日 1 剂。

三诊:2012 年 2 月 4 日

末次月经:1 月 20 日,量偏多,7 日干净,经行血块减少,痛经消,经后口干明显,大便干结。舌偏红,苔薄白,左脉弦滑,右脉弦细。

中药处方:

| 生地黄 30g | 麦冬 30g | 玄参 30g | 白芍 10g |
| 牡丹皮 10g | 女贞子 25g | 墨旱莲 15g | 郁金 10g |

14 剂,水煎服,每日 1 剂。

中成药:玉冬育阴胶囊(广东省中医院院内制剂):每次 3 粒,每日 3 次,服 14 日。

四诊:2012 年 2 月 25 日。

2012 年 2 月 18 日月经按期来潮,7 日干净,量、色、质同前。现精神可,面斑明显减淡,无腰痛,偶有口干,纳眠可,二便调。舌淡红,苔薄白,脉弦细。上个周期BBT 高温相14 日,温差上升0.4℃。2月20日复查性激素:FSH 6.45IU/L,LH 4.56IU/L,E_2 103.45pmol/L,T 1.26nmol/L。

中药处方:

| 白术 10g | 女贞子 20g | 熟地黄 10g | 醋香附 10g |
| 怀山药 20g | 麦冬 10g | 益母草 10g | 菟丝子 20g |

水煎服,每日 1 剂,共 14 剂

中成药:仙子益真胶囊(广东省中医院院内制剂):每次 3 粒,每日 3 次,服 14 日。

患者经过上述中医辨证治疗,月经正常来潮已 2 个月,复查性激素水平结果恢复正常。此后按上诊治法继续调治 2 个月。末次月经:2012 年 3 月 19 日,历 5 天,量中。本周期基础体温的高温相持续 16 天未降,月经过期 5 天未至,2012 年 4 月 24 日查血 HCG 2 327IU/L,孕酮 26.93ng/L,确定妊娠,无下腹痛,无腰酸,无阴道出血。

随访:患者于 2013 年 1 月上旬顺利分娩一健康女婴。2021 年随访,女孩已上小学,学习成绩优秀,健康聪慧。

二、临证难点与疗效点评

1. 临证难点

卵巢功能减退症引起的不孕是目前妇科医学界的难题,现代医学一般建议采用辅助生殖技术助孕。

2. 疗效点评

中医药辨证治疗 2 个月,患者的月经周期和性激素水平恢复正常,治疗 3 个月余患者如期受孕,并顺利产下健康女婴。

三、案例解析

【初诊解析】

1. 核心病机分析

本患者的核心病机为肾虚肝郁。肾主生殖,肾虚则冲任虚衰而不孕;肝气郁结,气血失调,冲任失和也致不孕。中医讲究治病求因,强调见微知著,透过现象看本质。王小云教授从 3 个线索发掘核心病机:①望诊,患者两颊散在斑点,所谓"无瘀不成斑"。气血瘀堵,不能上泽于面,则形成色斑。中医认为两侧面颊为肝经循行之处,此处若出现散在斑点,则提示肝气郁结,气滞血瘀,但气滞重而血瘀轻;若此处出现成片的斑块,则提示是血瘀较重的表现。缘何会发生肝郁呢?女子以肝为先天,生性容易幽郁,而该患者长期月经失调、婚后求孕失败带来的精神压力,气行则血行,气滞则血瘀。②问诊,患者经前乳房胀痛,经血色暗、有血块、痛经,乃肝气不舒,气滞血瘀,不通则痛。腰酸提示肾精肾气不足,咽干为肾阴亏虚,津不上承。月经稀发为肾虚不能滋养之故。舌暗红则为阴虚内热之象。③脉诊,患者脉弦细数亦支持肾虚肝郁。

综上所述,患者发病之本在于肾虚,肾主生殖,肾虚则受孕艰难;肾 - 天癸 -

冲任是维持正常月经的必要条件,肾虚日久,月经势必会受到影响,故出现月经稀发。但肝肾密切相关,如《素问·阴阳应象大论》曰:"肾生骨髓,髓生肝。"吴昆注曰:"髓生肝,即肾生肝,水生木也。"符合明代李中梓在《医宗必读》中提出的著名的"乙癸同源,肾肝同治"理论观点。所以肾虚日久,加之患者久不受孕,情绪受影响,势必导致肝气郁结。

2. 治则与方药

治疗上,遵标本兼治的原则,肝郁为标为实,肾虚为本为虚。肝郁易解,标邪易去;而肾虚日久,需要久补。故治疗上,先解肝郁,再补肾阴肾气。

初诊以疏肝解郁为主,兼佐补母益子。疏肝解郁以柴胡,气平,味苦,《神农本草经疏》谓其"主心腹肠胃中结气,饮食积聚,寒热邪气,推陈致新"。柴胡配白芍疏肝柔肝,正合肝体阴而用阳之意,为君药。患者面部色斑、痛经,气滞已致血瘀,故加入理气散瘀止痛之赤芍,以加强活血化瘀之功。白芍酸寒,能收能补,赤芍泻热散瘀,只散不补,两者伍用,一散一敛,一泻一补,对阴虚夹瘀之证最为适合。另外,在调节气机升降中,肝气主升,肺气主降,促进气机的正常运转需要肝肺升降协调,故王小云教授加入白前以宣降肺气,白前味辛甘,微温,《本草再新》认为其可以入肝、肺二经,主要功能为泻肺降气,用在本方中,取其降泻肺气之功,以协调肝气之疏解。该患者标实为肝郁,本为肾虚,一味地泻肝疏肝也容易损伤正气,故方中加入了六味地黄丸之三补,即熟地黄、山药和山茱萸,以加强扶正固本之力,且如此一来,祛邪不伤正。患者舌暗红、脉细数为内有虚热之征,故加牡丹皮养阴清热,增强六味地黄丸之"三补"功效。

【二诊解析】

两诊中药辨证治疗使患者月经周期恢复正常,面斑减淡,乳房胀痛改善,但仍口干口苦。舌偏红,苔薄黄,脉细数。为疏肝之后,肝肾阴虚、阴虚内热之证,故治疗以滋肾养肝、清除虚火为主。方中以二至丸为主,滋养肝肾之阴,生地黄清热凉血,养阴生津。麦冬养肺阴以济肾阴,取金水相生之意。黄芩、黄柏清泻相火,熟地黄、怀山药滋阴补肾,全方共奏清热养阴之功。

【三诊解析】

患者本为肝肾阴虚之人,本次月经经量偏多,阴血耗伤,阴虚明显,且伤及津液,故经后口干明显、大便干结、舌偏红。治疗以滋养肝肾之阴为主,滋阴增液。方以增液汤(生地黄、麦冬、玄参)为君,增液汤,出自《温病条辨》,为治燥剂,具有增水行舟之功效。方中重用玄参为君药,其性咸寒润下,善滋阴降火,润燥生津,《本草备要》曰玄参"色黑入肾,能壮水以制火,散无根浮游之火"。

麦冬甘寒滋润,大有滋阴润燥之功;生地黄滋阴壮水,清热润燥。二药共为臣佐。三药合而用之,大补阴津,即以增水,水满则舟自行。全方药少力专,"妙在寓泻于补,以补药之体,作泻药之用,既可攻实,又可防虚"(《温病条辨》),佐以二至丸,加大女贞子用量,加强滋养肝肾之阴。白芍养血柔肝,养阴生津。牡丹皮养阴清热,郁金疏肝解郁,以防肝郁不舒,暗耗肝阴。

【四诊解析】

经过治疗患者阴虚内热基本已清,故治疗以滋阴补肾助孕为主,以熟地黄、菟丝子、女贞子补益肝肾,白术、山药健脾益气,以后天补先天,麦冬滋阴益肾,现为经前,以香附疏肝理气,益母草活血调经。仙子益真胶囊由菟丝子、女贞子、枸杞子等组成,具有补肾滋阴的功效,终于使患者成功受孕,诞下爱女,达成所愿。

四、按语

本案患者未避孕1年多未孕,伴月经稀发,检查性激素提示已经处于早发性卵巢功能不全的生化异常期,B超检查见窦状卵泡数减少,诊断考虑属于卵巢储备功能减退(diminished ovarian reserve,DOR)引起的不孕症。DOR患者卵巢内卵母细胞的数量减少和/或质量下降,同时伴有抗米勒管激素(anti-Müllerian hormone,AMH)水平降低、FSH水平升高。严重影响患者生育力,属于妇科生殖界的难题。同时,卵巢储备功能减退的发病率呈逐渐上升和低龄化趋势。而随着我国人口结构逐渐老龄化,社会和家庭都迫切要求提高生育率和生活质量,卵巢储备功能减退已成为我国当前医疗卫生工作中的一个重点疾病。现代医学在DOR的筛查方面建立了较为完备的体系,但除了积极的辅助生育技术外,尚无针对性的治疗方法,中医药在此方面具有一定的优势。

王小云教授从"肾主生殖""肝肾同源"等中医理论出发,治疗上,先予疏肝解郁,待肝郁之标去除之后,对症予以滋阴清热,最后滋养肾阴肾气,使肾气旺,肾阴足,胎孕乃成。

医案二十　不孕症(卵巢早衰合并宫腔粘连)

(患者卵巢早衰合并宫腔粘连致不孕,治疗半年成功自然怀孕,顺利产子。)

一、病案与辨治

陈某,32岁。已婚。

初诊时间：2012 年 10 月 27 日。

主诉：夫妇同居未避孕 3 年未孕，现闭经半年余。

现病史：患者 17 岁月经初潮，月经周期、经期和经量均正常，5 年前开始出现月经稀发，一般 40 天~3 个月月经一潮，3~4 天净、量少。2009 年年初结婚，婚后怀孕，因考虑工作忙暂无生育需求而行人工流产终止妊娠，术后停经 3 个月，妇科 B 超检查考虑宫腔粘连，于 2009 年 4 月在外院行宫腔镜下子宫内膜粘连松解术，术后月经仍稀发且量少。2011 年 3 月查血清性激素：FSH 95.29IU/L，LH 23.55IU/L，E$_2$ 12pg/ml；阴道 B 超检查：子宫后位大小正常，内膜厚 5mm，双侧卵巢偏小（左 24mm×13mm，右 20mm×10mm），未见优势卵泡回声。2011 年 5 月复查血清性激素：FSH 70.24IU/L，LH 25.41IU/L，E$_2$ 29pg/ml。西医诊断为卵巢早衰。给予激素替代疗法（雌二醇片 / 雌二醇地屈孕酮片口服）治疗 1 年，服激素期间月经正常来潮，但经量少。曾于 2011 年行宫腔内人工授精（IUI）3 次均失败，2012 年接受体外受精 - 胚胎移植（IVF-ET），即试管婴儿治疗，促排卵治疗后取卵 3 个，后因卵泡质量差，胚胎配置未成功而未行辅助生殖技术治疗。末次月经：2012 年 3 月 8 日，经后停服性激素至今。

症见：形体偏瘦，两颧部显见青色，下颌部皮肤隐隐泛红，平素容易烦躁易怒，有时情绪低落，易疲倦，近半年潮热汗出明显，记忆力明显减退，腰酸，纳一般，失眠多梦，易醒，阴道干涩，性欲下降，二便调。舌稍红，苔薄黄，脉弦细。

妇科检查：外阴阴道正常，分泌物不多，宫颈光滑，子宫前位、大小正常，双附件未触及异常。

中医诊断：不孕症；闭经。

中医辨证：肾虚肝郁证。

西医诊断：不孕症；卵巢早衰。

治　　法：养肾疏肝，调经助孕。

中药处方：

熟地黄 30g	女贞子 30g	墨旱莲 15g	鹿角胶^{（烊服）}10g
郁金 10g	茯苓 15g	当归 10g	制山茱萸 25g

14 剂，水煎服，每日 1 剂。

中成药：养阴舒肝胶囊，每次 4 粒，每日 3 次，服 14 日。

二诊：2012 年 11 月 15 日。

精神情绪好转，潮热汗出明显减轻，失眠多梦、阴道干涩、性欲下降改善，但月经尚未来潮。面部两颧的青色减退、下颌部泛红消失。舌稍红，苔薄白，脉弦细。

中药处方：

| 熟地黄 30g | 女贞子 15g | 当归 10g | 生地黄 15g | 赤芍 15g |
| 郁金 10g | 茯苓 15g | 麦冬 15g | 醋制龟板^(先煎)10g | |

30 剂,水煎服,每日 1 剂。

三诊:2012 年 12 月 20 日。

末次月经:2012 年 11 月 30 日来潮,4 天干净,量偏少。两颧青色消失、面色红润光泽、精神情绪正常,潮热汗出消失,睡眠安稳。舌脉同上诊。

继续按上方加减治疗 3 个月,每月月经按时来潮,经量正常。

随访:2013 年 4 月 27 日。

末次月经:2013 年 2 月 28 日,监测基础体温呈高温相持续 23 天未降,检查血 HCG:6 987.2IU/L,孕酮 106.07nmol/L,提示妊娠;考虑患者有卵巢早衰病史,妊娠后给予补肾安胎治疗至 12 周。

此后患者定期产检,胎儿发育正常,足月顺产一男孩,身体健康。2017 年初再随访,孩子 3 岁多在幼儿园学习,身体智力发育良好。

二、临证难点与疗效点评

1. 临证难点

本患者主要有 2 个治疗的难点,一是患者人工流产后出现停经、宫腔粘连,子宫内膜环境较差;二是出现卵巢早衰。患者两个难点兼具,要恢复正常月经已属不易,要正常受孕、产子则更是难上加难。患者历经宫腔镜下子宫内膜粘连松解术、性激素治疗,人工授精以及 IVF-ET 取卵卵泡质量差失败等一系列求医过程,均难成功妊娠。

2. 疗效点评

王小云教授中医辨证治疗 6 周,患者的证候大有改善,治疗 2 个月月经自然来潮,半年内成功自然怀孕,顺利产子,母子健康,疗效显著。

三、案例解析

【初诊解析】

1. 核心病机分析

王小云教授认为,本例病因病机错杂,主要责之于肾。该患者形体偏瘦、面下颌部隐隐泛红、舌稍红、苔薄白,结合月经稀发量少,腰酸健忘,潮热汗出,阴道干涩,性欲下降,均为肾虚之见证。《素问·六节藏象论》曰:"肾者,主蛰,封藏之本,精之处也。"《傅青主女科》有语云:"经水出诸肾……肾气本虚,又何能盈满而化经水外泄？"《医学正传》云："况月经全借肾水施化，肾水既乏，则经血日以干涸。"肾为先天之本，藏真阴而寓元阳，主生殖。本例先天肾气不足，加之后天手术损伤，肾精亏损，天癸竭，经水乏源，血海不能满溢，故致月经停闭；肾虚肝失所养，肝气偏旺，故情绪易怒及抑郁，面颧青色；肾虚肝郁，经脉不通、血行不畅，更加重肾-天癸-冲任-胞宫功能失调而导致卵巢早衰。虽然本例卵巢早衰病机多证夹杂，但"肾虚肝郁"当视为本病的病机关键。

2. 治则与方药

王小云教授诊治妇科疑难疾病的卵巢早衰，注重于"养"与"疏"二法，即滋养与疏通并举，滋养以补源，疏通以行经。卵巢早衰有虚实之别，治法攻补各异。卵巢早衰既称"早衰"，并非指先天不足，患者之前正常月经来潮，而缘于后天种种原因，致月经在不当绝之时闭止。此病的发生，与现代社会的工作压力、精神紧张和不健康的生活规律，损害了神经内分泌功能而影响正常月经生理等因素息息相关。王小云教授临证强调善于从患者的四诊资料中寻找蛛丝马迹，分析"因果"关系，辨证准确，治疗得法，"通经之法在于开源"，她通过运用滋养与疏通的治法，滋肾养肝治其本，疏理肝气调其标，使阴平阳秘，精血俱旺，结果经水自调，孕育自然水到渠成。

中药以四物汤与二至丸加减化裁。方中熟地黄、鹿角胶两药补肾填精，为君药。女贞子、制山茱萸增强补肾作用，女贞子与墨旱莲合用，补益肝肾，滋阴养血，同时尚可清热，为臣药。酌加郁金、当归合用，理气解郁，活血化瘀，以防脉络瘀滞，为佐药。茯苓健脾渗湿，养心安神，为使药。全方共奏补肾疏肝、养血调经之功效。

【二诊、三诊解析】

二诊复诊时患者低雌激素症状已获改善，但月经仍未潮。继续予四物汤补血养血，其中重用熟地黄为君药，张景岳认为熟地黄"至若熟则性平，禀至阴之德，气味纯静，故能补五脏之真阴"，"实精血形质中第一品纯厚之药"。卵巢早衰经血无源以下，故非熟地黄不足以达其效，故此处予以重用；郁金与当归配合，疏肝理气，养血活血，配伍熟地黄以疏养精血为臣药；佐以女贞子滋补肾阴，配合熟地黄加强填精补肾之力，茯苓养心安神，龟板交通心肾，诚如《本经逢原》指出"龟禀北方之气而生，乃阴中至阴之物，专行任脉，上通心气，下通肾经"，故两者合用，有利于心火下济肾水，促进肾水复常，麦冬补肺以促进金水相生；全方合用疏养结合，从根本上起到滋肾养肝，疏肝解郁，激发肾主生殖的功能，促进卵巢功能恢复，帮助排卵，恢复月经自然周期，使患者成功自然妊娠。

四、结语

卵巢早衰(POF)是指女性在 40 岁以前出现卵巢功能衰退,主要表现为月经异常(闭经、月经稀发),相隔 4 周以上 2 次促性腺激素水平升高(FSH>40U/L),雌激素水平波动性下降。该病的发生率大概为 1%~2%,严重影响患者的生育力和生活质量。针对以上两种情况,西医学的治疗主要方法采用性激素治疗,或依赖于辅助生育技术。目前尚无最佳的治疗方案可以恢复已经衰退的卵巢功能。同时子宫内膜容受性不孕也是目前妇科生殖界的难题,赠卵体外受精-胚胎移植(IVF-ET)是该病患者解决生育问题的可选途径。赠卵 IVF-ET 的妊娠率可达 40%~50%,但卵源缺乏,且不被多数患者所接受。

王小云教授通过望诊等四诊信息,关注证候细微的动态变化,结合诸症,由内司外,内外结合,推断病位所属、证候分型、证变规律等,思辨可行的治疗方案,她考虑本病例以正气亏虚、肾精肝血乏源不足,肝气郁滞,故给予滋养肝肾,疏肝理气,进行积极调治,最终既改善月经,又提升了受孕概率。

医案二十一　不孕症(输卵管阻塞)

（双输卵管阻塞并宫腔粘连,中药治疗 3 个多月,
成功妊娠并顺利分娩健康胎儿。）

一、病案与辨治

文某,女,35 岁。

初诊时间:2018 年 3 月 16 日。

主诉:未避孕未孕 2 年。

现病史:患者 5 年前顺产一胎,3 年前人工流产一次,现拟生二胎,现未避孕至今未孕 2 年余。平素月经周期23~35 天,经量中等,5 天干净,色暗,血块多,痛经(++),人工流产后月经量偏少。末次月经:2018 年 2 月 24 日,量偏少,血块(+)。2018 年 3 月于外院行子宫输卵管造影检查,结果提示:左侧输卵管远端阻塞,积水,远端轻度上举征,缠绕并极度扭曲;右输卵管远端不完全阻塞,积水,远端上举征,较狭长,子宫偏小,右宫角部显著缺损,双宫角不对称,考虑宫腔粘连。多家医院建议患者行宫腹腔镜手术,患者惧怕手术,慕名特找王小云教授要求中医治疗。

症见:精神可,面色晦暗,少许散在暗斑,鼻唇沟发暗,下腹胀,睡眠欠佳,

带下量多,色黄质稠,二便正常。舌暗红,舌根苔黄厚,舌底静脉迂曲,脉滑。患者平素嗜好辛辣。

2018年1月18日阴道B超检查(黄体期):子宫大小正常,子宫内膜厚6.0mm,双附件未见异常。

妇科检查:外阴阴道正常,黄稠分泌物量多,宫颈光滑,子宫后位,大小正常,无压痛,欠活动,后壁欠平滑,双附件区增厚压痛。

中医诊断: 不孕症;盆腔炎。

中医辨证: 湿热瘀阻。

西医诊断: 继发性不孕;盆腔炎性疾病后遗症;宫腔粘连。

治 法: 清热利湿,理气化瘀。

中药处方:

败酱草 15g	白花蛇舌草 25g	大黄(后下)10g	枳实 15g
毛冬青 30g	路路通 30g	王不留行 30g	忍冬藤 30g

14剂,水煎服,每日1剂。

二诊:2018年4月3日。

末次月经:2018年3月22日,量偏少,腹胀及痛经消失,面色显光泽、少许散在暗斑,鼻唇沟发暗稍退,纳、眠好,带下量明显减少,色偏黄,二便正常。舌偏暗,苔薄黄,舌底络脉迂曲,脉弦细。2018年3月24日阴道B超检查(月经周期第3天):子宫大小正常,子宫内膜厚4mm,双附件未见异常,双侧窦状卵泡数共4个。性激素6项符合卵泡期改变;血甲状腺功能检查正常。

中药处方:

毛冬青 30g	蛇舌草 25g	路路通 30g	柴胡 15g
千斤拔 15g	赤芍 15g	黄柏 15g	怀山药 15g

30剂,水煎服,每日1剂。

三诊:2018年5月3日。

面色红润有泽,散在暗斑明显变淡。末次月经:2018年4月25日,量中,无血块,无特殊不适,大便偏硬,欠畅。舌淡红,苔薄白,脉弦滑。

中药处方:

酒大黄 10g	枳实 15g	毛冬青 30g	千斤拔 15g
大血藤 15g	白术 15g	香附 10g	路路通 30g

30剂,水煎服,每日1剂。

随访:2018年7月10日。

末次月经:2018年5月23日,量中。2018年6月底因月经过期5天未至,自测尿妊娠试验阳性,无其他不适。7 月 10 日查血 HCG 5 599mol/L,孕酮 20.59ng/L;阴道 B 超检查,结果提示:宫内孕,如孕 5^+ 周。考虑患者有宫腔粘连病史,根据辨证继续给予补肾安胎中药治疗。2019 年 2 月底顺产一男婴,身体智力发育正常。

二、临证难点与疗效点评

1. 临证难点

(1) 宫腔粘连,子宫内膜容受性差:人工流产术后月经量少,子宫造影提示宫腔粘连;阴道 B 超检查提示子宫内膜菲薄。

(2) 卵巢储备功能低下:月经周期第 3 天阴道 B 超监测窦状卵泡总数只有 4 个。

(3) 盆腔内环境不良:子宫输卵管造影显示输卵管阻塞并积水,双侧输卵管形态变异,盆腔粘连严重。

以上情况无疑是造成患者不孕的关键因素,即使侥幸妊娠,异位妊娠或难免流产的风险也会明显增加。

2. 疗效分析

王小云教授给予辨证论治共 3 个多月,使患者成功妊娠并顺利分娩健康宝宝,同时痛经、下腹坠胀等症状完全消失,面部色泽恢复如常,暗斑消失,疗效奇佳。用患者的话说是"用最低的费用、最短的时间,收到最如意的效果,治愈最难的疾病"。

三、案例解析

【初诊解析】

本病例由于宫腔粘连、子宫内膜容受性差、卵巢储备功能低下、输卵管阻塞及盆腔粘连等诸多因素导致了不孕,实属妇科疑难疾病。

1. 核心病机分析

患者既往人工堕胎,金刃损伤,瘀血留滞胞宫胞脉,又长期喜食辛辣,日久肠胃湿热丛生,湿热下注,与下焦瘀血搏结,湿热瘀阻,胞宫胞络受阻,故影响子宫内膜正常的周期性变化,出现宫腔粘连、子宫内膜容受性下降、卵巢储备低下等;瘀血内阻,气血不能上荣颜面,而见面色晦暗、面部暗斑、鼻唇沟皮肤颜色发暗,舌暗、舌底静脉迂曲;瘀阻胞宫胞脉,而见经血有块,不通则痛,故见痛经,输卵管阻塞;舌红、舌根苔黄厚、妇科检查见阴道内黄稠分泌物多,为局部湿热之象。王小云教授指出本病以瘀血内阻为本,局部湿热为标,而湿热瘀阻是本病不孕症的核心病机关键所在。

2. 治则与方药

王小云教授根据"热者清之,实者泻之"的治则,治以清热利湿、化瘀通络为法。方中用白花蛇舌草清热除湿,消痈散结,败酱草祛瘀止痛,两药合用能增强清热解毒之力,毛冬青活血通络,三药共为君药,以奏清热利湿化瘀之功。大黄清热除湿,行瘀通便,与理气消积的枳实并用,是取小承气汤缓下热结、荡涤肠腑之意,通腑清热、逐瘀祛湿,使湿热瘀之邪从大便而解,为臣药。王不留行活血化瘀,消肿通络,忍冬藤清热解毒,疏风通络,为佐药。路路通利水除湿、疏肝活络,《本草纲目拾遗》曰"其性大能通十二经穴",与王不留行共为使药。王小云教授善用药对大黄与枳实治疗盆腔炎性疾病患者、子宫内膜异位症患者,或在妇科检查时发现子宫后壁或骶韧带有增厚、触痛或结节者,该方法改善局部组织炎症、增厚、触痛的效果非常显著。其原理是一来因药物能直达病所,二来通过荡涤肠腑以逐邪外出而获佳效。

【二诊解析】

患者通过中药治疗后阴道分泌物减少,腹胀、痛经消失,舌苔根部黄厚已去,提示湿热消散之象,加强理气化瘀之功,去寒凉之败酱草、泻下之大黄和枳实以免久用伤正,以黄柏继续清下焦湿热余邪,加柴胡疏肝理气以行气化瘀,千斤拔、赤芍、丹参加强行滞化瘀、通经活络之力,山药健脾补肾,扶正化瘀。

【三诊解析】

三诊湿热之邪基本已去,当辅助正气,加大血藤、白术健脾养血,香附理气,患者大便偏硬欠畅,再予酒大黄、枳实行气通便化瘀,以防大便郁积,瘀留邪复。患者坚持中药治疗3个多月,终于如愿以偿,获得贵子,全家喜出望外。

四、结语

近年来,输卵管阻塞性不孕的发病率有逐年增高的趋势,占不孕症患者的25%~30%。输卵管再通术是目前治疗输卵管阻塞的有效方法,但是手术只能恢复输卵管解剖学上的通畅,对改善已增厚的管腔壁、恢复输卵管伞端造口后的拾卵功能及防止输卵管的再粘连等问题却收效甚微。本案患者除了输卵管阻塞,同时合并宫腔粘连、卵巢储备功能下降,盆腔炎性粘连等,病因交错,病情复杂,西医学一般建议宫腔镜-腹腔镜联合治疗,以达到恢复子宫、输卵管形态目的,必要时以辅助生殖技术助孕,但治疗难度极大,治疗费用高,成功率低,疗效不尽如人意。

该案病因病机错综复杂,虚实夹杂,热湿瘀邪交错蕴结,导致多处组织器官发生疑难病变。辨治上若邪祛不净，则正气难以修复，正如《黄帝内经》所说："邪之所凑，其气必虚。"王小云教授临证时谨慎详辨，谨守病机，高度关注患者局部状况与整体辨证的一致性，因证施治，祛除病邪，使病变的组织器官功能恢复，改善了身体内环境，终于使患者自然受孕，经过补肾安胎中药继续治疗，使孕育足月，顺利分娩，母子平安。

患者既能自然妊娠，足月分娩，均提示宫腔、盆腔、输卵管等的内环境大为改善，阻碍渐除，卵巢储备功能已趋恢复，故诸症全消，患者如愿以偿。

医案二十二　子宫内膜容受性不孕

（因内膜菲薄致 2 次 IVF-EF 失败，中医药辨证治疗 3 个月
胚胎移植妊娠成功。）

一、病案与辨治

覃某，女，40 岁。

初诊时间：2013 年 8 月 16 日

主诉：未避孕 3 年未孕。

现病史：患者平素月经周期规则，初潮后经量正常，无痛经。10 年前行 2 次人工流产手术，术后月经量逐渐减少，色暗红夹血块，经行下腹疼痛。近 3 年夫妇同居未避孕至今未孕。2013 年 5 月查基础性激素水平结果正常，妇科 B 超提示子宫大小正常，子宫内膜厚 3mm，双附件未见异常，男方精液检查正常。因双侧输卵管阻塞于 2012 年在外院行辅助生殖技术（IVF-EF）治疗，取卵 4 枚，配置成功 3 枚，胚胎移植日因子宫内膜 5mm 而取消移植，给予激素治疗 2 个月，复查阴道 B 超子宫内膜未见改善，故再次取消移植胚胎。特求诊王小云教授请求中医药治疗。

症见：形体消瘦，精神疲倦，头晕耳鸣，眼眶暗黑，腰酸，夜尿多，性欲低下，胃纳一般，大便正常。末次月经：2013 年 7 月 25 日，经量少，血块（++），经行腹痛。舌暗，舌底静脉迂曲，苔薄白，脉沉涩。

妇科检查：外阴阴道正常，宫颈光滑，子宫前位，大小正常，无压痛，双附件区未扪及包块，无压痛。

中医诊断：不孕症。

中医辨证：肾虚血瘀。

西医诊断：继发性不孕（子宫内膜容受性不孕）；双输卵管阻塞。

治　　法：补肾化瘀，调经种子。

中药处方：

| 肉苁蓉 15g | 熟地黄 20g | 枸杞子 15g | 菟丝子 15g |

| 当归 10g | 续断 10g | 怀牛膝 10g | 香附 10g |

14 剂，水煎服，每日 1 剂。

二诊：2013 年 8 月 30 日

服药后腰酸、头晕耳鸣、夜尿多等症明显改善，月经按时来潮，末次月经：2013 年 8 月 25 日，5 天净，量稍多，色暗红，有小血块，痛经消失。怕冷，大便烂，舌暗，舌底静脉迂曲，苔薄白，脉弦细、尺脉弱。

中药处方：

| 菟丝子 15g | 肉苁蓉 15g | 枸杞子 15g | 当归 10g |

| 续断 10g | 艾叶 15g | 香附 10g | 川花椒 5g |

14 剂，水煎服，每日 1 剂。

三诊：2013 年 9 月 14 日

治疗后精神明显好转，腰酸夜尿、头晕耳鸣等症消失，性欲改善，睡眠好，大便正常。舌暗，苔薄白，脉弦细。

中药处方：

| 菟丝子 30g | 当归 15g | 枸杞子 15g | 何首乌 10g |

| 香附 10g | 肉苁蓉 15g | 紫河车 15g | 仙灵脾 15g |

14 剂，水煎服，每日 1 剂。

守上方连续治疗 3 个月，月经量渐复正常，经色转鲜。末次月经：2013 年 11 月 25 日，经量正常。2013 年 12 月 8 日阴道 B 超复查：子宫内膜厚 8mm，左侧卵巢见优势卵泡大小约为 18mm×17mm；查血 LH、P 及 E_2 提示处于排卵前期，建议患者行胚胎移植，排卵后 3 天在外院行胚胎移植，植入卵裂期胚胎 3 枚，14 天后检查尿妊娠试验阳性，提示妊娠。患者将喜讯告知王小云教授并要求中药保胎治疗，中药安胎治疗至妊娠 12 周。孕期产检正常，于 2014 年 9 月初产一健康女婴。

随访：产后 3 年连续随访，孩子身体和智力发育正常。2021 年 10 月 20 日随访，女婴已长成女童，健康活泼，正上小学二年级，成绩优秀。

二、临证难点与疗效点评

1. 临证难点

患者年已四十，现不孕 3 年，双侧输卵管阻塞，已无自然受孕机会，必须行辅助生殖技术。但2次人工流产导致子宫内膜损伤,因内膜菲薄,严重影响胚胎移植后着床,故2次取消胚胎移植。此患者存在高龄、子宫内膜菲薄、双侧输卵管阻塞等诸多导致不孕因素,实属临床疑难。

2. 疗效总结

中医药辨证治疗3个月,月经过少等肾虚血瘀证候明显改善,子宫内膜恢复正常状态,胚胎移植成功,顺产健康宝宝。

三、案例解析

【初诊解析】

1. 核心病机分析

本患者的核心病机是肾虚血瘀,阻滞胞宫胞脉,导致不孕。

王小云教授综合望闻问切四诊合参及结合病史,从3个线索发掘核心病机:①患者婚久不孕,伴头晕耳鸣、腰酸、夜尿多、性欲低下等,均为肾虚之征。腰为肾之府,肾虚则腰酸;肾气不足,膀胱气化不利,故见夜尿多;肾主生殖,肾虚故而性欲低下,久不受孕;肾虚肾精不足,不能上荣耳目,耳目失养,故见头晕耳鸣。②人工流产后经量渐少,色暗红夹血块,经行下腹疼痛,结合双输卵管阻塞病史,考虑金刃所伤,气血不畅,瘀血内阻,瘀滞胞宫胞脉。③舌暗,舌底静脉迂曲,苔薄白,脉沉涩,均为肾虚血瘀之见证。

为什么肾虚血瘀会导致子宫内膜容受性下降而致不孕呢?《圣济总录》曰:"妇人所以无子,由冲任不足,肾气虚寒故也。"《傅青主女科·妊娠》指出:"夫妇人受妊,本于肾气之旺也。"《医学衷中参西录·治女科方》认为:"且男女生育,皆赖肾气作强……肾旺自能荫胎也。"故曰肾主生殖。强调肾与命门对于生殖的重要性。肾气肾阴不足,精血亏虚,冲任失滋,胞宫失养,不能摄精成孕。瘀血既是病理产物,又是致病因素,阻碍气血,胞宫胞脉不利,精难纳入,更难于受孕。

综上所述,患者肾虚日久,冲任不足,胞宫失于温煦,冲任失滋,胞宫失养,加之肾气虚温化失司,血脉郁滞,阻塞胞宫,导致不孕。

2. 治则与方药

根据"虚则补之,实则泻之"的原则,治当补肾化瘀。方用肉苁蓉、熟地黄温肾填精,为君药。肉苁蓉性温,味甘、咸,归肾、大肠经,有补肾阳、益精血的作用。《本草备要》曰"入肾经血分,补命门相火,滋润五脏""补而不峻,故有从容之号"。菟丝子、枸杞子滋养肝肾,补血滋阴、益精填髓,续断、牛膝平补肝肾,取"乙癸同源"之意,均为臣药。佐以当归、香附养血行气调经,当归、牛膝又有活血化瘀功能,使本方滋而不腻,补中有通。全方共奏温肾填精化瘀之功。

【二诊解析】

二诊患者肾虚症状已明显改善,月经干净经后大便稀烂,故去牛膝、熟地黄,加艾叶、川花椒以助温养气血,温化肾气,加强温补之功,使血瘀得温则化,加强补肾化瘀之功。

【三诊解析】

三诊重用菟丝子,佐以紫河车、仙灵脾等补肾药物,加强温补之功,温而不燥,且与养肾精之制首乌、枸杞子同用,以达到阴阳双补,水火共济。肾乃水火之宅,待阴生阳长,胞宫气血充盛,内膜渐增,则受孕之期指日可待。

四、结语

子宫内膜容受性是指子宫内膜容纳胚胎植入的能力,其受多种因素影响,包括年龄因素、黄体功能状况、子宫内膜异位症、多囊卵巢综合征、对子宫内膜的损伤因素等等。目前临床常见的治疗方案大致有手术治疗、雌激素治疗、粒细胞集落刺激因子治疗、仿生物电刺激治疗、干细胞再生治疗等。虽然临床上用于治疗薄型子宫内膜的方式众多,但总体而言,治疗效果欠佳。薄型子宫内膜始终是妇科疾病中的难点。本案患者高龄,又经多次人工流产手术后出现子宫内膜菲薄,此类情况属于目前妇科生殖领域的疑难疾病,激素治疗效果欠佳,目前多向中医中药探求突破之道。

《万氏妇人科》云:"女子无子,多因经候不调。"《证治准绳》言:"求子之法,莫先调经。"将补肾调经作为治疗不孕大法,辨证查色按脉,先别阴阳,谨查阴阳所在,以平为期,这是王小云教授始终遵循的临证理念。对于补肾调经,首推张景岳的补肾理论,补肾之要,在于平调肾中阴阳,而平调之要,在于"阴中求阳,阳中求阴",在中医临床体现了重大的指导意义。本案病例肾精不足,肾虚为本,血瘀为其肾气不足,失于温化,血脉郁滞所致,故王小云教授治疗时注重温养补肾,肾气充足则气血流通自复。女子本为阴体,故补肾气注意选用温而不燥之品,如菟丝子、肉苁蓉、续断、怀牛膝、仙灵脾等,慎用附子、肉桂等大热温燥之品;同时给予滋肾阴中药,如枸杞子、熟地黄、何首乌同用,达到阴平阳秘,阴阳平和,促进肾气恢复至最佳状态,终获孕成功,皆大欢喜。

医案二十三　男性不育症(少弱精子症)

(中药辨证治疗 4 周后有效改善精子质量,使其妻顺利
妊娠并产下健康宝宝。)

一、病案与辨治

郑某,男,42 岁。

初诊时间:2019 年 5 月 13 日

主诉:未避孕未育 1 年余。

现病史:8 年前已育一女,后响应国家计划生育,长期用工具避孕。二胎政策放开后拟生二胎,现未避孕未育 1 年余。夫妻性生活正常。女方月经规律,监测排卵正常,子宫输卵管造影提示输卵管通畅,性激素、甲状腺功能、免疫相关检查、感染相关检查均未见异常。近 1 年余在女方排卵期监测排卵下性生活,但仍未育。在外院多次就诊,经精液常规检查,诊断为少弱精子症,且进行性下降[2019 年 1 月精液常规:精子浓度 5×10^6/ml,前向运动精子(PR)20%,其余正常范围;2019 年 4 月精液常规:精子浓度 10×10^5/ml,PR10%,其余正常范围]。近 1 年持续用中西医药物结合治疗效果改善不明显,外院建议行辅助生殖技术[宫腔内人工授精(IUI)或 IVF-ET],患者思想较为保守,抗拒辅助生殖技术,故慕名至王小云教授处寻求中医治疗。

症见:体形肥胖,咳嗽,晨起痰多,色白质稀,面色皮肤粗糙,痤疮暗斑明显,手足欠温,二便正常,纳眠可。舌暗,苔白腻,脉细滑。

中医诊断:不育症。

中医辨证:痰瘀阻络。

西医诊断:男性不育症(少弱精子症)。

治　　法:活血通络,化痰生精。

中药处方:

陈皮 15g	法半夏 15g	茯苓 15g	炒薏苡仁 30g
肉桂$^{(焗服)}$5g	白扁豆 30g	五指毛桃 30g	川芎 10g

14 剂,水煎服,每日 1 剂。

二诊:2019 年 6 月 10 日。

服上方中药治疗后痰明显减少,面色暗滞减轻,手足冷改善,夜尿一次,劳则腰酸。舌暗,苔薄白,脉滑。

中药处方：

陈皮 15g	法半夏 15g	茯苓 15g	肉桂^(焗服)5g
巴戟天 10g	菟丝子 15g	五指毛桃 30g	川芎 10g

14 剂,水煎服,每日 1 剂。

随访:患者于 2019 年 6 月 30 日复查精液常规,结果示 PR 34%,其余未见异常。

2019 年 7 月底其妻如愿妊娠,2020 年 4 月产一健康男婴。

二、临证难点与疗效点评

1. 临证难点

男性不育症中的少弱精子症,属于男科生殖领域的疑难疾患,目前西医没有根治的有效措施,一般建议选择辅助生殖技术以助孕。但患者抗拒辅助生殖技术。

2. 疗效点评

针对本病例的疑难问题,王小云教授运用中药辨证治疗仅 4 周,有效改善了患者的少精子症和弱精子症,使其妻顺利妊娠并产下健康宝宝。

三、案例解析

【初诊解析】

1. 核心病机分析

王小云教授认为本案的核心病机为痰瘀阻于精室,肾精生化失常,导致少精弱精而不育。王小云教授临证抓住以下 3 个关键环节进行辨证:第一,患者形体肥胖,每日晨起痰多质稀,是典型的“肥人多痰湿”类型;第二,面色皮肤粗糙,痤疮暗斑明显,乃属中医“肌肤甲错”,是血瘀之征;第三,患者舌暗,苔白腻,脉细滑,乃痰瘀互结之见证。

再详细询问,该患者乃广州本地人士,喜食冷饮,自小肥胖。考虑自小冷饮伤脾,脾胃受损,运化失职,水湿不化,聚而成痰,故见自小形态肥胖,痰阻肺络,肺气不宣,故而咳嗽,痰多质稀。肺气不宣,气机不利,气滞血瘀,痰瘀结于精室精窍,肾精生化失常,发为本病。

综上所述,该案患者以痰瘀之邪实为主,两邪之中,以痰为主,兼有瘀滞。

2. 治则与方药

明确痰湿为主要病机,治疗上首以化痰通络,辅以活血通络,待痰湿化去,局部血运得以改善,则瘀血自去大半,肾精化生得以恢复。此外,张仲景在《伤寒论》中言"病痰饮者,当以温药和之",指出痰为阴邪,需温化寒痰为主。

方中以二陈汤为主,燥湿化痰,其中陈皮辛开苦降,用于醒脾健脾,理气消痰,可补可泻,法半夏燥湿化痰,茯苓健脾渗湿,为君药。白扁豆、五指毛桃健运中焦脾胃,助运痰湿,为臣药。佐以川芎、肉桂温经活血化瘀,川芎性温,乃"血中气药",活血化瘀兼以理气,气行湿化,以助化痰;加肉桂一方面取其温通经脉,助温化寒痰,同时有活血化瘀之力,并取其引火归元,引药下行,加速精室精窍局部血液运行,促进肾精生化,兼为使药。

【二诊解析】

二诊患者诸证明显改善,痰瘀渐去,逐现夜尿、劳则腰酸,乃邪留日久,肾气受损,现邪去正未复,去渗利之薏苡仁、白扁豆,加巴戟天温补肾气,菟丝子平补肝肾,菟丝子甘、温,归肾、肝、脾经,具有滋补肝肾、固精缩尿之功效。《本草汇言》曰:"菟丝子,补肾养肝,温脾助胃之药也……但补而不峻,温而不燥,故入肾经,虚可以补,实可以利,寒可以温,热可以凉,湿可以燥,燥可以润。非若黄柏、知母,苦寒而不温,有泻肾经之气……非若苁蓉、锁阳,甘咸而滞气,有生肾经之湿者比也。"诸药合用,补虚泻实,虚实并治。共奏补肾化痰生精之功。

四、结语

根据《世界卫生组织人类精液检查与处理实验室手册》(第5版)的标准,少精子症(oligozoospermia)是指生育期男性具备正常的性功能与射精功能,精子浓度小于 15×10^6/ml 或每次射精精子总数小于 39×10^6,而其他精液参数基本正常的病症。弱精子症是指精子总活动力(前向运动 + 非前向运动)低于 40% 或前向运动精子低于 32%。射出体外的精液中有精子,但精子总数(或精子浓度)及前向运动精子百分率低于正常生育力男性精液检查参考值下限。禁欲 2~7 天,至少 2 次或以上精液分析结果显示每次射精的精子总数 $<39 \times 10^6$(或精子浓度 $<15 \times 10^6$/ml),且前向运动精子百分率 <32%,但精子正常形态率等参数正常,为少弱精子症。射出体外的精液中有精子,但精子总数(或精子浓度)、前向运动精子百分率、正常形态精子百分率低于正常生育力男性精液检查参考值下限。禁欲 2~7 天,至少 2 次或以上精液分析结果显示一次射精的精子总数 $<39 \times 10^6$(或精子浓度 $<15 \times 10^6$/ml),且前向运动精子百分率 <32%,正常形态精子百分率 <4%,为少弱畸形精子症。现代研究表明,少弱精子症和生殖激素水平具有一定关联性。

少弱精子症属中医学"精少""精冷""无子"等范畴。《金匮要略》提出"夫失精家,少腹弦急,阴头寒,目眩,发落,脉极虚、芤、迟,为清谷亡血失精""男子脉浮弱而涩,为无子,精气清冷"。因此中医治疗本病多从"肾虚""脾肾两虚""肝肾同源"理论入手。

王小云教授综合患者全身与局部的表现,辨证论治,初诊以邪实为主,从痰瘀入手,见效后"衰其大半而止",及时根据证型变化调整治疗原则,补虚泻实并举,从而使肾精生化正常,在最短的时间内使患者精液恢复正常。

通过该案,王小云教授还强调要重视患者生活方式的调整,饮食健康,生活规律,养成良好的生活习惯,备孕阶段同时注意不要过度劳累。

医案二十四　男性不育症(弱畸精子症)

(重度弱畸精子症,治疗 1 个月精子活力恢复正常,治疗 3 个月正常形态精子率恢复正常,妻子自然怀孕并顺利分娩。)

一、病案与辨治

钟某,男,36 岁。

初诊时间:2018 年 12 月 7 日。

主诉:生育一胎已 6 年,未避孕 2 年余未育。

现病史:患者夫妻 6 年前已育一女,后避孕套避孕。2 年余前开始拟生二胎,未避孕未育至今。女方月经规律,监测排卵正常,半年前子宫输卵管造影提示输卵管通畅,近 2 年多在女方排卵期性生活密集,但仍未能怀孕。近一年患者在外院多次就诊,经检查诊断为弱畸精子症。2018 年 3 月 30 日患者性激素检查:FSH 9.40IU/L,LH 4.32IU/L,T、E_2、PRL 结果正常,2018 年 4 月 4 日B 超检查:双睾丸及附睾未见异常,2018 年 9 月 19 日精液常规复查:精液量5.2ml,精子浓度 74.4×10⁶/ml,PR 23.4%,正常精子形态率 1%,染色体检查未见异常。中西医药物治疗效果不显,建议行辅助生殖技术(IUI 或 IVF-ET),患者拒绝,特求诊于王小云教授要求中医药治疗。

症见:精神疲倦,面色暗滞、油垢感明显,身体困重,口干口苦,渴不欲饮,自觉阴囊局部湿热,勃起不坚,小便黄,大便烂。舌质暗,边有瘀斑,苔黄腻,脉滑数。

中医诊断:不育症。

中医辨证:湿热瘀滞。

西医诊断:男性不育症(弱畸精子症)。

治　　法:清热利湿,理气化瘀。

中药处方：

| 薏苡仁 30g | 赤芍 25g | 大腹皮 15g | 茯苓 15g |
| 绵茵陈 15g | 丹参 15g | 苦杏仁 10g | 关黄柏 15g |

14 剂，水煎服，每日 1 剂。

二诊：2018 年 12 月 24 日。

精神好转，面色暗滞减退，油垢感消失，疲乏感和阴囊局部湿热感明显减轻，口干口苦消失，睡眠可，胃纳一般，大便正常。舌暗，边有瘀斑，苔白稍厚，脉滑。

中药处方：

| 薏苡仁 30g | 泽泻 10g | 大腹皮 15g | 赤芍 15g |
| 车前子 30g | 白术 15g | 五指毛桃 15g | 杜仲 15g |

20 剂，水煎服，每日 1 剂。

三诊：2019 年 1 月 14 日。

2019 年 1 月 8 日复查精液常规提示精子活力已恢复正常，正常精子比例提高（PR 37%，正常精子形态率 2%），精神好，面色恢复正常，睡眠可，胃纳可，二便正常。舌暗，苔薄白，脉弦滑。

中药效不更方，继续随诊治疗 2 个月。

随访：2019 年 3 月 19 日精液常规复查：PR 45%，正常精子形态率 6%。

2019 年 5 月女方自然妊娠，于 2020 年 2 月底顺利分娩一健康女婴。

二、临证难点与疗效点评

1. 临证难点

患者患有较为严重的弱畸精子症，外院中西医诊治 1 年余未见改善，属于男性生殖医学的难治病，这种情况西医多建议采用辅助生殖技术治疗，但效果不一定理想。

2. 疗效点评

王小云教授辨证诊治，服中药 1 个月精子活力恢复正常，正常形态精子率升高，治疗 3 个月复查精液常规，弱畸精子症完全治愈，妻子自然怀孕并顺利分娩健康女婴。

三、案例解析

【初诊解析】

1. 核心病机分析

弱畸精子症属于中医不育症范畴，其发病多责之于肾，或肾阳亏虚，或肾阴不足,阴虚火旺,还可因湿热瘀阻为患所致。王小云教授经辨证认为本案患者核心病机为湿热瘀滞,下注精室,同时湿热阻滞精络,难以通精成育。

该患者满面油垢,舌暗红,苔黄腻,此乃典型的湿热之象;湿热熏蒸,循经上泛于面部,故可见满面油垢;湿热熏蒸,浊气不化,而见苔黄腻;患者病在阴器,《灵枢·经脉》曰:"肝足厥阴之脉……循股阴入毛中,环阴器,抵少腹……"湿热下注肝经,故见阴囊局部湿热感,勃起不坚;该患者舌边瘀斑明显,舌边属于肝经所主,为肝经瘀滞;肝经湿热瘀邪下注精室,阻滞精络,难以通精成育;湿热久聚下焦,肾为水脏,其性属阴,湿热久熏,损伤肾气,也影响生殖功能。湿性黏腻,阻滞气机,清阳不升,故见疲倦、身重;湿浊中阻,津不上承,则渴而不欲饮;湿热下注,膀胱气化不利,肠道传导失司,故见小便短少、色黄,大便烂。可见,本病邪实为主,湿热蕴结经络,血行不畅,湿热瘀结下注精络,故发为本病。

2. 治则与方药

湿热瘀滞是为本病的核心病机,治疗当以清热利湿,理气化瘀。

方中重用薏苡仁以利水渗湿,《本草新编》曾言:"最善利水,又不损耗真阴之气,凡湿感在下身者,最宜用之。"乃利湿不伤正之品,黄柏与薏苡仁同用加强清利下焦湿热,以弥补薏苡仁清热不够之弊,且黄柏归肾、膀胱经,善清肾阴不足之虚热,两者相合,使湿热从下焦而解,且利湿不伤阴,为君药。加杏仁开宣上焦肺气,通调水道,《温病条辨》曰"盖肺主一身之气,气化则湿亦化",绵茵陈善化中焦肝胆湿热,并能调畅肝胆气机,不育患者多数心理压力较大,肝气不疏,绵茵陈此处一举两得,茯苓健脾渗湿,三者同用,共理中焦湿热,为臣药。方中大腹皮能够行气导滞,助行中焦湿滞,湿热郁久,易郁而成瘀,加赤芍、丹参凉血活血化瘀,与利湿药同用,取"血行水亦行,水行助瘀清"之意,同时赤芍入肝经,有助消除肝经循行之阴器精络精室瘀滞,为使药。综上诸药,有宣上畅中渗下、行上下分消之功,可使气畅湿行,湿去热清,血运通畅,脾运复健,肝气条畅,三焦通畅,诸症自除。

【二诊、三诊解析】

二诊时湿热渐去,当兼顾扶正固本。《神农本草经疏》曰:"男子肾虚则精竭无子。"故男子弱畸精子症多夹杂肾虚,肾所藏之精,分为先天之精和后天之精。后天之精依靠水谷化生精微而滋养,其充盈与否则与脾的功能关系密切。目前患者湿热之象渐缓,方中加入五指毛桃、白术以健脾益气祛湿,杜仲以补肾填精,绵茵陈、黄柏苦寒不宜久用,改用车前子、泽泻继续清泄下焦湿热,车前子、泽泻入肾经,兼有引药入经之功。三诊湿热已去,复查精子活力明显增强,效不更方,原方继续调治。

四、结语

男性不育症指正常育龄夫妇婚后有正常性生活,婚居 1 年以上,在排除女方不孕问题的情况下,由于男方原因导致女方未能怀孕的情况。根据世界卫生组织调查,15% 的育龄夫妇存在不孕不育的问题,其中大约 30%~50% 的原因是由男性因素引起。造成男性不育的原因很多,弱畸精子症是男性精液异常的一种。目前西医没有理想的治疗方法,建议选择辅助生殖技术为主,通过辅助生殖技术处理精子以达到帮助女方受孕的目的,但治疗效果不一定如意,而且未能彻底解决男方弱畸精子症和少精子症的状况。

中医认为本病主要病机常以虚实夹杂为主,有虚证兼夹气滞、血瘀、湿热之证。本案患者湿、热、瘀之象明显,辨证不难,难在如何尽快清利湿热,祛逐瘀邪,祛邪以复本。王小云教授采用上、中、下分消之法,其中寓"提壶揭盖"之意,有启上焦之塞、促下焦自开的道理,使湿去热解瘀散,后期辅以补肾健脾,最终精子形态、活力达到正常,提高生育力而夙愿得偿。

医案二十五　先兆流产(人工授精孕后宫腔积液)

(稽留流产 4 次,孕后宫腔积液,中药 1 周治愈。)

一、病案与辨治

叶某,女,31 岁。

初诊时间: 2016 年 6 月 14 日。

主诉: 人工授精孕后发现宫腔液性暗区 3 天。

现病史: 患者平素月经规则,1 个月一潮,量中,血块多,痛经。因"丈夫弱精子症"于 2016 年 4 月于外院行人工授精,当月怀孕。2016 年 6 月 8 日 HCG 197 357mIU/ml,孕酮 213.85mIU/ml,E_2 3 847mmol/L。2016 年 6 月 12 日外院阴道 B 超检查提示:宫内活胎,如孕 10 周,宫腔内液性暗区大小约为 22mm×10mm。考虑:宫腔积血? 2016 年 6 月 14 日血 HCG 140 581mIU/ml,孕酮 228.88mIU/ml,E_2 4 657mmol/L。同时近 1 周出现明显腰酸,轻微下腹坠痛,无阴道出血。患者之前宫腔内人工授精(IUI)4 次,4 次受孕后均出现宫腔积液,采用西药保胎治疗,终因妊娠 10 周左右稽留流产而失败。孕妇及家人惧怕既往妊娠结局,故本次强烈要求中药保胎。

症见:现精神尚可,腰酸如折,轻微下腹坠痛,无阴道出血,胃纳可,夜寐梦多,二便正常,舌淡暗,苔白,脉沉细略滑。

妇科检查:外阴阴道正常,宫颈光滑,未见血污及赘生物,未行内诊。

中医诊断:胎动不安;滑胎。

中医辨证:肾虚血瘀。

西医诊断:先兆流产;复发性流产。

治　　法:补肾化瘀安胎。

中药处方:

续断 15g	菟丝子 25g	桑寄生 10g	熟地黄 15g
阿胶^(烊化)10g	三七粉^(冲服)3g	紫苏梗 10g	大黄炭 5g

7 剂,水煎服,每日 1 剂。

二诊:2016 年 6 月 21 日。

患者精神好,下腹坠痛消失,腰酸明显减轻,夜眠梦多,二便正常,舌淡暗,苔薄白,脉细滑。2016 年 6 月 21 日复查阴道 B 超:宫内单活胎,如孕 11 周,宫腔积液消失。

中药处方:

盐杜仲 15g	菟丝子 25g	桑寄生 10g	续断 15g
阿胶^(烊化)5g	当归 5g	紫苏梗 10g	

14 剂,水煎服,每日 1 剂。

随访:患者定期产检,胎儿发育正常。患者于 2017 年 1 月底顺利分娩一健康女婴。2021 年 12 月再次随访,女孩已 4 岁余,健康活泼,智力发育良好。

二、临证难点与疗效点评

1. 临证难点

患者曾人工授精 4 次,虽孕,但均因宫腔积液,西医保胎治疗未效而稽留流产失败。现第 5 次人工授精妊娠 10 周,又再出现宫腔积血,且面积较大,实属于疑难疾病。

2. 疗效点评

王小云教授给予中医辨治,治疗 1 周宫腔积血消失,继续中药安胎治疗胎儿发育正常,足月妊娠,顺利分娩。随访宝宝发育健康。

三、案例解析

【初诊解析】

1. 核心病机分析

王小云教授认为本病的核心病机有二:其一,肾虚胎元不固;其二,瘀血内阻,胎动难安。

王小云教授从以下3个方面发掘核心病机:①患者病史得知既往稽留流产4次行清宫术,屡孕屡堕损伤肾气,肾虚则胎元不固;同时金刃所伤,也容易导致瘀血留滞。②患者平素月经血块多,痛经,为素体血瘀表现,B超提示宫腔液性暗区,中医认为此属离经之血,亦为瘀血内阻之象;③舌淡暗、脉沉细乃为肾虚夹瘀之见证。

为什么肾虚血瘀导致胎动不安呢?《女科经纶》曰:"女之肾脏系于胎,是母之真气,子所赖也。"肾藏精,主生殖,为生命之源,肾又与冲任二脉关系密切,冲为血海,任主胞胎。冲任气血充足,则胎元得气载摄,得血滋养,胎儿正常发育。《医宗金鉴·妇科心法要诀·胎前诸证门》曰:"孕妇气血充足,形体壮实,则胎气安固。若冲任二经虚损,则胎不成实。"患者肾气亏虚,孕后肾精阴血下聚于胞宫内,血海不能充盈,冲任虚损无法养胎,故冲任不固,胎失所系。另素有瘀血停滞,孕后更致血脉运行不畅,血溢脉外,则瘀血积滞占据胞宫,形成宫腔积血,胎元失养,发为胎动不安,终使屡孕屡堕。

2. 治则与方药

针对肾虚血瘀之核心病机,治疗当以补肾化瘀安胎为法。《景岳全书·妇人规·胎孕类》:"凡妊娠胎气不安者,证本非一,治亦不同。盖胎气不安,必有所因,或虚、或实、或寒、或热,皆能为胎气之病。去其所病,便是安胎之法。"患者目前虽为孕期,但屡孕屡堕的经历及本次妊娠再次出现宫腔积血,均与血瘀阻滞有关,本着"治病求本"的原则,故在补肾安胎的基础上当酌予化瘀止血治疗,使邪去正安,以达到安胎的最终目的。

方以寿胎丸补肾安胎,加化瘀止血之三七、大黄炭等。寿胎丸出自张锡纯所著《医学衷中参西录》,具有补肾固冲安胎之功。方中盐菟丝子补肾益精,安胎元,续断、桑寄生、熟地黄以加强补肝肾、安胎元之功,同时续断还能破瘀血,生新血,滋养胞脉,为君药。阿胶止血安胎。现代研究表明寿胎丸治疗先兆流产可能通过调节绒毛组织微血管密度,促进子宫内膜血管生成,刺激滋养层细胞的增殖、分化及侵入等生物过程来维持早孕,为臣药。《灵枢·邪气脏腑病形》言"有所堕坠,恶血留内",孕囊下方出现离经之血,血不归经,则为血瘀。《血证论》指出"然既是离经之血,虽清血鲜血,亦是瘀血",瘀血既为病理产物,也是引发出血的病因,胚胎发育靠母体气血滋养,瘀血不去,新血难生,故兼以化瘀安胎,药用三七、大黄炭化瘀止血,正如《素问·六元正纪大论》所言"有故无殒,亦无殒也"。三七药理学提示含有人参皂苷、黄酮类物质,具有收缩血管、改善血液循环的作用,在化瘀同时可以防止再次出血,为佐药。大黄炭具有止血化瘀功效,为使药。诸药合用,共奏补肾化瘀安胎之效。

【二诊解析】

由于一诊辨治得法,治疗1周再复查阴道B超,宫腔积血完全消失,并且下腹坠痛消失,腰酸明显改善。王小云教授遵循"衰其大半而止"的原则,中病即止,去化瘀止血之三七、大黄炭,考虑患者滑胎多次,用寿胎丸加杜仲加强补肾固冲安胎之力,当归养血安胎,紫苏梗理气安胎。

四、按语

早期妊娠后宫腔积血属于先兆流产表现之一,具体原因不明,可能与感染、凝血机制障碍、子宫兴奋等因素有关,若宫腔积血持续增加,致使脱膜或胎盘与子宫壁剥离,影响胎儿血供,很容易引起稽留流产。西医治疗主要针对发病原因给予相关治疗,或补充黄体酮,或给予抗凝药物,或抗感染治疗等,但效果并非如意。本患者就因多次孕后宫腔积血,上述治疗未效,而功亏一篑。

中医认为宫腔积液属于离经瘀血。一般而言,妊娠后慎用活血化瘀类中药,但本患者平素月经血块较多,结合四诊信息,提示瘀血内阻胞宫,导致孕早期胚胎停止发育。瘀血不祛,新血无以化生,严重影响胎儿发育。但活血化瘀的中药选择也是难点,既要起到化瘀止血的效果,又不能通利太过,损伤胎元。王小云教授妙用三七、大黄炭化瘀,用药剂量及用药时间恰到好处,"中病既止",果然药到病除。

医案二十六　妊娠合并肺炎发热

(妊娠合并肺炎月余,经抗生素治疗反复咳嗽发热不消,
中药治疗7天热退咳止。)

一、病案与辨治

曾某,女,36岁。

初诊时间:2015年8月21日。

主诉:孕 13⁺ 周,反复发热 1 个月余。

现病史:患者因"孕 10⁺ 周开始出现反复发热 1 周余"于 2015 年 8 月 1 日至广州市某三甲西医院住院治疗,其间体温最高达 39℃,咳嗽咯痰,血常规提示白细胞计数升高,肺部听诊呈湿啰音,考虑妊娠期间未行胸部 X 线检查,当时住院诊断:妊娠合并肺炎。给予抗生素静脉滴注治疗 1 周(具体药物不详),体温降至 37.5~38℃,复查血常规白细胞降至正常范围,遂予出院。出院后仍反复低热,近 2 周体温波动在 37.5~37.9℃,伴干咳,无痰,无气喘气促,至原住院医院就诊,予口服头孢类抗生素 1 周,但发热未见消退,干咳持续不止。2015 年 8 月 14 日肝胆脾胰 B 超检查:脾脏增大(脾厚 44m,长径 139mn),妇科 B 超:子宫增大,宫内孕 12⁺ 周活胎,双侧附件区未见明显异常。

症见:咳嗽无痰,低热,体温波动在 37.6~37.9℃,咽喉干燥,无恶寒,无腹痛,无阴道出血,大便每日 1 次,舌暗,舌尖红,苔薄黄干,脉细数。

体格检查:左上肺、左下肺可闻及少许湿啰音,未闻及干啰音及胸膜摩擦音,耻骨联合上 4 横指可扪及宫底。

中医诊断:妊娠发热。

中医辨证:肺阴亏虚。

西医诊断:妊娠合并肺炎。

治　　法:清泄肺热,养阴安胎。

中药处方

黄芩 10g	柴胡 15g	桔梗 10g	鱼腥草 15g
白芍 15g	女贞子 15g	墨旱莲 15g	五味子 10g

3 剂,水煎服,每日 1 剂。

二诊:2015 年 8 月 26 日。

服上述中药的第 2 天(即 8 月 22 日)咳嗽减少,退热,体温在 36.9~37℃,无恶寒。8 月 25 日晚因为家事生气后咳嗽又复增多,再次出现低热,19 点至 23 点多次测量体温 37.6~37.8℃,无腰腹痛,无阴道出血。舌暗,苔黄根稍厚,脉弦细。次日到医院就诊,查体:左下肺可闻及极少量湿啰音。

中药处方:

紫苏梗 15g	黄芩 15g	枇杷叶 15	春砂仁⁽后下⁾5g
怀山药 15g	女贞子 15g	墨旱莲 15g	桑寄生 15g

4 剂,水煎服,每日 1 剂。

三诊:2015 年 9 月 26 日。

自诉服二诊中药 4 剂后至今未发热,无咳嗽,体温波动在 36.9~37℃,无腹痛,无阴道出血,大便正常,纳眠可。

当日产科检查,查体:肺部未闻及湿啰音;B超检查:宫内单活胎,如孕18$^+$周,胎儿发育正常。

随访:2015年10月30日随访,再无发热和咳嗽。查体:双肺呼吸音清,未闻及啰音。后告知足月顺产一女婴,发育健康。

二、临证难点与疗效点评

1. 临证难点

患者妊娠合并肺炎,发热咳嗽月余,规范使用抗生素治疗,发热、咳嗽反复不消,再度抗生素治疗无效。唯恐发热日久,危及胎儿安全。

2. 疗效点评

患者服中药第2天开始退热,咳嗽症状改善明显,肺部湿啰音逐渐消失。后虽因情绪引动余邪,发热复现,但再服4剂中药完全治愈。随访1个月再无复发,母胎均安。

三、案例解析

【初诊解析】

1. 核心病机分析

王小云教授认为,本病属于妊娠病范畴,其辨证要点在于母体与胎元两个方面。首先要分辨是子病及母还是母病及子;其次要辨明胎儿情况,辨清病变之部位,病邪之性质,再结合病因及体质进行辨证论治。王小云教授指出该患者起病高热和咳嗽,外院诊断为妊娠合并肺炎,虽经抗生素治疗但低热难退。考虑肺炎高热,伤阴耗液,肺阴亏虚,阴虚则低热难退;肺阴不足,肺失宣降,故干咳不止;而舌尖红,脉细数,听诊肺部湿啰音,乃属肺部受热所扰,余热未清之征。唯孕母虚热难退,日久伤胎,故当治母为主,兼顾护胎。

2. 治则与方药

本案病因病机明确,治宜清泻肺热,养阴安胎为主。本方用药看似简单,但兼顾了最经典的药物与配伍,所谓"大道至简,悟在天成"。柴胡配黄芩清泻肺热。柴胡苦平,归肝、胆、肺经,具有疏肝开郁,和解退热的作用;黄芩苦寒,归肺、胆、脾、大肠、小肠经,能清热泻火,止血安胎;柴胡升清阳,长于开郁,黄芩降浊火,善于泄热,两药相互为用,既可疏肝胆之气机,又可清泄肺内之郁热,共为君药。鱼腥草配桔梗为药对,其清热解毒作用强,尤擅治疗肺热咳嗽;而桔梗长于升发肺气,使邪从外达,疏通肌腠,使热从表散,二药均为常见药膳,共奏宣通肺气、清泄肺热之功,为臣药。在滋阴安胎方面,用二至丸以补益肝肾,滋阴安胎。原因如下:①女贞子采在冬至,墨旱莲收在夏至,两药配用,故名二至丸。女贞子甘苦入肾,补肾滋阴,养肝明目,性平清补;墨旱莲甘酸入肾,滋阴凉血。两药合用,为滋肾养肝的经典配伍。②肺为华盖,乃娇脏,肺燥者,用药宜清润,不宜过于滋腻,恐聚湿生痰;清热不宜太凉,最忌苦寒,恐遏邪入里。女贞子、墨旱莲滋肾养阴,无六味地黄汤过于滋腻、聚湿生痰之虞,又避免百合汤中生地黄、玄参、贝母过于苦寒之害。白芍养肝敛阴,与柴胡配伍,一散一敛,有疏肝养阴之效,以免不慎引动肝火,致木火刑金,加重症状;白芍与五味子相配,具有养阴敛肺之功。《本草新编》言:"五味子……阴中微阳,非阳中微阴也,无毒……最能添益肾水,滋补肺金,尤善润燥,非特收敛肺气,盖五味子入肺、肾二经,生津止渴,强阴益阳,生气除热。"

【二诊解析】

该患者首诊服中药 2 剂发热已退,但因家事生气复现低热,乃木火刑金所致。患者孕后阴血聚下以养胎,机体常处于阴血偏虚、阳气偏亢的生理状态,以致肝阴不足,肝气偏亢,又逢孕妇动怒生气,大动肝火,反侮肺金,肺金不仅无力制约肝木,反遭肝火反向克制,肺金愈虚,而低热复现。此谓"七情郁结,五脏不和,则邪火逆上,肺为气出入之道,故五脏之邪,上蒸于肺而为嗽,此自内而发者也"。同时若土太弱而生化不足,土虚不能生金,则肺阴愈加不足。故治疗时以黄芩、枇杷叶清泻肺热,二至丸滋补肾水,怀山药补肺、脾、肾三脏之阴,紫苏梗、春砂仁、桑寄生理气、补肾、安胎,共奏"清金滋水,培土生金、益肾安胎"之功,如《盘珠集胎产症治》云:"肺虚不生水,水虚而火炎。宜清金滋水,又当以安胎为要。"

四、结语

妊娠合并肺炎与母亲体质和病原微生物感染相关。社区获得性肺炎中常见病原体为肺炎链球菌、流感嗜血杆菌、病毒(水痘 - 带状疱疹和流感)及其他(卡他莫拉菌和非典型病原体)等。易感人群为妊娠或有潜在疾病者(如贫血、哮喘等)。妊娠期间患上肺炎,其发病的严重程度、病程和病死率均比非妊娠期的妇女增加,10% 的妊娠期肺炎可引发呼吸衰竭;早产和出生低体重儿的风险增加,妊娠早期病毒感染还可致胎儿畸形。西医治疗方案主要包括选择广谱抗菌药物治疗、营养支持、纠正酸碱平衡和电解质紊乱等综合治疗;如果病情严重,发展到呼吸衰竭,需要无创或有创正压通气,必要时用体外膜氧合(extracorporeal membrane oxygenation,ECMO)治疗。

本案患者已接受过西医抗生素的足量足疗程规范治疗,高热虽退,但低热难消。王小云教授根据五行相生相克的中医理论进行辨证施治,终获速效。

医案二十七　胎盘植入

（引产后胎盘植入,中药治疗 3 周阴道排出植入胎盘,子宫恢复正常。）

一、病案与辨治

肖某,女,38 岁。

初诊时间:2011 年 1 月 24 日。

主诉:引产并清宫术后 3 个月,发现子宫异常回声 10 天。

现病史:患者平素月经规则,于 2010 年 10 月下旬因"带环受孕 17[+] 周"在某三甲西医院行引产术,随后行清宫加取环术,术后阴道出血 10 余天干净。2010 年 12 月 26 日少量阴道出血,3 天干净。2011 年 1 月 14 日因腹痛及阴道不规则出血到医院就诊,行腹部妇科 B 超检查:宫腔内混合性声像,组织物残留性质待查。2011 年 1 月 21 日彩色阴道 B 超检查:子宫大小 61mm×47mm×61mm,宫腔及宫底混合性回声(大小 37mm×27mm),与宫底基层分界不清,其边缘及内部可见丰富彩色血流信号[血流阻力指数(RI):0.46],考虑组织物残留,部分胎盘植入,抽血检查 HCG 定量正常。西医院专家告知胎盘植入部位血流丰富,手术治疗有子宫大出血及穿孔的风险,建议密切观察,定期复查。患者心中惧怕,慕名求诊于王小云教授,请求中医药治疗。

症见:精神疲倦,面色暗滞,鼻唇沟色暗,下颌部皮肤粗糙,双前臂外侧皮肤肌肤甲错,无阴道出血,无发热,无腹痛,纳眠可。舌暗,有瘀斑,苔微黄,脉涩细。

妇科检查:外阴阴道正常,宫颈光滑,子宫前位,增大如孕 40 余天,无压痛,双附件未见异常。

中医诊断:癥瘕。

中医辨证:瘀阻胞宫。

西医诊断:胎盘植入。

治　　法:理气化瘀,佐以健脾。

中药处方:

陈皮 15g	桃仁 10g	当归 15g	浙贝母 15g
乳香 10g	川芎 10g	醋没药 10g	黄芪 20g

14 剂,水煎服,每日 1 剂。

二诊:2011 年 2 月 10 日。

患者心急想尽早了解治疗效果,2011 年于 2 月 1 日(服中药 7 天)自行到医院要求复查阴道 B 超,结果提示:子宫饱满,宫腔及宫底基层混合性结构(大小约为 23mm×20mm)。患者见植入胎盘面积缩小,信心大增。末次月经:2011 年 2 月 9 日,色鲜红,量少,小便抹纸可见。精神明显好转,面色暗滞、下颌部皮肤粗糙改善,无腹痛,纳眠一般,二便调。舌暗,瘀斑变淡,苔薄白,脉弦细。

中药处方:

桃仁 15g	红花 10g	当归 10g	益母草 15g
枳壳 15g	三棱 10g	莪术 10g	鳖甲(先煎)25g

14 剂,水煎服,每日 1 剂。

随访:2011 年 2 月 28 日。

2 月 20 日凌晨患者出现下腹绞痛难忍,随之阴道排出组织物,直径约 5cm,送医院经病理检查提示为胎盘和坏死的绒毛组织,随后腹痛消失,顿觉轻松,阴道出血第 2 天干净。无其他不适。2 月 26 日复查阴道彩色 B 超:子宫大小正常,宫壁未见异常,双附件未见异常。

之后随访 3 个月,月经正常来潮,量正常,无腹痛,面色红润,面部、鼻唇沟及双前臂外侧皮肤恢复如常,再行阴道彩色 B 超复查:子宫大小正常,内膜厚 5mm,均质,肌壁光点均匀,双附件未见异常。

二、临证难点与疗效点评

1. 临证难点

胎盘植入是产科凶险的并发症,妊娠、产时、产后均不易确诊,一旦发病有可能引起严重的阴道出血、休克、子宫穿孔、继发感染,如不及时果断处理,会危及生命。本病例的治疗难点在于,阴道 B 超检查提示宫腔及宫壁基层胎盘植入团块较大,血流丰富,手术治疗存在子宫穿孔或大出血的风险。

2. 疗效点评

经过王小云教授辨治后,服药 1 周,复查阴道彩色 B 超提示宫腔及宫壁肌层植入团块明显缩小,治疗 3 周阴道排出植入胎盘。多次随访月经正常,复查阴道彩色 B 超示子宫恢复正常。

三、案例解析

【初诊解析】

1. 核心病机分析

中医妇科学中没有"胎盘植入"的病名,根据胎盘植入的病因与症状,当属于"癥瘕""胞衣不下""堕胎不全"等范畴。《诸病源候论·胞衣不出候》:"有产儿下,若胞衣不落者。"产后妇女素有"多虚多瘀"的特点。本案患者面色暗滞、肌肤甲错、胞宫局部有形之物、舌暗、脉涩,此乃明显血瘀之象;究其缘由,盖患者大胎引产,引产后又清宫,损伤胞宫胞络,血络阻滞不通,胞衣阻滞不下,瘀血阻滞胞宫,胞宫难以复旧,即为此病。同时产后因瘀血阻滞,气血复旧受阻,不能荣养周身,故而神情疲倦,脉细。

王小云教授综合四诊信息辨证分析,指出本病核心病机是瘀阻胞宫,以邪实为主,尚兼有正气内虚之象,属于虚实夹杂之证。

2. 治则与方药

针对瘀阻胞宫的核心病机,治当理气化瘀以祛邪,佐以健脾以扶正。

历代医家认为产后有瘀有虚,应当先祛瘀,太早补养恐有"闭门留寇"之嫌,如《女科经纶》曰:"产后以去败血为先,血滞不快,乃成诸病。夫产后元气既亏,运行失度,不免瘀血停留,治者必先逐瘀,瘀消然后方可行补,此第一义也。"结合本案的辨证分析,王小云教授认为本病治法宜祛瘀与补养并举。方中桃仁活血化瘀,当归养血活血,川芎为"血中气药",兼可理气,增强桃仁化瘀之功,为君药。乳香、醋没药活血兼理气,气行则血行,为臣药。佐以黄芪、健脾益气,加强脾胃运化功能,扶助正气以防再发,为佐药。陈皮理气醒胃,浙贝母降气散结消肿,为使药。诸药合用,扶正行滞,化瘀祛邪,溯本求源,以争速效。

【二诊解析】

现患者体质改善,精神状态好转,血瘀状况改善,植入胎盘面积缩小,但仍未完全排除干净,故方药力专于活血化瘀,用桃仁、红花相须为用,一升一降,一散一收,共奏活血生新、消肿止痛之功。当归、益母草养血活血化瘀,促进胞宫修复。三棱、莪术相伍,张锡纯认为两者"既善破血,尤善调气",加之枳壳,共奏理气活血之力。同时加用醋鳖甲软坚散结,同时鳖甲具有滋阴之功,以防"瘀久伤阴"。以上治法,攻补兼施,温清并用,祛瘀而不伤正,补益而不留瘀,共奏理气祛瘀消癥、排出植入胎盘之效,瘀血祛,新血生,冲任和,胞宫复旧有望。

四、结语

胎盘植入是指产妇因子宫蜕膜发育不良而导致胎盘绒毛植入子宫肌层的疾病。随着剖宫产率和流产率的提高,胎盘植入的发生率也在逐步上升。如诊断、治疗、处理不及时,容易导致严重的产后出血、子宫穿孔和继发感染,甚至威胁产妇的生命,是产科少见的严重并发症之一。对于本病,临床上多采用宫腔镜下清宫术、子宫切除术等手术治疗,但产后宫腔大且宫壁软,宫壁残留组织物不易清除干净,反复清宫容易引起宫腔感染甚至穿孔,子宫切除术又会使患者完全丧失生育能力,因此给产妇带来诸多痛苦。近年来应用化疗药物如 5- 氟尿嘧啶(5-Fu)、氨甲蝶呤(MTX),或应用孕激素受体拮抗剂等药物保守治疗残留的胎盘,但可引起造血功能障碍和较严重的肝肾损害等副作用,因此中医药治疗胎盘植入的有效性与可行性日益成为关注的焦点。

妇人下腹结块,伴有或胀,或痛,或满,或异常出血者,称为"癥瘕",癥者,坚硬不移,痛有定处;瘕者,推之可移,痛无定处。故胎盘植入属于中医"癥"的范畴,治疗当以"活血化瘀消癥"为主要治法。王小云教授针对本例患者胎盘植入的证候表现,辨证为瘀血留滞,给予理气化瘀,适当健脾扶正治疗,祛邪不忘扶正,不仅使患者植入子宫的胎盘完整剥离脱落,自行排出,而且不影响子宫正常的功能和盆腔环境。对于胎盘植入而不宜手术患者,使用中医药治疗实为适宜。

医案二十八　产褥期抑郁症

(产褥期重度抑郁症,有杀婴自残倾向,中药辨证治疗 28 天,
患者复如常人。)

一、病案与辨治

李某,35 岁。

就诊时间:2018 年 6 月 24 日

主诉:产后情绪低落、悲观欲自残 2 周余。

现病史:患者于 2018 年 6 月 1 日顺产二胎女婴,恶露少许未净,产后 1 周开始逐渐出现情绪低落,悲伤哭泣,寡言少语,难以入眠,见婴儿无幸福乐趣感,甚至婴儿哭闹时有掐死婴儿的冲动,时有跳楼自杀的念头,家属反复开导无效,到外院精神专科就诊 SDS 评分 80 分,HAMD 评分 36 分,诊断为产后抑郁症,予抗抑郁药物治疗,仍情绪低落,感觉人生无乐趣,近期自杀念头频现,常深夜默默久立于阳台边,家属恐其轻生,急带其求诊于此。就诊当天检查血常规、生化、肝肾功能、甲状腺功能未见异常。否认家族及本人既往精神疾病史。患者素体肥胖,饮食不慎,脾胃欠佳。

症见:精神不振,情绪低落,沉默寡言,反应迟缓,形体肥胖,鼻子中部暗斑,全身乏力,周身酸痛,伴脚跟疼痛,右侧腰部酸胀,头痛,以颠顶与前额为主,疼痛遇风寒加重,怕风,动则汗出,有时大汗淋漓,盗汗,口苦,偶有舌头发麻,睡眠噩梦,食欲不振,二便调。口唇色暗而淡,缺乏润泽,舌偏暗,以舌根部明显,边有齿痕,苔白厚,脉细滑。

中医诊断:郁证。

中医辨证:痰瘀互结,营卫失调。

西医诊断:产褥期抑郁症。

治　　法:温通理气,化痰祛瘀。

中医处方:

陈皮 15g	法半夏 15g	茯苓 15g	川芎 15g
当归 15g	桂枝 10g	白芍 10g	炮姜炭 10g

14 剂,水煎服。

养阴舒肝胶囊,口服,每次 4 粒,每日 3 次,服 14 日。

二诊:2018 年 8 月 7 日。

治疗后精神好转,情绪改善,主动交谈病情,情绪障碍量表评分下降(SDS 评分由原 80 分降至 55 分,HAMD 评分由原 36 分降至 22 分),汗出减少,仍头部疼痛,以颠顶与前额为主,怕风,全身乏力,周身酸痛,遇冷加重,无口苦口干,噩梦减少,胃纳改善,二便调。舌偏暗,边有齿痕,苔白偏厚,脉细滑。

中药处方:

佩兰 15g	法半夏 15g	陈皮 25g	豆蔻^(后下)15g
丹参 10g	白术 60g	枳实 10g	桂枝 5g

14 剂,水煎服,每日 1 剂。

三诊:2018 年 9 月 1 日。

患者就诊时面部可见喜悦之色、情绪较前开朗,饮食、睡眠、大小便均正常,患者表示情绪复常,无需再填量表。舌淡红,苔薄白,诸脉皆平。

中药处方:

桂枝 15g	白芍 15g	续断 15g	杜仲 30g

肉桂^(焗服)5g　　吴茱萸 5g　　当归 30g　　炙黄芪 30g

14 剂,水煎服,每日 1 剂。

随访:患者此后生活正常,可与家人正常交流,未见复发。

二、临证难点与疗效点评

1. 临证难点

患者经精神专科诊断为产褥期重度抑郁症。由于情绪抑郁、悲观,严重时甚至有欲伤婴儿及轻生的念头,服用抗抑郁药物后症状改善不明显,且自杀念头频现,属于妇产科及精神科的疑难疾病。

2. 疗效点评

王小云教授辨证治疗 14 天,患者可以主动与医生沟通病情,抑郁量表评分明显改善,再予 14 剂中药治疗后,患者已复如常人。

三、案例分析

【初诊解析】

1. 核心病机分析

王小云教授判断本病患者核心病机是阳气不升,痰瘀互结,蒙蔽清窍。

《黄帝内经》有云:"阳气者,精则养神,柔则养筋。"是指阳气养神,则神气精明,阳气养筋,则筋骨柔和。《景岳全书》曰:"阳主神也。"综观本案患者的临床症状,可以概括为"神、形、行皆颓"。究其原因,乃患者产育过程,耗气伤血,阳气受损,加之分娩后抚养宝宝形成压力,精神紧张、焦虑,严重影响睡眠、胃纳,使产褥期气血不能及时恢复。神机之发,功在阳气。阳气畅达,神机振奋;反之,则阳气不足,神机失养,故而表现精神不振、情绪低落、沉默寡言、怕风,动则汗出,反应迟缓,躯体不适又加重情志抑郁,悲观厌世。患者素体肥胖,乃痰湿之体,产后阳气不足,气化失司,运化失常,津液流聚成湿,加重痰湿凝滞,阻碍经脉,痰瘀互结,蒙蔽清窍而见头痛、痛有定处、鼻部暗斑、唇暗、舌暗等证候。

2. 治则与方药

该病的核心病机为阳气不升,痰瘀互结,两者互为影响。用药当以温通理气、化痰通瘀。《证治汇补》曰:"总治郁病虽多。皆因气不周流。法当顺气为先。开提为次。至于降火化痰消积。犹当分多少治之。"然气得温则行,痰瘀得温则化,故于理气之中加强温通之药,以期阳气振奋,痰瘀尽散。

方中用桂枝温通血脉、通阳化气,活血化瘀;炮姜振奋阳气,《得配本草》

云:"炮姜……能去恶生新,使阳生阴长。"两药合用共达温通理气之功,为君药。陈皮理气健胃,行滞燥湿;法半夏辛温性燥,燥湿化痰,善化痰通阳。《灵枢·邪客》篇所载半夏汤,用治"厥气客于五脏六腑,则卫气独卫其外,行于阳,不得入于阴""目不瞑"者,饮以半夏汤一剂,阴阳已通,其卧立至;茯苓健脾渗湿,渗湿以助化痰之力,健脾以杜生痰之源;均为臣药。佐以当归养血活血;川芎通瘀力强,为血中之气药,与君臣药合用,能增强温通理气、化痰通瘀之功。

【二诊解析】

二诊时患者精神明显好转,但诸症结合,仍属于寒湿阻滞,清阳不升,气机不畅。治疗上重用白术为君,健脾燥湿,促进脾运化水湿之力快速复常;继续臣以陈皮、半夏,加佩兰、豆蔻以温化中焦寒湿;佐丹参活血化瘀,枳实破气消积、化痰散痞。气血同调。使以辛温之桂枝,桂枝力善宣通,能化气调阴阳,促使阳气的正常运行,湿得阳化,血随气行,是此方的点睛之笔。诸药相伍,患者阳气得升,气机得开,痰湿得清,郁证得解。

【三诊解析】

三诊见患者面显喜色,情绪复常。痰瘀之邪基本已祛,方中以桂枝、肉桂、吴茱萸、杜仲、续断以温肾暖阳,黄芪健脾益气,当归、白芍补益精血,顾护正气,培本固源。

随访:治疗后1年随访,患者情绪稳定,睡眠正常,生活工作正常。

四、结语

产褥期抑郁症(puerperal depression)指产妇在产褥期间出现抑郁症状,是产褥期精神综合征最常见的一种类型,主要表现为持续和严重的情绪低落以及一系列症状,如动力减低、失眠、悲观等,甚至影响对新生儿的照料能力。产后抑郁由于母子之间的特殊联系,不仅对母体有影响,对其子女的生理及心理发展也会产生不良影响。产褥期抑郁症母亲的子女更易行为异常,有更多自杀观念,并且抑郁症首发年龄更早。国外报道产褥期抑郁症发病率约为10%~15%,通常在产后2周内出现症状。该病的病因并不明确,现代医学认为可能跟遗传因素、心理因素、妊娠因素、分娩因素及社会因素等有关,属于妇产科及精神科的疑难疾病,抗抑郁治疗需长期服药,且病情反复。

产后抑郁症属于中医"郁证"的范畴。一般认为与素体血虚、产时失血过多,心血不足,心神失养;或产时感寒,瘀血内停,血瘀气逆,扰乱神明,或素性抑郁,产后情志所伤,肝郁化火,上扰神明等有关。治疗时针对病因病机予以健脾益气、养心安神,活血化瘀、镇静安神,疏肝理气、解郁安神为主,有一定的疗效。

王小云教授通过望诊、切诊等四诊,准确分析其阳气不升,痰瘀作怪为核心病机,故给以温通理气、消痰化瘀治疗为主,重在温通理气,以提纲挈领之法,统御祛邪,终使患者气机得开,痰湿得清,阳气得复,神明复常。

医案二十九　产后腹痛

（产后腹痛剧烈难忍,中药1剂起效,3剂痊愈。）

一、病案与辨治

姚某,女,39岁。

初诊时间: 2021年7月29日。

主诉: 产后腹痛1天。

现病史: 产妇于2021年7月26日足月顺产一健康男孩,重4.2kg,产程顺利。产后第3天出现阵发性剧烈腹痛,疼痛发作频率约为每10~15分钟1次,间隙期腹痛消失,发作时疼痛难忍,夜不能寐。产妇强烈要求使用止痛药,当时所住医院的产科主任考虑使用止痛药会影响子宫的复旧,有可能会增加子宫出血的风险,故劝说并未给予使用止痛药物。产妇因觉阵发性腹痛难以忍受,于2021年7月29日上午7时电话求诊于王小云教授,寻求中医药治疗。

当时王小云教授正在北京出差的路上,收到电话后马上与患者在微信面诊,详细询问病史和望面、望舌,以予辨证,因特殊情况未能脉诊。

症见: 患者精神疲倦,痛苦面容,说话语声低微,纳少,因腹痛剧烈夜不能寐,恶露量偏多,色暗,夹有大血块。舌暗,苔薄白。

中医诊断: 产后腹痛。

中医辨证: 瘀血阻滞胞宫。

西医诊断: 产后宫缩痛。

治　　法: 活血化瘀,理气止痛。

中药处方:

去皮土鸡1/4只	生蒲黄^(包煎)15g	五灵脂15g	三七粉^(冲服)3g
延胡索15g	没药10g		

3剂,水煎服,每日1剂,连续服3日。

随访: 2021年8月1日。

于8月1日上午9时产妇电话告知正在出差的王小云教授,她服药1剂,阵发性腹痛明显缓解,当天晚上能够入睡,服药3日腹痛完全消失,恶露量、色、质正常。

二、临证难点与疗效点评

1. 临证难点

患者产后频繁的阵发性腹部剧痛,疼痛难忍,夜不能寐,当时产科顾虑产后风险故未予止痛处理,产妇痛苦,持续数天夜不能寐。

2. 疗效点评

王小云教授诊治抓住核心病机,辨证给予中药治疗,服药1剂腹痛大减,能安然入睡,服药3剂而痊愈,疗效立竿见影。

三、案例解析

【病案解析】

1. 核心病机分析

王小云教授认为产妇瘀血阻滞胞宫胞脉是本病的核心病机。询问病史了解到患者产程较长,历经24小时方分娩成功,产时用力耗气,气虚气滞,血行不畅,血滞成瘀,阻滞胞宫胞脉,不通则痛,故腹痛难忍;而恶露量偏多,色暗,夹有大血块,舌暗,恰为一派血瘀征象,乃瘀血内停,胞脉不畅,离经之血难以归经所致。

2. 治则与方药

该患者本虚标实,产时元气耗损为本,瘀血内阻为标,正如《妇人大全良方》提出"产后腹痛,或因外感五邪,内伤六淫,或瘀血壅滞所致,当审其因而治之"。现产妇本虚标实并存,但血瘀为标表现突出,瘀血不去,则疼痛难忍,夜不能寐,故治疗首先化瘀,以失笑散加减,同时扶正,以恢复元气。

本方中五灵脂善入肝经而通脉活血,散瘀止痛;蒲黄亦入肝经血分,活血消瘀,两者相须为用,活血祛瘀止痛之功相得益彰,为君药。正如《医方集解》曰:"此手足厥阴药也,生蒲黄性滑而行血,五灵脂气膻而散血,皆能入厥阴而活血止痛,故治血痛如神。"《太平惠民和剂局方》中对失笑散的描述为"治产后心腹痛欲死,百药不效,服此顿愈";三七为化瘀止痛之良药,《玉楸药解》中描述:"和营止血,通脉行瘀,行瘀血而敛新血。凡产后、经期、跌打、痈肿,一切瘀血皆破;凡吐衄、崩漏、刀伤、箭射,一切新血皆止。"没药活血止痛,散血祛瘀。《海药本草》中对没药的描述:"主折伤马坠,推陈置新,能生好血,凡服皆须研烂,以热酒调服,近效。堕胎、心腹俱痛及野鸡漏痔、产后血气痛,并宜丸、散中服。"三七粉和没药,共为臣药。"气为血之帅",气行则血行,佐以延胡索行气活血止痛,《本草备要》曰延胡索为"活血利气第一药""能行血中气滞,气中血滞……治气凝血结,上下内外诸痛",但"然辛温走而不守……宜兼补气血药"。加之患者本为产后元气耗损,故加入适量去皮土鸡,温中益气,补血生血,营养不油腻,兼顾产后脾胃运化减弱的特点。《日华子本草》曰"黄雌鸡:止劳劣,添髓补精,助阳气,暖小肠,止泄精,补水气。黑雌鸡:安心定志,治血邪,破心中宿血及痈疽排脓,补心血,补产后虚羸,益色助气。"本方药食同源,药力平和,祛瘀而不伤正,扶正而不敛邪,共奏补虚活血、化瘀止痛之功。

四、结语

产后宫缩痛是指产妇分娩后 1~3 天因子宫收缩引起的下腹部剧烈阵发性疼痛。产后宫缩既能止血又能帮助宫腔排出残余的蜕膜组织促进子宫复旧,但严重的阵发性疼痛会引起胃肠道症状、负面情绪、导致失眠,严重影响患者产后身体康复,并降低新生儿母乳喂养成功率。目前西医常采用非甾体抗炎药对症治疗,存在一定的副作用。从古至今中医药治疗产后腹痛,即"儿枕痛",具有内外结合、辨证论治、疗效确切等显著优势。

产后腹痛中轻度疼痛多以虚证为主,中、重度疼痛则以实证为标,血瘀、寒凝、气滞是主要病机。该患者新产后第 3 天出现剧烈腹痛,痛苦万分。王小云教授根据患者的表现,抓住"产后多虚多瘀"的特点,又结合产后病的治疗"勿拘泥于产后,亦勿忘于产后"的临证理念,给予化瘀扶正,并结合产后母乳喂养,不宜服药太多,采用药食同源,使邪去而正安。

医案三十　外阴硬化性苔藓

(反复外阴奇痒 6 年,妇科、皮肤科多次治疗无效,中药 4 个月半治愈。)

一、病案与辨治

张某,女,33 岁。

初诊时间:2012 年 11 月 19 日。

主诉:外阴瘙痒反复 6 年。

现病史:患者自 2006 年开始出现外阴瘙痒,无伴明显阴道分泌物异常,诉瘙痒严重时入心入骨,恨不能抓烂患处。近 6 年间断在外院就诊,多次检查阴道分泌物未见异常,阴部外洗、阴道塞药均未见改善。2009 年于外院行外阴组织活检,当时医院病理报告:外阴白斑。此后又辗转多家三甲医院的妇科、皮肤科就诊,激素、激光等治疗均无明显改善,瘙痒情况日益加重,并伴阴部干涩,奇痒难耐,烦躁焦虑,严重影响生活与工作,患者多次崩溃大哭,绝望至极。后多方打听,特慕名寻至王小云教授处求治。平素月经规则,1个月一潮,经期7天,量中。末次月经:2012年10月30日,量、色、质如常。

症见:外阴瘙痒、干涩,奇痒难耐,烦躁,腰膝酸软,带下量中,色白,纳可,小便调,大便偏硬。舌淡红,尖有瘀点,苔薄白,脉弦细。

妇科检查:外阴双侧小阴唇及阴蒂的皮肤及黏膜颜色变白,弹性尚可,阴道正常,分泌物量中,色白,宫颈光滑,子宫后位,大小正常,双附件正常。

王教授接诊后再次取外阴组织送病理检查,以排除恶性病变,病理结果同上。

中医诊断:阴痒。

中医辨证:肝肾亏虚,精血不足。

西医诊断:外阴硬化性苔藓(外阴白斑)。

治　　法:滋养肝肾,养血祛风。

中药处方:

盐山茱萸 15g	熟地黄 15g	补骨脂 15g	茯苓 15g
当归 15g	白芍 25g	枳壳 15g	牛膝 15g

　　　　　　　　　　　　　　　　10 剂,水煎服,每日 1 剂。

养阴舒肝胶囊:每次 4 粒,每日 3 次,口服 10 日。

更年滋肾口服液(广东省中医院院内制剂):每次 2 支,每日 1 次,外敷阴部,10 日。

二诊:2012 年 11 月 29 日。

外阴瘙痒程度较前减轻一半,瘙痒可忍,偶有烦躁,腰酸,月经来潮第 1 天,量偏少。舌淡红,尖有瘀点,苔薄白,脉弦细。

中药处方:

白芍 15g	当归 10g	香附 5g	白术 15g
菟丝子 15g	盐山茱萸 15g	防风 10g	蝉蜕 5g

　　　　　　　　　　　　　　　　21 剂,水煎服,每日 1 剂。

养阴舒肝胶囊:4 粒,每日 3 次,口服 21 日。

更年滋肾口服液(广东省中医院院内制剂):每次 2 支,每日 1 次,外敷阴部,21 天。

三诊:2013 年 1 月 4 日。

末次月经:2021 年 12 月 29 日,7 天净,量正常。外阴瘙痒明显减轻,稍有腰酸,小便正常,大便偏硬,带下量不多,无异味。舌淡红,苔薄白,脉弦细。

妇科检查:外阴小阴唇黏膜颜色基本恢复正常,阴蒂部位皮肤仍有 1/2 部分色素减退。

中药处方:

| 女贞子 15g | 补骨脂 10g | 白芍 15g | 熟地黄 15g |
| 盐山茱萸 15g | 当归 10g | 香附 10g | 白术 15g |

28 剂,水煎服,每日 1 剂。

养阴舒肝胶囊:每次 4 粒,每日 3 次,口服 28 日。

更年滋肾口服液:每次 2 支,每日 1 次,继续外敷阴部,28 天。

四诊:2013 年 3 月 28 日。

外阴瘙痒完全消失,情绪极佳,纳眠好,无其他不适。舌淡红,苔薄白,脉弦滑。

妇科检查:外阴小阴唇及阴蒂黏膜颜色恢复正常。

2013 年 9 月至 2020 年 12 月每年随访,患者阴痒无复作。

二、临证难点与疗效点评

1. 临证难点

(1) 外阴瘙痒程度严重,奇痒难耐,缠绵 6 年,局部皮肤和黏膜的颜色变白。

(2) 曾经多家医院妇科、皮肤科给予激素、激光等多种治疗无效,患者备感绝望。

2. 疗效点评

患者 6 年顽疾,经纯中医药辨证治疗 4 个月,阴痒症状完全消失,妇科检查外阴病灶黏膜颜色恢复正常。

三、案例解析

【初诊解析】

1. 核心病机分析

本案的核心病机主要为肝肾亏虚,精血不足。肝脉绕阴器,肝主藏血,为风木之脏;肾主水,肾开窍于前后二阴;肝肾亏损,精血不足,化燥生风,阴部肌肤失养,故不荣而痒。如何发掘患者的核心病机呢?

阴部瘙痒,中医认为其病机不外乎虚实两面。其患病部位为阴部,阴部为肝经绕行之处,其局部瘙痒,实者多为湿热下注肝经,湿热浸渍,则阴部瘙痒,同时损伤任带,常伴带下量多、色黄如脓、稠黏臭秽、甚则灼痛等表现。虚者多为肝肾亏虚，精血不足，化燥生风，不荣而痒，多伴腰膝酸软等肝肾亏虚之象。王小云教授诊查认为，该患者带下正常，阴部局部无渗液潮红，大便正常，舌淡红，可排除湿热下注之象。阴部瘙痒干涩，奇痒难耐，阴部皮肤变白，腰膝酸软，恰为肝肾亏虚、精血不足之象。阴户为肝肾之分野，肝肾亏虚，精血不足，血燥生风，风动则阴痒；肝经绕行阴器，肝经血亏，肌肤失养，则阴部黏膜失去常色而变白；肝主筋，腰为肾之府，肾虚则腰酸膝软；津血同源，阴血不足，津不上承则口干，肠道失于濡润则大便干燥。肝血不足，肝体失养，失于条畅，故见烦躁。舌淡红、苔薄白、脉弦细为肝肾亏虚、精血不足之象。

2. 治则与方药

本病核心病机明了，治则以滋养为主。滋养肝肾，养血祛风。熟地黄味甘，微温，归肝、肾经，本品质润入肾，善滋补肾阴，填精益髓，养血益阴，为滋补肾阴之要药。古人谓之"大补五脏真阴"，"大补真水"；山茱萸味酸、涩，性微温，归肝、肾经，补益肝肾，《医学入门》曰"用之补养肝肾，以益其源，则五脏安和"，为君药。补骨脂苦、辛，温，归肾、脾经，补肾壮阳，与山茱萸、熟地黄同用，共奏滋阴补阳、平补肝肾之效。有研究表明，补骨脂类药物可改善皮损处黑色素细胞的合成和抗凋亡等作用。当归甘、温，入肝、脾经，养血活血，为臣药。白芍味苦、酸，性微寒，归肝、脾经，重用配伍当归，养血柔肝祛风。牛膝味苦、甘、酸，性平，归肝、肾经，补肝肾，强筋骨，引血下行，既能加强君臣药之补肝肾之功，又能引药下行，为佐药。茯苓健脾利水渗湿，一则健脾以助肾，以"后天养先天"；一则健脾渗湿以防木克脾土，脾虚生湿，所谓"见肝之病，知肝传脾，当先实脾"；再则肝肾不足，肾为水脏，肾虚日久则水液不化，容易引起下焦水湿，故用茯苓淡渗利湿之品，以防水液代谢失调，四则山茱萸、熟地黄味厚体重者，补阴益精，而茯苓甘淡可助之下降，如《医宗己任编》曰"升降者，天地之气交，知仲景之茯苓、泽泻，即东垣之升麻、柴胡，则可与言立方之旨矣"。枳壳理气，气行则血行，与全方补益之品，酌加理气之品，既防诸药滋腻，又可行气活血，均为使药。全方共奏滋养肝肾、养血祛风之效。养阴舒肝胶囊和更年滋肾口服液均为王小云教授经验方，前者含柴胡、白芍等，养肝疏肝，柔肝养血；后者的功效滋补肝肾，填精益髓，外敷阴部，加强补肾养肝、养血祛风之效。

【二诊解析】

一诊服药瘙痒明显减轻，二诊时在继续滋养肝肾、养血祛风基础上，加强祛风止痒为法。以平补肝肾之菟丝子易性温之补骨脂，以防久用伤阴，加白术健脾去湿；香附疏肝解郁，理气宽中。防风祛风解表，蝉蜕疏散风热，两者轻用取其走表以疏风止痒。

【三与四诊解析】

经过三诊治疗,患者阴痒完全消失,妇科检查小阴唇颜色恢复正常,疗效极佳。仍有腰酸,但大便偏硬,故前方去防风、蝉蜕,加女贞子、补骨脂滋阴补阳,加强滋养肝肾之力。

四、结语

外阴色素减退性疾病,是一组以外阴瘙痒为主要症状,以外阴皮肤色素减退为主要体征的外阴皮肤病变。根据 2011 年国际外阴阴道疾病研究学会分类,外阴色素减退性疾病临床表现分类属于白色病变,但病理组织学分类包括棘层细胞增生型、苔藓样型、均质化或硬化型等,病因不明,根据病理特点主要分为外阴慢性单纯性苔藓和外阴硬化性苔藓。中医根据症状命名,属于"阴痒"范畴。

外阴硬化性苔藓与以下因素相关:①自身免疫,约 21% 患者合并自身免疫性疾病;②感染;③遗传;④性激素缺乏。

治疗本病难点在于现代医学研究发现本病致病因素多种多样,而发病机制尚不明确。故治疗上不能针对病因,只能缓解临床症状,治疗上以局部外用药为主,病情缠绵,容易复发,需长期随访。局部物理治疗是通过去除局部异常上皮组织和破坏真皮层神经末梢,从而阻断瘙痒和瘙抓引起症状反复,但远期疗效尚待观察。对于症状严重或药物无效者,可选择手术治疗。但手术切除复发率仍高,即使植皮也会复发。本病西医尚没有根治办法,属于妇科疑难疾病。

王小云教授采用中药辨证论治,紧抓核心病机,内外兼治,综合治疗,仅用 4 个月治愈,且 7 年多随访未见复发,疗效稳定。

医案三十一　子宫内膜异位症痛经

(剧烈痛经,中药治疗 4 周,痛经消失,治疗 4 个月盆腔包块消失。)

一、病案与辨治

张某,女,38 岁,已婚育。

初诊时间:2012 年 10 月 15 日。

主诉:痛经 1 年余,渐进性加剧。

现病史:患者既往月经规则,周期 28~30 天,经期 7 天,无痛经。自 2011 年 7 月开始出现经行下腹胀痛难忍,伴呕吐、肛门坠胀欲便,腰酸,每次需至急诊肌内注射止痛药止痛。患者至多家三甲中西医院求诊,服活血化瘀中药,效果不显,经期仍需对症止痛治疗。2012 年 9 月 21 日妇科 B 超提示:子宫稍大,右卵巢囊肿大小约为 44mm×30mm×33mm,左附件未见异常。糖类抗原 12-5(CA12-5)、抗子宫内膜抗体(EmAb)正常。末次月经:2012 年 10 月 3 日,历 7 天,量中,血块(+),痛经(+++),肌内注射止痛药止痛。

症见:精神疲惫,乏力,面色暗滞无华,肌肤甲错,纳食不馨,腹部胀满感,长期大便干结,难解,2~3 天一次。舌淡暗,边瘀斑,苔薄白,脉沉细。

妇科检查:外阴阴道正常,宫颈光滑,子宫后位,稍胀,活动差,子宫后壁欠平滑,结节感,触痛(++),三合诊子宫右后方触及包块直径约为 4mm,边界欠清,与右骨盆关系密切,触痛,左附件未触及明显肿块。

复查 B 超示:子宫 56mm×48mm×49mm,右卵巢囊肿大小 45mm×45mm×30mm,左附件未见异常。

中医诊断:痛经;肠覃。

辨证分型:气虚血瘀。

西医诊断:子宫内膜异位症;卵巢囊肿(右侧)。

治　　法:益气通腑,逐瘀止痛。

中药处方:

黄芪 15g	当归 15g	大黄(后下)10g	枳实 15g
桂枝 10g	五灵脂 15g	毛冬青 30g	生蒲黄(包煎)15g

14 剂,水煎服,每日 1 剂。

莪棱胶囊(广东省中医院院内制剂):每次 6 粒,每日 3 次,服 7 日。

莪棱灌肠液(广东省中医院院内制剂):每次 50ml,保留灌肠,每日 1 次,用 7 次(经期停用)。

二诊:2012 年 10 月 29 日。

患者诉服药初始 2 天排出大量臭秽大便后腹部轻松,面部皮肤较前细腻。舌淡暗,边瘀斑,苔薄白,脉细涩。

治法:温经活血,行气化瘀。

中药处方:

当归 15g	醋没药 10g	生蒲黄(包煎)15g	五灵脂 10g
小茴香 15g	延胡索 10g	肉桂(焗服)5g	炮姜 10g

14 剂,水煎服,每日 1 剂。

蒲田胶囊(广东省中医院院内制剂):每次 5 粒,每日 3 次,服 14 日。

三诊:2012 年 11 月 26 日。

前次月经:2012 年 10 月 29 日晚上月经来潮,痛经大减,轻微下腹隐痛。

末次月经:11月24日,量中,血块多,痛经消失,小腹怕冷。舌淡暗,边瘀斑,苔薄白,脉沉细弱。

治法:温经化瘀,益气养血。

中药处方:

川芎10g	炮姜炭10g	艾叶15g	生蒲黄^(包煎)10g
五灵脂15g	小茴香15g	黄芪30g	当归15g

14剂,水煎服,每日1剂

随访:2013年7月25日。

诉接受三诊中药辨证治疗后至今再无痛经,月经规则。后继续服中药,共治疗3个月,2013年2月妇科检查:子宫稍胀,子宫后壁欠平滑,结节感不明显,无触痛,右附件未触及包块。2013年2月中旬与6月下旬分别复查妇科B超,盆腔未见包块。

二、临证难点与疗效点评

1. 临证难点

(1) 痛经出现时间不久,仅仅1年,但痛经剧烈,每月需注射止痛针止痛,曾在外院诊治1年未效。

(2) 体质虚弱与腑气不通、腹部胀满、大便不畅同时出现。补虚唯恐加重腹部胀满,攻邪又恐虚症愈重。

2. 疗效点评

中药辨证治疗1周后痛经大减;中药治疗4周后痛经消失,共治疗4个月盆腔包块消失。随访疗效持续稳定,疗效显著。

三、案例解析

【初诊解析】

1. 核心病机分析

本患者核心病机:一为瘀血瘀滞下腹,已形成有形之实,阻滞冲任胞宫胞脉,不通则痛;二是邪实伤正,虚实并存,气虚无力推动血行,加重瘀血,瘀血阻滞脉道,影响气血的生成。

王小云教授临证非常重视辨证论治,注重四诊,尤其善于通过望诊“见微知著”,进行个体化辨证论治,王小云教授经常强调,对于病程缠绵、既往治疗效果不显的患者,尤其要打破常规辨证思维习惯。

该患者初诊时望诊可见精神疲倦,乏力,面色无华,切诊脉沉细,乃一片气虚之象,气虚不能荣养周身经络、四肢、头面,故见疲倦乏力、面色无华,气虚无力鼓动脉道,故见脉沉细。患者面色暗滞,肌肤甲错,舌边有瘀斑,且经血有块,经行腹痛剧烈,妇科检查子宫后壁触痛结节,右附件包块,乃血瘀之征且已形成有形之邪,瘀血较重。该患者还有一个重要的症状就是大便长期干结,2~3天一解,是为腑气不通之证,一与气虚推动无力有关,二因盆腔瘀血较重,阻碍气机,腑气不通,更加重盆腔瘀滞的症状和体征。仲景提出:"勿令九窍闭塞。"《素问·生气通天论》曰:"内闭九窍,外壅肌肉,卫气散解,此谓自伤,气之削也。"《难经·三十七难》:"五脏不和,则九窍不通;六腑不和,则留结为痈。"综上所述,患者气虚瘀血,瘀血与燥矢相结,邪无出路,不通则痛,故痛经加剧,盆腔包块形成。

2. 治则与方药

本病病机明确,治疗当益气化瘀,给邪以出路。然化瘀有活血化瘀、行气化瘀、温阳化瘀等,而王小云教授非常重视"通腑"以化瘀。通腑理论源于《黄帝内经》,理论的产生依据"六腑以通为用,以降为顺",在明确使用指征的情况下,使用通腑的方法,使积滞、瘀血、水饮、湿热等多种邪气去有出路。该患者腹部胀满,长期大便干结不畅,应用通腑法,使腑气得降,瘀血速去。

方中以生大黄、枳实为君药,大黄泻下通便,枳实行气消积,两者共用,取承气汤之意,迅速涤荡肠腑,共奏行气通腑祛瘀之功,以存正气。腑气以通为畅,通腑可使全身气机升降归于正常,血随气行,瘀随气散,祛瘀达络,使气血运行通畅,起到理气理血作用。黄芪、当归为臣药,张锡纯认为黄芪"既善补气,又善升气"。气为血之帅,用黄芪补气以行血,对本病气虚、血瘀两大病理关键,一药两用,最为适宜。当归润肠通便,活血化瘀,两药共奏益气养血化瘀之功。佐以失笑散加强活血化瘀之功,桂枝助阳化气,温经通脉,毛冬青活血化瘀。本方通中寓补,通补兼施,共奏益气化瘀之功。

【二诊、三诊解析】

患者二诊解出臭秽大便量多,腑气已通,故腹部轻松,皮肤细腻。知瘀血已随大便去大半,中病即止,故易通腑药。二诊时为经前期,加小茴香、延胡索、炮姜、肉桂加强温经活血、理气止痛之力。

患者三诊痛经已消,但经来气血亏耗,阳气不足,故而小腹怕冷。治疗在二诊基础上去没药,加黄芪、当归益气养血,加炮姜炭、艾叶温经止血,药到病除。

四、结语

子宫内膜异位症(endometriosis,EMT)即子宫内膜组织移植到子宫体腔面以外位置而引发的一种妇科常见病,如卵巢巧克力囊肿、子宫腺肌病,或盆腔子宫内膜异位结节等。流行病学调查显示,子宫内膜异位症的发病率为5%~15%,育龄期妇女发病率为5%~10%。大约70%~80%的患者有不同程度的盆腔疼痛,包括痛经、慢性盆腔痛、性交痛、肛门坠痛、排便痛、疼痛过敏以及中枢性疼痛等;疼痛经常是继发性,进行性加重。中医古籍中无"子宫内膜异位症"病名,根据其临床特点,可归属于"痛经""癥瘕""不孕"等范畴。

中医认为该病多由劳倦外伤或素体正气不足、耗伤正气、胞脉受损所致,离经之血瘀积于胞宫胞脉,瘀滞日久,即形成该病。现代医学认为子宫内膜异位症的发病机制复杂,内膜种植学说是目前被认可的经典学说之一。此外,内分泌功能失调、内膜移植、遗传、免疫防御功能缺陷等良性转移、化生内膜、医源性因素均可参与其发生。西医治疗该病多采用高效孕激素疗法、腹腔镜手术和促性腺激素释放激素拮抗剂(GnRH-a)。高效孕激素可直接抑制子宫内膜间质细胞增生,减轻疼痛,使病灶萎缩,但长期使用孕激素可能导致无法逆转的骨质丢失风险;GnRH-a的应用可以缓解疼痛,预防复发,常与腹腔镜手术联合使用,但费用较高,给患者带来了一定的经济负担。

本病治疗难点在于:复发性子宫内膜异位症的药物的保守治疗存在潜在问题,比如低雌激素症状、骨质疏松、记忆损害等;而重复手术或根治性手术并不能完全解决其复发性的临床难题,且由此导致的盆腹腔粘连、包裹性积液、卵巢功能损伤性下降等也实难避免,许多患者难以接受。子宫内膜异位症复发未控的治疗是妇产科界研究的难点与热点。

中医辨证论治在治疗子宫内膜异位症中发挥着重要作用,中医综合疗法包括中药内服、针刺、艾灸、中药灌肠、中药外敷等,相较于西医手术及激素调节治疗,具有副作用小、痛苦少、费用低、复发率低等优势,并且远期疗效比较稳定。

医案三十二 晚期卵巢癌合并腹水

(卵巢癌晚期并大量腹水、不完全肠梗阻,病情危重,
中药治疗3天肠梗阻消失,腹水大减,中药治疗21天腹水消失。)

一、病案与辨治

张某,女,46岁。

就诊时间:2018年7月1日

主诉:晚期卵巢癌术后 2 年余,复发 19 个月余,伴腹胀 8 个月余。

现病史:患者于 2015 年 10 月 20 日因"左卵巢浆液性乳头状腺癌(Ⅳ期)"行腹式子宫全切术 + 双侧输卵管 + 卵巢切除术 + 盆腔粘连松解术,术后予 TC 方案(紫杉醇 210mg+ 卡铂 500mg,每日 1 次)化疗 6 个疗程,过程顺利,化疗后无不适,2016 年 7 月门诊复查肿瘤标志物均正常,未行其他复查。

2016 年 11 月起出现腹胀,呈进行性加重,腹围增大,矢气减少甚至消失,大便量少,12 月 5 日查腹部 MRI 提示卵巢癌复发并腹腔大量积液,于 12 月 9 日行 TC 方案(紫杉醇 240mg + 顺铂 100mg,每日 1 次)化疗 6 个疗程,化疗过程顺利,其间无严重并发症。

2017 年 10 月中旬患者再次出现腹胀,10 月 14 日住院治疗,查 MRI 提示原盆腔软组织结节增大,盆腔结节较前增多,升结肠周围亦见新发多发软组织结节(转移瘤),左侧囊状异常信号影较前略增大,腹腔大量积液,再予 2 程 TP 方案(紫杉醇 240mg+ 顺铂 100mg,每日 1 次)化疗,症状好转后出院,出院后患者腹水较前减少,但病情未能完全缓解,患者未再返院后续治疗。

2018 年 1 月开始,患者持续出现腹胀,不能平卧,无腹痛,尿量减少,2018 年 4 月 13 日因自行用白介素治疗后腹胀症状加重伴少尿再次入院,查全腹 MRI 提示大量腹水,存在腹腔及远处肝转移,分别于 4 月 24 日—6 月 9 日行 3 程 TP 方案(紫杉醇取 210mg+ 顺铂 100mg,每日 1 次)化疗。2018 年 6 月 8 日查血清 CA12-5 387.7U/ml,Ca15-3 122U/ml。化疗后患者仍明显腹胀,并伴大量腹水,多次放腹水及其他多种中西医治疗(包括中药、针灸、利尿剂等使用)未有改善,病情危重,已向家属发病危通知书。2018 年 6 月 30 日腹平片:小肠不完全肠梗阻并腹水。患者悲观厌世,已立遗嘱,交代后事,家人十分焦急,特请王小云教授会诊指导治疗。

症见:精神萎靡,形体极度消瘦,骨瘦如柴,面色暗黄无华,全唇乌黑,半卧于床,不能平卧,行走困难,神疲乏力,语声低微,气短懒言,畏寒,四肢厥冷,胸闷咳嗽,咳少量白黏痰,不欲饮食,仅进食粥水,纳食饮水后气逆欲呕,睡眠不安,大便不通,4 天未解,小便量少,腹胀满拒按,按之绷紧感明显,有明显胀痛感,腹部膨隆,腹围 74.5cm,腹壁静脉显露。舌质淡紫,苔浊黄白相间,人迎脉细弱,跌阳脉难以触及,寸口脉有力,太溪脉沉细。

妇科检查:外阴正常,阴道通畅,阴道残端愈合良好,盆腔左侧可扪及一直径约 7cm 质硬肿物,活动欠佳,无压痛,因腹部胀满,右附件触诊欠满意。三合诊:直肠表面欠光滑,肠腔受压变窄,指套未见血染。

中医诊断:臌胀;卵巢恶性肿瘤。

中医辨证:脾胃溃败,阳气亏虚,湿邪内阻。

西医诊断:腹水(大量);肠梗阻(不完全性);卵巢恶性肿瘤(中分化浆液性乳头状腺癌,Ⅳ期,术后化疗后复发,伴多发转移)。

治　　法:益气扶正,温行化湿,理气通腑。

中药处方:

熟附子(先煎)15g	干姜 30g	黄芪 120g	白术 60g
仙鹤草 50g	大腹皮 25g	厚朴 15g	薏苡仁 50g

7 剂,水煎服,每日 1 剂。

二诊:2018 年 7 月 8 日。

患者服药第 3 天大便通畅,每日 1 行,稀烂量多,胃纳增强,进食少量米饭,复查腹平片:肠管积气明显减轻,肠梗阻消失。精神明显好转,能平卧,腹部膨隆减轻,腹围缩小至 72cm,腹壁显露静脉消失,行走自如,面略现光泽,面色暗黄消退,小便量增多,胸闷明显减轻,偶有咳嗽,腹胀痛感明显减轻,按之较柔软,语声有力,睡眠好转。舌质淡紫,苔薄黄,人迎脉稍有力,趺阳脉较前有力,寸口脉有力,太溪脉稍有力。

中药处方:

熟附子(先煎)15g	黄芪 60g	大黄(后下)10g	高良姜 15g
肉桂(焗服)10g	枳实 15g	白术 60g	厚朴 30g

14 剂,水煎服,每日 1 剂。

三诊:2018 年 7 月 22 日。

患者的精神状况继续明显好转,情绪开朗,胸闷咳嗽消失,四肢温暖,语声有力,饮食睡眠正常,腹部稍胀,行走自如,面色有泽,唇色较前红润。舌质红苔薄黄,诸脉皆平有力。

检查:腹围缩小至 68cm;复查彩色 B 超示盆腹腔未见明显积液;复查血清癌胚抗原(CEA)及 CA12-5 均明显下降。续予中药巩固治疗。

随访:2020 年 12 月 10 日。

患者病情稳定,出院后生活状态良好,与朋友结伴旅游。

二、临证难点与疗效点评

1. 临证难点

本例患者属于晚期复发性卵巢癌,王小云教授归纳本病例的特点有三。

(1) 发病快,转移快:患者手术及化疗后 1 年出现远处多发转移病灶。

(2) 全身状态极差:形体羸弱,骨瘦如柴,语声低微,无力行走,四肢厥冷,仅能进食粥水,但饮后呕吐,病情危重。

(3)对西医治疗措施不敏感:患者对化疗、对症治疗不敏感,病情不能有效控制,大量腹水,已不能继续耐受相关攻伐治疗,病情危重,如此以往,性命堪忧。

2. 疗效点评

王小云教授临证辨证,所开中药 3 剂,患者服后小便量增,大便通畅,量多。复查腹平片:肠梗阻消失,腹水明显减少;服中药 21 天,精神恢复,饮食、睡眠正常,行走自如,四肢温暖,二便正常。腹部 B 超复查:腹水消失。后随访 2 年多,生活状态良好。

三、案例解析

【初诊解析】

1. 核心病机分析

本案为住院会诊患者,晚期复发性卵巢上皮性癌,晚期卵巢癌复发,多次化疗但病情不能控制而迅速发展,当时大量腹水合并不完全性肠梗阻,暂无有效治疗方法,特请王小云教授会诊救治。王小云教授指出本病例虽病情复杂、凶顽、多变、损正、难消,治疗极为棘手,但并非必处绝境,只要抓准核心病机辨治,或许病有一线生机。她指出脾胃溃败、阳气大虚、湿邪内阻是患者关键的核心病机,抓准主要病机进行辨证论治是扭转乾坤的关键所在。

本例患者大量腹水伴不欲饮食,食后气逆则呕,一般思维认为腹水压迫,胃脘气滞,影响纳入,大便不通,故治疗重点常以减少或解除腹水为直接的治疗目的。然而晚期癌症的转移与病情发展,并给予手术、化疗、使用利尿剂、反复放腹水等重复治疗,无疑都会不同程度地损伤正气,使脾胃重创。脾胃为“后天之本,气血生化之源”,“有胃气则生,无胃气则死”。患者脾胃败虚,生化乏源,正气重创,可谓“雪上加霜”,故陷入病重而难以恢复的状态,望见精神萎靡、极度消瘦、骨瘦如柴、面色萎黄、暗滞无华、四肢厥冷等一派脾胃败虚、阳气大伤之象。气虚神失所养,精神萎靡,神疲乏力;脾虚四肢形体肌肉失充,故形体极度消瘦,骨瘦如柴;头面失于荣养,见面色暗黄无华;气虚阳气不足,阴寒内生,患者怕冷、四肢厥冷;气虚无力推动肠腑,故大便不通;腹水乃是脾胃溃败,水湿运化失职的最终结局,“谷入胃不能散其精,水入脾而不能输其气”,水饮内停,发为大量腹水,腹水又加重气机壅滞,影响脾胃升降失调,腑气不通,肠道梗阻,渗出增多,更加重腹水,从而形成了恶性循环。

2. 治则与方药

针对以上危重病情,王小云教授指出治疗存在 2 个难点:其一是不确定性:患者病情传变、发展迅速,病情凶险,疗效及预后存在着不确定性;其二是矛盾性:证候错杂,虚实夹杂,扶正又恐敛邪,攻邪唯恐伤正,形成治疗上的矛盾。对此治疗策略要以观其效,以知其要,临证抓正邪变化、证素变化的特点,灵活施行动态攻补之法。王小云教授拟方重用黄芪、白术大建中州,健脾益气,脾气健而胃气生,气血生化有源,诸脏得以濡养,并健脾祛利水湿,正如《血证论》所指出"气可化水","气行则水行",为君药。干姜主入脾胃而长于温中散寒、助运脾阳,熟附子温肾助阳,温化水饮,同时火生土,也有助于温运脾阳,《金匮要略》曰"病痰饮者,当以温药和之",两者共为臣药。君臣药物合用,大补元气,正气盛则推动肠腑有力,肠腑传导功能正常,腑气通达,邪有出路,同时肺与大肠相表里,腑气通则肺主宣降、通调水道功能正常。佐以厚朴、大腹皮宽中行气,助行气通腑,行气化水,薏苡仁健脾渗湿,仙鹤草具有补虚、利湿、化瘀之功,《百草镜》言其"下气活血,理百病,散痞满"。全方诸药配伍,辛温并用,消补兼施,以补为主,共奏益气扶正、温行化湿、理气通腑之功,而奏显效。

【二诊解析】

二诊时,患者腑气已通,正气未复,故继续重用黄芪、白术补气健脾;用熟附子、肉桂温中助阳,为防续用干姜之温燥,改用温里散寒、性味较温和"南药"高良姜,同时配伍枳实、厚朴、大黄以行气通腑,"以通为用"。全方诸药配伍,辛温并用,消补兼施,以补为主,祛邪不伤正,扶正不留邪,共奏益气扶正、温行化湿、理气通腑之功,终于改善了危重病情,帮助患者渡过生死难关。

四、结语

卵巢癌是女性生殖器常见的三大恶性肿瘤之一,2018 年中国抗癌协会妇科肿瘤专业委员会《卵巢恶性肿瘤诊断与治疗指南(第四版)》指出卵巢恶性肿瘤居妇科恶性肿瘤发病的第 3 位。卵巢上皮性癌预后差,治疗后复发率高。由于卵巢位于盆腔深部,卵巢癌早期不易发现,晚期病例至今中西医医学均缺乏有效的治疗手段,病死率高。

本患者为晚期卵巢上皮性癌(Ⅳ期)术后复发,病情危重,虚实错综复杂,容易障人眼目。王小云教授从纷繁复杂的表象中,力拨重雾,透过现象看本质,抓住 3 个发病特点,辨准主要核心病机,针对 2 个治疗难点,拨乱反正,以扶正之品重拳出击,佐以通腑泻邪,力捣老巢,药到病除,很快解决了患者正气溃败、难治腹水、肠梗阻等病危之象,帮助渡过生死难关,延长了生存期,提高了生存质量。

医案三十三　卵巢癌性发热

（晚期卵巢癌化疗持续发热不退 10 天,抗感染治疗奏效不显,
中药 2 剂退热且疗效稳定。）

一、病案与辨治

梁某,女,51 岁。

就诊日期: 2015 年 5 月 16 日。

主诉: 卵巢癌第 2 疗程化疗后 20 多天,反复发热 10 多天不退。

现病史: 患者 2015 年 3 月因"卵巢浆液性腺癌Ⅳ期"分别于 2015 年 3 月 23 日、2015 年 4 月 16 日行第 1、2 程 TC 方案化疗。2015 年 3 月 25 日全身发射计算机断层显像（ECT）检查,结果提示:全身骨扫描未见明确骨转移征象;盆腔巨大囊实性肿块。2015 年 5 月 6 日入院行第 3 程化疗,入院后出现反复高热,最高达 40℃,精神疲倦,伴头痛,双下肢乏力,腹部胀满感。5 月 6 日查 CA12-5>5 000U/ml,HE4 262.1pmol/L,CA15-3 59.62U/ml,降钙素原 0.35ng/ml,C 反应蛋白（CRP）7.8mg/L。血常规:白细胞（WBC）1.50×10^9/L,中性粒细胞百分比 56.3%,红细胞（RBC）3.05×10^9/L,Hb 90g/L,血细胞比容（HCT）27.9%,血小板（PLT）176×10^9/L。血细菌培养阴性;彩色 B 超检查:肝、肾功未见明显异常;宫颈分泌物支原体、细菌培养阴性;胸部 X 线检查未见异常。5 月 13 日腹部 MRI 检查结果:①符合双侧卵巢浆液性腺癌,合并出血,侵犯子宫、直肠上段、乙状结肠;子宫直肠窝多发实性结节,考虑种植转移;双髂血管旁及右侧腹股沟多发淋巴结,考虑转移。②子宫多发肌瘤（肌壁间及浆膜下）。③左下前腹壁皮下异常信号影。入院后给予抗感染、升白细胞、止血等治疗白细胞恢复正常水平,癌灶出血已控制。患者热势有所下降,但仍反复波动在 38℃上下,故特请王小云教授会诊。

症见: 体温 38.1℃,P 85 次/min,血压、呼吸正常。精神疲倦,容易出汗,口干口苦,水样大便 2~3 次,味臭,面部晦暗,暗斑明显,腹部膨胀。舌暗红,苔厚腻偏干,脉弦滑。

妇科检查: 外阴正常,分泌物量中,宫颈轻度柱状上皮异位,盆腔可扪及 15mm×15mm×12mm 肿块,表面凹凸不平,与子宫及附件连成一片,包块与左

侧盆壁关系密切,活动度差,三合诊触及直肠腔变窄,隆突,直肠指套无血染,黏膜光滑。

中医诊断:发热;卵巢恶性肿瘤。

中医辨证:湿热瘀阻。

西医诊断:发热;卵巢恶性肿瘤(浆液性腺癌 Ⅳ 期,术后化疗后复发,伴多发转移);骨髓抑制。

治　　法:泻热攻积,利湿化瘀。

中药处方

大黄^(后下)10g	丹参 15g	桃仁 15g	薏苡仁 30g
芒硝^(冲)9g	厚朴 25g	冬瓜仁 30g	白花蛇舌草 30g

2 剂,水煎服,每日 1 剂。

外敷中药:四黄散,调成水蜜,外敷腹部,每日 1 次。

二诊:2015 年 5 月 18 日。

服上方中药 2 剂,大便黄色稀水样,每天 1 次,少许臭味,体温恢复正常,波动在 36.3~36.8℃,精神明显好转,自汗减少,口干不苦,无明显腹胀腹痛,舌暗红,苔黄腻,脉弦滑。继续给予中药调理。

中药处方:

桃仁 15g	酒大黄 10g	薏苡仁 30g	白花蛇舌草 30g
丹参 15g	茯苓 15g	枳实 15g	甘草 5g

3 剂,水煎服,每日 1 剂。

随访:患者 2015 年 5 月 16 日服中药后连续 5 天体温正常,考虑患者发热刚退,体质较弱,暂不宜继续化疗,故于 2015 年 5 月 21 日带中药出院调理身体,嘱咐定期复诊。1 个月及 3 个月后随访,体温一直正常,继续给予中西医治疗,精神好,大便如常。

二、临证难点与疗效点评

1. 临证难点

本例患者属于晚期卵巢癌,广泛转移,不宜手术,在拟行第三次化疗时出现持续发热不退,给予抗感染和支持疗法治疗后,患者热势虽有下降,但仍在 38℃上下波动,10 天不退。患者处于正虚邪实状态,若发热消耗,久则易致正气溃败,预后不容乐观。

2. 疗效点评

经王小云教授会诊,辨证给予中药治疗,患者服药 2 天,发热很快控制,体温恢复正常。再巩固治疗 3 天,随访 3 个月再无发热,精神好转。可谓良效。

三、案例解析

【初诊解析】

1. 核心病机分析

王小云教授认为恶性肿瘤患者往往病程缠绵,正气不足,邪毒潜伏,容易导致病情错综复杂,因此临证需详细审查患者疾病的标本缓急,病势的发展特点,证候变化规律,针对性地制定辨治原则。王小云教授指出该患者当前核心病机是以标实为主,湿热瘀邪壅闭,邪无出路,故而持续发热难退。望诊虽见精神疲倦,但口干苦、腹胀,面色晦暗,面斑明显,大便臭秽。舌暗红,苔厚腻偏干,脉弦滑,均提示属湿热瘀邪壅闭的标实证。大便虽稀,但气味异臭,表明燥屎坚结于里,胃肠炽热不通,欲排不能,逼迫津液从燥屎旁流。正如《温疫论·大便》所言"热结旁流者,以胃家实,内热壅闭,先大便闭结,续得下利,纯臭水"。该患者的热结旁流症,符合痞、满、燥、实的正阳明病。

2. 治则与方药

《金匮要略·脏腑经络先后病脉证》曰:"夫病痼疾加以卒病,当先治其卒病,后乃治其痼疾也。"《素问·标本病传论》亦说:"先热后生中满者,治其标……先病而后生中满者,治其标……小大不利,治其标。"说明当邪正两邪相争时,卒疾危及生命及影响治疗的情况下,先卒病治其标,待病情相对稳定后,再固本治疗。本病例虽属于癌症晚期,本虚为要,但当时病势处于邪实阶段,当遵循"急则治其标,缓则治其本"的原则,先泻其实,祛逐其邪。治疗的难点在于虚实的把握和辨治的切入点。

王小云教授还指出患者以正阳明病"胃家实"为主,同时夹杂湿瘀阻滞,治"宜下之",急下存阴,佐以祛湿化瘀。方中取大承气汤和大黄牡丹汤合方之意。其中大黄泻热通便,荡涤肠胃,为君药。芒硝助大黄泻热通便,并能软坚润燥,与大黄相须为用,峻下热结之力甚强;桃仁、丹参凉血祛瘀,与大黄配伍,增加破血祛淤之力,三者共为臣药。积滞内阻,腑气不通,故以厚朴行气散结,消痞除满,并助硝、黄推荡积滞以加速热结之排泄;冬瓜仁清肠中湿热,消痈排脓,助胃肠积滞排出,为佐药。薏苡仁健脾渗湿,祛邪不伤正;白花蛇舌草清热解毒,利尿除湿,可导湿热下行,为使药。全方诸药配伍,以泻下攻积为主,辅以利湿化瘀。

【二诊解析】

二诊时患者的正阳明病"胃家实"诸症已改善,王小云教授认为对虚实夹杂的患者,攻伐不可太过,应"衰其大半"而止。因此遵循"中病即止"的原则,将大黄改为酒大黄,避免生大黄泻下攻积力猛,损伤正气,同时酒大黄偏于活血化瘀,配伍丹参以增强活血之力;并酌加枳实行气通腑、茯苓健脾利湿,甘草甘温除热,调和诸药,全方诸药配伍,以泻下攻积为主,辅以利湿化瘀。

四、结语

卵巢癌是妇科三大肿瘤之一,近年来,中国卵巢癌的发病率有上升趋势,严重威胁女性健康。因卵巢解剖位置在盆腔深处,早期症状十分隐蔽,目前卵巢癌患者中 70% 被确诊时已属晚期,其常规治疗方式为手术和化疗。尽管卵巢癌诊疗方面取得了一定进展,但 5 年生存率仍低于 25%。

癌症在病情的发展过程中尤其是疾病的后期经常都会出现非感染性的发热,被称为癌性发热,又称肿瘤相关性发热,一般是指癌症患者出现的在排除感染、抗生素治疗无效的情况下出现的直接与癌症有关的发热和患者在肿瘤发展过程中因治疗而引起的发热,是肿瘤在发生发展过程中出现的常见并发症之一。肿瘤热的发病机制至今尚没有完全清楚,引起肿瘤热的致热原可能来自多方面,既来自肿瘤本身及其坏死产物,又来自宿主对肿瘤的免疫反应所产生的免疫细胞。癌性发热常表现为夜间与午后反复发热,以低热为主,与其相关的感染性实验室检查指标处于正常范围,西医常规采用的抗感染治疗,其疗效有限,多以非甾体抗炎药或激素治疗为主,但这两类药物不能长期使用,且副作用较大。中医药治疗该病有独特的优势,既可借助扶助正气以祛邪,也可通过驱逐邪气以扶正,从而达到清热除热之目的,疗效显著且安全。

王小云教授在中医经典理论的指导下,关注细微,抓住邪实为主的特征,急下邪实为治,辨证合理,用药得当,故 2 剂中药即退热,5 剂中药则体温正常。

医案三十四 宫颈癌手术加化疗后外阴淋巴水肿

(宫颈癌手术加放疗后外阴肿胀,经中西医治疗持续 2 个月未消,中药内服外治 3 天,外阴淋巴水肿消失且无复发。)

一、病案与辨治

黎某,女,60 岁。

初诊时间:2019 年 2 月 23 日。

主诉:宫颈癌术后 8 个月,放化疗后 4 个月,阴部肿胀 2 个月余。

现病史：患者因"宫颈乳头状鳞状细胞癌（临床分期ⅡA 期）"于 2018 年 5 月 23 日行 TC 方案新辅助化疗，2018 年 6 月 11 日行腹腔镜下子宫广泛根治性切除术＋盆腔淋巴结清扫术，术后病理检查结果：宫颈鳞状细胞癌（中分化），病理学分期：pT2a2，pN0，pMx；FIGO ⅡA2。2018 年 6—7 月间盆腔放射治疗共 25 次，2018 年 9—10 月分别行 TC 方案化疗，放化疗治疗过程顺利。2018 年 9 月 27 日盆腔 MRI 平扫＋增强检查：①宫颈 Ca 切除术后复查，子宫缺如，局部未见肿瘤复发征象；②下腹部皮下脂肪层水肿，双侧髂腰肌后缘少量积液。2018 年 11 月 30 日开始患者出现阴阜、大阴唇红肿疼痛，曾在西医三甲医院就诊治疗，未见改善，在某中医院予清热利湿消肿中药内服加四黄水蜜膏外敷后疼痛缓解，但肿胀未见明显改善，收入院给予中西医结合治疗仍效果不明显。遂请王小云教授会诊。

症见：精神疲倦，形体偏瘦，面色萎黄无华，胃纳可，大便偏硬，睡眠欠佳。舌淡暗，苔薄白，脉沉细。

妇科检查：外阴阴阜、大小阴唇明显肿胀，皮肤韧厚，皮色偏暗，肤温偏低，压之皮肤紧绷感，指压无凹陷，阴道通畅，阴道残端愈合可，盆腔未触及肿物，无触痛。

中医诊断：阴肿；宫颈恶性肿瘤。

中医辨证：气血两虚，气机郁滞。

西医诊断：淋巴水肿；手术后恶性肿瘤化学治疗；宫颈恶性肿瘤乳头状鳞状细胞癌（FIGO ⅡA，子宫广泛根治性切除术后）。

治　　法：补益气血，理气行滞。

中药处方：

1. 内服中药

| 黄芪 30g | 土炒白术 30g | 茯苓 15g | 紫河车 30g |
| 陈皮 25g | 大腹皮 15g | 当归 15g | 炒薏苡仁 15g |

3 剂，水煎服，每日 1 剂。

2. 外用处方

| 酒大黄 30g | 川芎 30g | 厚朴 30g | 大腹皮 30g |
| 芒硝 30g^{冲} | 茯苓 60g | | |

3 剂，水煎浸泡外阴，每次 20 分钟，每日 2 次。

随访：2019 年 2 月 27 日。

患者遵上述中药内外合治 3 天，阴阜及大小阴唇肿胀消失，外阴肤温正常，皮色稍偏暗，皮肤略感紧绷感，精神明显改善，面色有光泽，大便正常，睡眠改善,继续中药巩固治疗。出院后 1~3 个月复诊,妇科检查:外阴未见肿胀疼痛,皮肤颜色、肤温恢复正常。

二、临证难点与疗效点评

1. 临证难点

本例患者为宫颈癌手术加放化疗后开始出现阴阜、大小阴唇肿胀明显,考虑与手术和放疗后并发症有关,引起淋巴管狭窄、闭塞、局部淋巴管纤维化,使局部及远端淋巴回流受阻而引起局部组织肿胀,目前对此病暂无特效疗法,患者经中西医治疗阴部虽疼痛缓解,但肿胀持续 2 个月难消,患者备感不适,也加重其心理负担,影响下一次化疗的疗前评估,令人备感棘手。

2. 疗效点评

王小云教授查房带教,指引主管医护小组深入分析核心病机,仔细辨析证候要素,辨证处方,患者经过中药内外合治 3 天,持续 2 个多月不能消退的外阴肿胀完全消失,1~3 个月后随访病无复发。

三、案例解析

【病案解析】

1. 核心病机分析

王小云教授认为本病的核心病机乃正气不足,气血两虚,推动无力,局部气滞而肿。

对于本病的辨证,王小云教授主要抓住 2 个特点:第一是整体特点。该患者望诊见精神疲倦、形体偏瘦、面色萎黄无华、舌淡,结合脉细乃一派正气不足、气血亏虚之象;第二是局部病变特点。外阴局部虽肿胀,但无潮红,皮色偏暗,局部肤温偏低,用中医"阴阳"辨证,乃属"阴证"而非"阳证",可排除实热证所致肿胀,正如《素问·刺志论》所云"气实者,热也,气虚者,寒也",此可解释为何此次入院后予清热利湿消肿之剂治疗而未取效之缘由。

王小云教授给患者检查时特别注意外阴情况,局部按压皮肤紧绷而无凹陷感,提示为气滞肿胀而非水湿潴留,然患者既为气血亏虚,何以局部气滞肿胀?《丹溪心法》云"气肿者,皮厚,四肢瘦削",王小云教授引张景岳所言:"气之在人,和则为正气,不和则为邪气。"由于患者历经手术及多次放疗、化疗,正气大伤,气血不足,"气行则血行""气虚则血滞",气虚推动无力,气血阻滞,结于局部,故见外阴局部肿胀,压之紧绷而无凹陷,皮色偏暗;正气亏虚,复旧之力较弱,故阴部肿胀持续难消;气血亏虚,形体失于濡养,而见形体偏瘦,疲倦乏力;气血虚不荣颜面,则面色萎黄无华、舌淡。气血亏虚脉管不充,血行无力,故见脉沉细。

综上所述,可见其核心病机为正气不足,气滞而肿。

2. 治则与方药

患者"正气不足,气血虚弱,气阻局部成病",王小云教授遵循"虚则补之"的治则,给予大补气血,益气消滞治法治之。

方中重用黄芪、白术、陈皮,健脾益气行气,一方面大振中土助气血生化,另一方面健脾行气消滞,为君药。紫河车甘、咸、温,有益气养血、补肾益精之功,《本草备要》曰紫河车乃"本人之血气所生,故能大补气血",此患者大虚之体,非血肉有情之品气血难以速生,当归补血活血,佐紫河车补气养血,又助大腹皮、陈皮行气消滞,大腹皮佐陈皮加强行气消滞之功,为臣药。茯苓、炒薏苡仁健脾利湿,水道通畅,则气机易行,为佐药。同时外用酒大黄、川芎活血化瘀,厚朴、大腹皮理气行滞、化瘀利湿,芒硝、大剂量茯苓软坚散结,共奏行气化瘀散结之功。中药内服外治共奏补益气血、理气行滞之功。气血生而气行有力,气机得运则局部肿胀消除。本患者若按一般常理,认为肿胀为气滞血瘀或气滞湿阻,单用行气化瘀或行气化湿,则断难速效,且易犯"虚虚实实"之戒,犹如"涸泽而渔"。

四、结语

宫颈癌同步放、化疗发生淋巴水肿的主要机制是手术或放疗损伤了淋巴系统,表现为毛细淋巴管和小淋巴管闭塞、大淋巴管狭窄、淋巴结萎缩或淋巴系统周围组织纤维化,使淋巴回流受阻,部分淋巴液进入组织间隙导致水肿的发生。大部分以下肢淋巴水肿为主,部分伴有阴部肿胀。由于淋巴水肿没有统一的评估和诊断标准,不同文献中的宫颈癌患者治疗后淋巴水肿发生率在2.3%~47.6%,差异较大。因其病症的特殊性和顽固性,目前在临床上暂无特效治疗方法。

中医注重个体化的整体观念和辨证论治,王小云教授善于将患者的整体特点与局部病变特征相结合,综合分析,辨证论治,突破常规思维,抓住核心病机,以内外合治的中医综合疗法调治,内服中药补虚为主,培本固原;外用中药行气消滞,避免祛邪伤正,共奏扶正消滞之效。

医案三十五　宫颈癌放疗后皮肤奇痒

（宫颈癌手术放疗后皮肤奇痒，激素治疗未效，中药治疗 2 周，瘙痒全消。）

一、病案与辨治

邵某，女，60 岁。

就诊时间：2015 年 3 月 10 日。

主诉：子宫颈癌术后 3 年，四肢皮疹奇痒伴失眠 1 个月。

现病史：患者因宫颈癌Ⅱ_b期于 2012 年行宫颈癌根治手术，术后行后装照射放疗。2015 年 2 月血常规、肝肾功能检查未见异常，空腹血糖正常，血尿酸：461μmol/l；CA15-3 25.68U/ml，CA19-9、CA12-5、CEA、甲胎蛋白（AFP）均未见异常。妇科彩超检查：子宫加双附件切除术后征象，盆腔未见明显占位病变，未见积液。阴道残端 TCT 检查：萎缩性改变，HPV 阴性。患者近 1 个月出现四肢皮疹，奇痒无比，坐卧不安，焦虑烦躁，严重影响睡眠，伴短气懒言，食纳减退，全身困倦，头重如裹，带下量多，色黄质稀，小便正常，大便质硬，2~3 天一解。1 个月内多次到三甲医院皮肤科就诊，口服抗过敏药物，糖皮质激素治疗，瘙痒症状不能缓解，痛苦万分，慕名求治于王小云教授。

症见：体形偏胖，四肢皮肤见广泛斑点状皮疹，高于皮肤表面，较大面积抓痕糜损，奇痒难忍，伴精神疲倦，面色㿠白虚浮，声音低微，短气懒言，食纳减退，全身困倦，头重如裹，焦虑烦躁，睡眠难安，大便质硬，2~3 天一次，带下量多。舌淡暗，苔白厚浊腻，脉滑。

中医诊断：皮痒症；宫颈恶性肿瘤。

中医辨证：肺气不足，湿浊外泛。

西医诊断：瘙痒症；宫颈恶性肿瘤（Ⅱ_b 期）。

治　　法：宣肺健脾，利湿化浊。

中药处方：

石菖蒲 15g	茯苓 15g	鸡蛋花 15g	大腹皮 15g
前胡 10g	赤芍 15g	苍术 10g	五指毛桃 15g

　　　　　　　　　　　　　　　7 剂，水煎服，每日 1 剂。

二诊：2015 年 3 月 17 日。

患者服上方中药 7 剂，皮肤奇痒明显减轻，四肢皮疹消退约三分之一，精神好转，焦虑烦躁情绪改善，面色仍㿠白，但面部虚浮消失，全身困倦乏力症状明显减轻,交谈对答积极主动,胃纳好转,睡眠改善,易醒,带下量减少,大便质烂,每天1次,小便正常。舌淡暗,苔中根部白腻,脉滑。

中药处方:

白术 15g	五指毛桃 30g	当归 10g	紫苏 10g
香附 10g	夜交藤 15g	黄精 15g	桂枝 10g

7剂,水煎服,每日1剂。

三诊:2015年3月24日。

精神好,全身困倦、头重如裹症状完全消失,皮肤痒疹基本消退,皮肤干燥,但面色红润,食纳正常,口干喜饮,睡眠可,多梦,带下量正常,二便正常。舌偏暗,苔白稍厚,脉弦细。

中药处方:

杜仲 30g	枸杞子 15g	熟地黄 30g	白术 15g
黄芪 15g	狗脊 15g	香附 10g	百合 15g

7剂,水煎服,每日1剂。

随访:2015年4月14日。

患者四肢皮屑已蜕完,皮肤平滑光洁,食欲正常,睡眠安好,二便正常。此后再随访3个月,未见复发。

二、临证难点与疗效点评

1. 临证难点

本例为宫颈癌手术放疗后出现皮肤奇痒,因瘙痒严重,外院辗转求医,激素治疗不能奏效,严重困扰患者生活,导致情绪焦虑、严重失眠。因奇痒难忍,皮肤较大面积已经抓痕糜损。

2. 疗效点评

王小云教授接诊后给予辨证治疗,患者服药7天,皮疹即消退三分之一,奇痒明显缓解,情绪稳定,能够入睡;共治疗2周,瘙痒全消,糜损痊愈。随访3个月,皮肤平滑光洁,恢复常人,真正是"药到痒消"。

三、案例解析

【初诊解析】

1. 核心病机分析

对于皮肤奇痒的治疗,部分医者的常规思维往往将治疗重心关注于皮痒标症,而针对皮痒治疗,未能对其核心病机的本质仔细斟酌,透彻深究,因此难其治本奏效。王小云教授认为本例的核心病机为肺气不足,湿浊外泛。

虽病在皮肤,但主要病机与脏腑功能失调有关,王小云教授辨证主要抓住4点:一望"神",患者精神疲倦,焦虑面容,声音低微,伴短气懒言,初步判断肺气不足所致。二望"形",体形偏胖,面色㿠白虚浮,乃肺气不足,无力宣降水津,湿气停留,泛于肌肤,从而引起形体变化。三望"局部",本例主要是皮肤的改变。中医认为肺主皮毛,肺气宣发,可以起到"温分肉,充皮肤,肥腠理,司开阖"的作用。清代唐容川《中西汇通·医经精义》云:"皮毛属肺,肺多孔窍以行气。而皮毛尽是孔窍,所以宣肺气,使出于皮毛以卫外也。"患者肺气不足,不能宣发卫气,输精于皮毛,故容易遭受邪气侵袭,肌肤出现瘙痒皮疹。正如《素问·咳论》所云"皮毛者,肺之合也,皮毛先受邪气,邪气以从其合也"。此外,还需注意肺与大肠相表里,肺气不宣,腑气不通,排泄不畅,邪无出路,邪走皮毛,则又是加重皮肤瘙痒的重要原因;另外,脾主运化,脾土生金;若脾虚水湿代谢障碍,水湿内停,加上土虚化金不足,水湿难化,溢于肌肤,瘙痒更甚难愈。四望舌,舌淡暗,苔白厚浊腻,是气虚湿浊外泛之见证。

综上所述,患者肺气不足,湿浊外泛,溢于肌肤,是皮肤奇痒且比较顽固的真正原因。王小云教授指出本病看似极为棘手,但如能抓准核心病机,辨证用药恰如其分,准能奏效。

2. 治则与方药

王小云教授抓住"肺主皮毛""肺与大肠相表里"的主要机制,补气宣肺,祛湿化浊为大法,先以理气、祛湿、通腑治其标,再以益气宣肺,培土生金固其本,终使皮疹彻底消退。

方中用大腹皮行气导滞,利水消肿,石菖蒲化湿和胃,开窍宁神,为君药。鸡蛋花润肺,利湿,解毒,与大腹皮合用,能增强理气行滞、通畅腑气、祛除湿浊的作用,前胡开宣肺气,助气机运行,行气化湿,苍术燥湿健脾,祛风湿,为臣药。湿邪易阻气机,导致血行不畅,故用赤芍以活血祛瘀,疏通脉络,五指毛桃健脾补肺,行气利湿,舒经活络,为佐药。茯苓利水渗湿,健脾安神,为使药。由此,湿邪可除,正气可复。

【二诊解析】

二诊时湿浊之邪已祛,加强健脾益气固本,以防正虚邪复,故重用五指毛桃并配用白术健脾益气化湿,当归、黄精补肾养血,予夜交藤、桂枝等藤枝类药物通络祛风,香附理气活血,共奏活血行气、祛风通络之效。

【三诊解析】

患者病情继续好转,在前方基础上,加强扶正治疗。重用熟地黄、杜仲补肾滋阴,使得"金水相生",配以狗脊、枸杞子补肾祛风,黄芪、白术、香附益肺健脾;百合宁心安神,随证化裁,使肺气充足,湿气得除,肠道腑气通畅,邪有出路,故顽疾除之。

四、结语

　　皮肤瘙痒症是一种由多种内外因素引起的仅有皮肤瘙痒症状而无原发性皮肤损害的皮肤病。多见于老年人,多数为良性病变,但病因较为复杂,通常认为与气候干燥、过敏、肝肾疾病等有关。其发病率随年龄增加而逐渐升高,国外流行病学研究显示,65 岁患者发病率为 12%,85 岁以上患者发病率为 20%。

　　而恶性肿瘤患者以皮肤瘙痒症成为就诊的首发症状,推测其发病机制:①肿瘤组织产生的组胺、癌胚蛋白等生物活性物质的释放刺激机体感觉神经末梢所引起;②肿瘤组织或放疗引起的免疫反应或自身免疫反应导致机体其他组织细胞溶解、释放炎性介质所引起。

　　本案患者宫颈癌手术且放疗后出现皮肤瘙痒,奇痒难忍,多处辗转求医,中西医治疗效果不佳,激素治疗也无可奈何。王小云教授从望神、望形、望局部,由外揣内,以"肺主皮毛""肺与大肠相表里"为辨证依据,抓准核心病机,益气宣肺,培土生金,利湿通腑,一宣一泄,以清灵奇巧的八味中药,轻松解决了患者焦虑难耐之苦。

医案三十六　乳腺癌靶向治疗后血栓性病变

(乳腺癌靶向治疗期间出现血栓性病变,中药辨治 1 个月后,
肺栓塞及四肢末端血管栓塞痊愈)

一、病案与辨治

余某,女,63 岁。

初诊日期:2018 年 4 月 25 日。

主诉:右乳癌术后半年,气喘胸闷及指甲发黑 2 个月余。

现病史:患者因"右乳腺原位癌"于 2017 年 10 月在某三甲西医院乳腺专科行右乳癌根治手术,病理检查结果提示:乳腺导管高级别原位癌,雌激素受体(ER)阴性,孕激素受体(PR)阴性,HER2(+++),术后需要完成化疗 12 次 + 赫赛汀靶向治疗 1 年。2018 年 2 月在实施手术的医院住院进行第 6 次化疗时开始出现气喘、胸闷,肺部 CT 检查发现肺栓塞,经过抗血栓治疗,目前肺栓塞虽基本控制,但仍气喘,随之双手及双脚肿胀,指甲变黑,部分指甲坏死脱落,尤其手指疼痛难忍,不能沾衣及家务,日常生活需要家人照顾。

症见:面色暗滞无华,神疲肢倦,头晕气喘,语声低微,胃纳一般,睡眠可,二便调。四肢指甲变黑,部分指甲脱落,指甲脱落的甲床颜色苍白,触痛。舌淡暗,苔薄白,脉沉细无力。

中医诊断:乳岩;喘证;痹症。

中医辨证:肝肾亏虚,血瘀内阻。

西医诊断:乳腺恶性肿瘤;血栓性病变。

治　　法:补益肝肾,益气化瘀。

中药处方:

黄芪 30g	桃仁 15g	红花 10g	盐杜仲 30g
续断 15g	全蝎 5g	三七粉^(冲服)3g	酒制黄精 30g

14 剂,水煎内服,每日 1 剂。

二诊:2018 年 5 月 9 日。

患者精神明显好转,气喘消失,说话语声有力,面色暗滞减轻,四肢指甲根部开始长出新鲜指甲,颜色红润,胃纳正常,睡眠可,二便调。舌淡暗,苔薄白,脉沉细。

中药处方:

黄芪 60g	白术 15g	当归 15g	杜仲 30g
桃仁 15g	红花 10g	三七粉^(冲服)3g	预知子 30g

14 剂,水煎内服,每日 1 剂。

三诊:2018 年 5 月 23 日

患者精神好,呼吸正常,面色红润,指甲根部新生指甲继续生长,胃纳正常,睡眠可,二便调。舌淡红,苔薄白,脉沉细。已完成第 7 程化疗,过程顺利,无明显不适。效不更方,继服前方 2 周。

随诊:1 个月后随访,肺部 CT 复查肺栓塞消失,四肢末端指甲饱满,甲床红润。患者坚持中药调治,顺利完成后续化疗和靶向药物治疗,未再出现血栓性病变。

现已随访 6 年余,每年随诊复查结果均正常,生活质量高,常与家人外出旅游,心情愉快。

二、临证难点与疗效点评

1. 临证难点

本例患者属于乳腺癌根治术后行化疗 + 靶向治疗,其间出现靶向治疗的不良反应,如肺栓塞、指甲坏死脱落等血栓性病变。目前对于靶向药物引起的不良反应只能对症处理,若继续使用靶向药物,仍有可能复发。但停用靶向药物,又恐乳腺癌复发。

2. 疗效点评

王小云教授用中药辨治 1 个月,患者血栓性病变很快改善,气喘、胸闷消失,指甲全部长好,再无复发,帮助患者坚持完成化疗及靶向治疗全部疗程,再无不良反应出现。

三、案例解析

【初诊解析】

1. 病因病机

王小云教授认为本案核心病机为正气亏损,肝肾亏虚,血瘀内阻。

该患者年已 63 岁,年过花甲,肝肾生理功能衰退,又经历手术、化疗、靶向治疗等损伤,正气更虚,气虚无力运血,血行不畅,血滞成瘀,瘀滞于肺则肺栓塞,瘀滞于肢末则指甲发暗、脱落;《素问·六节藏象论》曰"肝者……其华在爪",肝肾亏虚,则爪甲不荣,不能逐瘀外出,故而逐渐四肢指甲出现变黑、坏死、脱落。瘀血阻滞,气血不能上荣头面,故见面色暗滞;气血不能荣养周身,故见神疲乏力;肾主骨生髓,上通于脑,肾虚则脑髓失养,又瘀血阻滞,清阳不升,故见头晕。本病实属本虚标实,虚实夹杂之证,本虚是为肝肾亏虚,加之手术、化疗,正气更伤,标实在于瘀血内阻。

2. 治法与方药

根据"虚则补之、实则泻之"的治疗原则,本案治以补益肝肾,益气化瘀为主要治法。

方以杜仲、续断、黄芪为君。其中杜仲性温味甘,归肝经和肾经,补肝肾,强筋骨;续断味苦辛,补肝肾,续筋骨,活血祛瘀并止痛;生用黄芪能健脾益气,补气养血,脱毒生肌。三药合用,补益肝肾、活血生肌之力更强。桃仁、红花、三七活血化瘀,为臣药。全蝎入肝经,性善走窜,通络消癥,在此时一来助臣药化瘀消癥,二来起使药作用,使药性通达肢末爪甲,促进生长。此外根据现代药理研究,全蝎还有很好的抗血栓作用,故全蝎在此处佐使并用,一药三得。另方中重用黄精补益气血,助君药扶助正气,共为佐药。

【二诊解析】

经过中医治疗使者正气得以恢复,肝肾得补,爪甲得养,故见指甲根部长出月牙状新指甲。虽因正气得复,但尚处恢复初期,故加大黄芪用量,乘胜出击,黄芪、当归比例接近 5∶1,取当归补血汤大补气血,去续断,加白术健脾益气,继续用桃仁、红花、三七粉活血化瘀;再予预知子行气化瘀。

四、结语

本案患者出现的血栓性病变是因化疗药物联合靶向治疗引起的不良反应。通过检索 PubMed、中国知网、万方数据知识平台等数据库,发现 1995—2023 年报道的因为乳腺癌化疗 + 靶向治疗引起的血栓性病变,包括肺栓塞和指甲栓塞坏死,共检索到 18 例,其中多西他赛联合贝伐单抗所致损伤 2 例、多西他赛联合卡培他滨化疗所致损伤 15 例、帕妥珠单抗、曲妥珠单抗联合白蛋白紫杉醇所致损伤 1 例,患者出现指甲损伤脱落的症状不能用原发疾病乳腺癌本身或其他短暂使用的药品解释。有学者认为该不良反应的机制可能与靶向药、化疗药联用与药物的抗血管生成作用有关,而某些靶向药物的联合使用会导致其抗血管生成作用增强,可能也加剧了血栓性病变相关的不良反应。

王小云教授谨守中医基本理论,从中医五脏、五行辨证出发,肝在体合筋,其华在爪,通过补益肝肾并活血化瘀,达到治愈本病的目的,同时增强体质,在化疗、靶向治疗过程中起到增效减毒的作用,保证了治疗的持续性,减少乳腺癌复发的概率。

医案三十七 冠状动脉硬化型心脏病

(3 次支架植入术后反复发作濒死状态 2 个月,中药治疗 2 周恢复生机。)

一、病案与辨治

朱某,男,63 岁。

初诊时间:2020 年 6 月 12 日。

主诉:因冠心病 3 次支架植入术后 5 个月,反复胸闷、心悸、有濒死感 2 个月。

现病史:患者因"急性冠脉综合征"于 2015 年 8 月 13 日在当地医院行心脏支架置入术(术中予左前降支置入支架 2 个)、2016 年 9 月 30 日在本院行心脏支架植入术(术中予左侧回旋支置入支架 1 个)、2020 年 1 月 13 日因"突发胸痛"于本院急诊行冠脉造影见左侧回旋支近段狭窄 90%~95%,后又于左回旋支近段狭窄处置入支架一个。术后予替格瑞洛、阿司匹林抗凝,阿托伐他汀钙片降脂以及护胃治疗。近 2 个月频发胸闷心悸,基本 1 周左右发作 1 次,每次发作时大汗淋漓、四肢痉挛、呼吸困难,明显咳嗽,有濒死感,每次均呼叫"120"至医院急诊救治,予硝酸甘油舌下含服及吸氧对症治疗后症状可缓解。因反复发作患者极为恐惧,西医认为已行 3 次支架植入,除对症治疗外已无他法。遂寻求中医治疗。

症见:精神疲倦,面色发青,形体消瘦,烦躁易怒,焦虑不安等情绪难以控制,自觉胸闷明显,时有心悸、咳嗽,喉中有痰,色黄质稠,咯之不出,无胸痛、冷汗、气促及腹胀痛,胃纳差,睡眠差,早醒后难以再入睡,大便黏滞,小便调。舌暗,尖偏红,苔黄厚腻,脉弦。

体格检查:双肺呼吸音粗,未闻及干、湿啰音,心前区无隆起,无抬举样搏动,心界不大,心律齐,各瓣膜听诊区未闻及病理性杂音。

2020 年 6 月 10 日在我院急诊行心电图、心脏彩超、心酶 4 项检查,均未见异常。

中医诊断:胸痹。

中医辨证:肝气不疏,痰瘀互结。

西医诊断:冠状动脉硬化性心脏病。

治　　法:理气化痰,活血化瘀。

中药处方:

| 柴胡 15g | 郁金 10g | 瓜蒌皮 30g | 六神曲 15g |
| 厚朴 15g | 浙贝母 15g | 鱼腥草 30g | 大腹皮 15g |

7 剂,水煎服,每日 1 剂。

嘱避免久卧,每日上午晒太阳半小时。

二诊:2020 年 6 月 19 日。

患者诉服上诊中药后胸闷心悸消失,无气促,咳嗽及黄痰减少,情绪明显好转,胃纳好转,但食入胃胀,睡眠改善,大便黏滞,每日 1 行,小便调。舌暗,苔黄微腻,脉弦。

中药处方:

| 陈皮 15g | 竹茹 15g | 法半夏 15g | 瓜蒌皮 15g |
| 苍术 15g | 赤芍 15g | 沉香^(后下)10g | 茯苓 25g |

7 剂,水煎服,每日 1 剂。

三诊:2020 年 6 月 25 日。

患者精神继续好转,胸闷、心悸消失,偶有咳嗽,无咯痰,情绪基本稳定,胃纳可,能入睡,易醒,但醒后可再入睡,大便顺畅,小便调。舌暗,苔薄黄,脉沉弦。

效不更方,守上方续服中药7剂。

随访:2020年9月30日。

患者近3个月未见出现胸闷心悸、濒死感症状发作,情绪稳定,每日定时晒太阳,纳眠正常。随后分别于半年后及1年后随访,疗效稳定,未见复发,患者自我感觉良好,生活起居正常。

二、临证难点与疗效点评

1. 临证难点

患者曾行3次心脏介入术,术后2个月反复出现胸闷、心悸、濒死感症状严重,发作频繁(1周1次),每次均需急诊救治,但只能对症治疗,无法根治,若救治不及时,有危及患者生命的可能。

2. 疗效点评

王小云教授中医辨证治疗7天,患者胸闷症状消失,治疗2周病情稳定。随访1年,疗效稳定,未见复发。

三、案例解析

【初诊解析】

1. 核心病机分析

王小云教授认为本病例的核心病机主要是肝气不疏、痰瘀互结所致。那么如何发掘该患者的核心病机?

王小云教授通过以下三点辨析其核心病机:第一,望诊:患者面色发青,肝属木,木色为青,为肝气不疏之征;肝木克脾土,脾失健运,则形体消瘦、胃纳不佳。第二,问诊:通过问诊深入了解患者的情志病史。家属告知患者因饱受疾病困扰,思想负担极重,烦躁易怒、焦虑不安等不良情绪难以控制,对治疗失去信心,加之反复发作的濒死感觉,更加重患者的烦躁与紧张。中医认为,肝主疏泄,藏血,心主血脉。患者因肝失疏泄导致强烈的情绪变化会影响主血脉之功能,血管痉挛,瘀血壅阻,心脏供血不足,故病情反复,难以控制。第三,脉诊:患者脉弦,是为肝郁不舒之见证。

肝郁不疏如何导致胸痹频发呢?王冰注:"肝藏血,心行之,人动则血运于诸经,人静则血归于肝,何者?肝主血海故也。"可见心、肝两脏在生理、病理上相辅相成、互相影响。①患者平素性格内向,肝失疏泄,气机不利,气为血之帅,气行则血行,气滞而血瘀,瘀血痹阻心脉则发为胸痹,故每于情绪波动时症状明显。②肝胆属木,脾胃为土。生理状态下,肝木的疏泄有利于脾胃的运化,肝木调达、疏泄正常,脾胃腐熟水谷、化生精微功能才能正常。若肝升太过,胆降不及,见肝之病,知肝传脾,木旺克脾土,脾胃虚衰,运化失职,水湿不化,容易聚湿成痰,痰湿黏滞,属于阴邪,最易阻遏气机,阻于上焦则胸阳不展,故反复出现胸部憋闷、心悸不适的濒死感觉。

2. 治法与方药

王小云教授临证重视辨证论治,善用五行辨证理论与方法诊治疾病。其核心病机为肝气不疏、痰瘀互结,故治疗以理气化痰,活血化瘀为法。

方中以柴胡疏肝理气宽胸,郁金长于行气解郁,活血止痛,《本草纲目》言郁金可"治血气心腹痛",郁金既能活血,又可行气,针对气滞型血瘀证所导致的胸痹效果尤为明显;两者合用调气中之血,气顺则血化,共为君药。湿为无形之邪,易阻碍气机,而脾主运化水湿,祛湿必先醒脾运脾,脾健则无生湿之源,而气机自通矣,故以陈皮、半夏行气健脾,化中焦痰湿,调理中焦气机,为臣药。王小云教授临证用药非常重视患者的脾胃生化之气,《本草纲目》言神曲"消食下气,除痰逆,霍乱,泄痢,胀满诸疾"。故佐以大腹皮、厚朴宽胸和中,行气导滞,神曲消食健胃,瓜蒌皮甘寒而润,归肺、胃经,可通胸膈之痹塞,《证类本草》言其"主胸痹,悦泽人面"。《本草思辨录》中记载:"栝蒌实之长,在导痰浊下行,故结胸胸痹,非此不治。"患者咳嗽日久,故以鱼腥草、浙贝母清泻肺经之热,二药合用以治其标,为使药。全方合用,使肝气疏畅,脾土健运,湿瘀得以消散,共奏抑木扶土之效。同时每日定时晒太阳,借天地之阳气以助心阳。

【二诊解析】

二诊患者肝气得疏,情绪好转,胸闷症状消失,但胃纳及排便均未改善,治疗加强健脾化痰、祛湿化浊以醒脾通心,脾胃调和,运化正常,才能使湿无所生,并可防子盗母气。予茯苓健脾利湿,《神农本草经》载茯苓"主胸胁逆气,忧恚惊邪恐悸,心下结痛",《本经逢原》云"后人治心病必用茯神,故洁古云,风眩心虚非茯神不能除,然茯苓未尝不治心病也";苍术燥湿健脾,对于湿阻中焦,脾失健运而致脘腹胀闷、纳差最为适宜;瓜蒌皮宽胸散结;沉香行气止痛、温中止呕,《神农本草经疏》谓"沉香治冷气,逆气,气郁,气结,殊为要药";陈皮、法半夏加强健运中焦之力,合茯苓为二陈汤,有益气健脾、化痰利湿之功效;竹茹可清热化痰兼以除烦;赤芍主入肝经,善走血分,除血分郁热而散瘀止痛。肝气疏通后,即加强扶助脾土,使脾土健运,心阳得复。

四、结语

冠状动脉粥样硬化性心脏病(coronary atherosclerotic heart disease)是指

冠状动脉粥样硬化使管腔狭窄或阻塞,导致心肌缺血、缺氧而引起的心脏病,它和冠状动脉功能性改变即冠状动脉痉挛一起,统称为冠状动脉性心脏病(coronary heart disease,CHD),简称冠心病,亦称缺血性心脏病(ischemic heart disease,IHD),是导致伤残和寿命损失的重要原因。缺血性心脏病是主要的心血管系统疾病,位居我国单病种死亡率的第二位。流行病学调查显示,我国心血管病死亡人数占城乡居民总死亡人数的首位,是威胁人民健康的重要公共卫生问题。经皮冠状动脉介入治疗(percutaneous coronary intervention,PCI)是临床治疗冠心病的重要手段,可迅速改善病情,有效降低冠心病病死率。然而,PCI为一种创伤性治疗手段,对患者存在一定的风险,且PCI术后需长期服用抗凝药物,同时术后发生心脏不良事件是影响治疗成功率的重要因素,可导致患者预后恶化,甚至死亡。冠心病根据其症状表现可归属中医学"胸痹""心痛""心悸""喘证"等范畴。

冠心病的临床症状主要是与心肌缺血相关的胸部不适感,其特征主要有:①通常位于胸骨体之后,可波及心前区,有手掌大小范围;②胸痛常为压迫、发闷、紧缩或胸口沉重感,有时被描述为颈部扼制或胸骨后烧灼感,但不像针刺或刀扎样锐性痛,可伴有呼吸困难;③通常持续数分钟至10余分钟,大多数情况下3~5分钟,很少超过30分钟;④与劳累或情绪激动相关。

该患者已行3次心脏介入术治疗,术后体质明显下降,且濒死症状越发严重,说明单纯局部治疗仅可解燃眉之急。王小云教授从中医整体观出发,运用五行生克制化理论,辨证施治,促使机体恢复阴阳、脏腑、气血功能的"相对平衡",较好地控制病情,效果显著。

医案三十八　男性抑郁症

(胃部反酸、消瘦5年,失眠、焦虑9个月,中西医药物治疗未见改善,
中药治疗2个月明显好转。)

一、病案与辨治

高某,男,49岁。

初诊时间:2020年11月20日。

主诉:胃部不适、反酸、消瘦5年,失眠、焦虑9个月。

现病史:患者5年前因应酬喝酒过度导致胃肠消化功能紊乱,出现胃部疼痛,反酸、腹泻、便秘交替,无规律,并逐渐出现体重下降,多次检查血糖和甲状

腺功能均正常,辗转在多家三甲医院消化科就诊,予中药和西药治疗,未见明显改善。2019 年 12 月外院行胃镜提示胃体胃底多发息肉并予摘除术,病理证实为息肉。术后消化功能未见改善,体重仍缓慢下降,患者渐渐疑心自身可能有恶性肿瘤性疾病,逐渐出现焦虑、失眠、疲倦,体重仍继续缓慢下降,2020 年 5 月患者体重约 55kg,近 5 个月体重下降 8kg。

2020 年 5 月 29 日体检血糖正常,癌胚抗原(CEA)、甲胎蛋白(AFP)、糖类抗原 19-9(CA19-9)、糖类抗原 CA72-4(CA72-4)、鳞癌相关抗原(SCC)、神经元特异性烯醇化酶(NSE)等未见异常。2020 年 6 月至外院心理科就诊,诊断抑郁症,予同时服用米氮平(每次 15mg,每日 1 次)、劳拉西泮(每次 1mg,每日 1 次)、奥氮平(每次 2.5mg,每日 1 次)、氢溴酸西酞普兰(每次 30mg,每日 1 次)、酒石酸唑吡坦片(每次 10mg,每晚 1 次)。同时进行全身肿瘤相关指标筛查,未见异常。用药期间患者疲倦气短、失眠、消瘦、焦虑症状无明显改善,又至中医消化科就诊,服健脾开胃、养心安神之中药,未见明显改善。现逐渐有悲观情绪,对就医有抵触情绪,谈及就医就烦躁不已,家人着急,多方探寻名医。现慕名求助于王小云教授。

症见:形体消瘦,情绪焦虑悲观,急躁易怒,疲倦,胸闷气短,口干口苦,胃部隐痛,反酸,纳差,失眠,近 3 个月每晚服用酒石酸唑吡坦片助眠,可入睡 4~5 小时,但第二日晨起感觉头晕脑涨,大便秘结,1~2 日一解,小便调。舌暗红,苔薄,脉弦细,左手关脉以弦为主,右手关脉以细为主。

中医诊断:郁证;不寐。

中医辨证:肝胃不和。

西医诊断:抑郁症;睡眠障碍。

治　　法:疏肝解郁,理气和胃。

中药处方:

生地黄 10g	黄精 15g	山药 15g	干石斛 15g
木香(后下)10g	苍术 10g	六神曲 15g	高良姜 5g

14 剂,水煎服,每日 1 剂。

养阴舒肝胶囊(广东省中医院院内制剂):每次 4 粒,每日 3 次,服 14 日。

二诊:2020 年 12 月 17 日。

患者服药后感觉效果明显,又自行取药 10 剂服用。复诊见,精神好转,无明显胸闷气短,焦虑和悲观情绪改善,胃脘舒适,偶有反酸,口干,睡眠较前明显改善,现已停用米氮平、氢溴酸西酞普兰、酒石酸唑吡坦片等精神科药物,仍服劳拉西泮和奥氮平,但已减半量,胃纳可,大便每日 1 次。体重增加 1kg。舌暗红,苔腻微黄,脉沉细。

中药处方:

黄精 15g	砂仁^(后下)5g	瓦楞子 10g	山药 15g
石斛 10g	佛手 15g	白扁豆 30g	桑白皮 10g	合欢花 10g

14 剂,水煎服,每日 1 剂。

三诊:2020 年 12 月 30 日

情绪平稳,现服劳拉西泮每次 0.5mg 每日 1 次。精神可,时气短、胃部隐痛偶有反复,偶有反酸,胃纳可,但进食后易腹胀,睡眠尚可,大便正常。舌暗,苔微腻,脉沉细。服药至今体重增加 2kg。

中药处方:

砂仁^(后下)5g	佛手 10g	槟榔 10g	木香 5g
赤芍 5g	白术 15g	人参片 10g	酸枣仁 15g

10 剂,水煎服,每日 1 剂。

四诊:2021 年 1 月 21 日。

患者自觉服药后舒适,又自行买三诊处方服用。情绪好,胃部无不适,无胸闷气短,胃纳正常,2 日前因受惊后睡眠较前稍差,大便每日 1 次。舌质淡红,苔微腻,脉沉细。

中药处方:

木香 10g	佛手 10g	茯神 15g	琥珀 5g
砂仁 6g	白术 15g	白芍 15g	香附 10g

14 剂,水煎服,每日 1 剂。

随访:2021 年 6 月。

已停精神类药物 3 个月。情绪平稳,胃纳正常,睡眠安好。治疗后体重共增加 5kg。

二、临证难点与疗效点评

1. 临证难点

(1)患者胃肠功能紊乱多年,引发消瘦、失眠,曾经中西医诊治多年未见明显改善,出现焦虑抑郁、悲观厌世情绪,反之又加重失眠和消化功能障碍,陷入恶性循环,患者甚至对治疗失去信心。

(2)服用多种精神类药物,情绪障碍未能控制,反而增加胃肠反应,影响消化吸收功能,体重明显消瘦,但不敢停药恐怕症状反弹,患者纠结万分。

2. 疗效点评

中医药辨证治疗 1 个月,诸证明显改善,体重增加,精神类药物减半;治疗 2 个月症状消失,全停精神类药物,体重增加。随访 1 年余疗效稳定。

三、案例解析

【初诊解析】

1. 核心病机分析

本案的核心病机为肝胃不和。肝气郁结发为郁证,木乘脾(胃)土,胃气不和,"胃不和则卧不安"发为不寐。

患者胃部隐痛、纳差、消瘦,为脾胃虚弱之象,因此消化科予健脾开胃治疗,但为何久治无效呢?实则该患者真正的核心病机在肝气不舒,因此治疗若一味健脾胃,仅为治标,而非治本,仅能稍有改善而无法进一步治愈。

如何能精确发掘核心病机?王小云教授认为可以从以下方面切入分析。

(1)病史与症状:患者胃部隐痛、反酸、纳差为脾胃虚弱、运化失常之象;联系患者发病起因为应酬喝酒过度,损伤脾胃,致脾胃虚弱;且酒多伤肝,肝阴不足,肝气郁滞,反过来又木乘脾土,加重脾胃虚弱。

(2)情绪:肝在志为怒,患者性格急躁易怒,焦虑不安,胃痛反酸,乃为肝逆犯胃,肝胃不和之象。

(3)脉诊:左手关脉主肝,患者左侧关脉以弦为主,提示肝气不疏;右手关脉主脾胃,患者右侧关脉以细为主,提示脾胃虚弱。

综上提示该案核心病机乃肝旺脾虚,肝胃不和。

为什么肝胃不和会导致郁证呢?《灵枢·本神》有云:"愁忧者,气闭塞而不行。"郁证的关键在于气机不畅,而肝主疏泄,肝气郁结导致疏泄功能失常,影响气机的运行,从而导致郁证的产生。明代虞抟在《医学正传》认为导致郁证发生有两方面:外感寒热和内伤七情。本病患者初始因饮食不节损伤脾胃在先,久治不愈,日久土虚木乘,肝气偏旺,疏泄失职,肝气郁结,久则发为郁证,此为七情之病因。肝气郁久,木旺乘土,致脾胃更加不足,如此往复,形成恶性循环,最终发为本病。

肝气郁结,故而烦躁易怒、焦虑抑郁;肝郁日久,化火伤阴,故见口干苦、便秘,舌暗红,正如清代张璐认为郁证日久,火邪伤及气血。肝气横逆犯胃,故见胃痛、反酸;木乘脾土,脾胃虚弱,运化失职,气血生化不足,故而疲倦气短、日渐消瘦;"胃不和则卧不安"故而失眠。

可见,患者先因饮食损伤脾胃,日久不愈致情志内伤,肝怒过旺,相克脾土,导致目前肝胃不和之郁证。

2. 治则与方药

《医方论》曰:"凡郁病必先气病,气得疏通,郁于何有?"郁证治疗以疏肝解郁为主。然而对于此患者,因脾胃虚弱与肝气郁结互为因果,故治疗以疏肝解郁、理气和胃为主。肝要体阴而用阳,疏肝必先柔肝,使肝木得养而肝体自舒,肝火自清,自无木克脾土之虞,脾胃之气得复;同时以理气健脾和胃,脾胃升降之机得以恢复,胃气下降,胃和则心安得以入眠,郁证得以有效缓解。

方中予生地黄滋养肝肾,清热生津;黄精补气养阴,健脾益肾,《滇南本草》曰其"补虚填精",两药同用,能养肝肾之阴,肝阴足,肝体舒,肾阴足,水涵木。广木香行气止痛,健脾和胃,《本草求真》云其"下气宽中,为三焦气分要药";共为君药。山药健脾养胃,补肺益肾;石斛益胃生津,滋阴清热,《本草通玄》曰其"甘可悦脾,咸能益肾,故多功于水土二脏",同时石斛又能滋阴养胃;神曲消食化积,健脾和胃,为臣药。苍术燥湿健脾,《本草从新》云其"燥胃强脾……能升发胃中阳气",苍术合山药健脾扶土,一方面扶土抑木,同时苍术防养阴之药妨碍脾土运化;高良姜温胃降逆,行气止痛,《本草纲目》记载其"健脾胃,宽噎膈"。王小云教授在方中轻用高良姜,意在暖胃行气,生发胃中阳气,与木香、六神曲相伍,共奏理气和胃之功,为佐药。

【二诊解析】

二诊患者肝阴不足之象较前明显改善,治疗宜以理气疏肝和胃为主。方中用佛手、砂仁疏肝理气,醒脾和胃;合欢皮舒郁理气,助以安神;白扁豆健脾和中;瓦楞子制酸止痛和胃;同时继续予黄精、石斛益阴养血。

【三诊解析】

三诊患者以脾虚失运为主要表现,治疗上以益气健脾,理气和中为主要治疗法。方中以人参、白术益气健脾,患者久病,长期消化不良,中气大亏,以人参大补元气,为君药;砂仁、佛手、木香、槟榔行气和中,其中佛手入肝经,可疏肝理气止痛;酸枣仁养心益肝,宁心安神。

【四诊解析】

四诊患者受惊后睡眠欠佳,加茯神、琥珀镇惊安神助眠,其余继续宗疏肝健脾和胃之法,以木香、佛手、砂仁、香附疏肝理气和胃,白芍养血柔肝,白术健脾益气。

四、结语

抑郁症又称抑郁障碍,为临床中常见的与情感相关的精神类疾病,患者常表现为情绪低落,缺乏积极心态,情感障碍,对任何事物均提不起兴趣,缺乏对自我的正确评价,甚至表现出对自我评价过低等症状,严重者常有自杀倾向和行为。目前全球抑郁症终生患病率为 8%~12%。现代医学主要采用抗抑郁药如舍曲林、氟西汀、帕罗西汀等药物治疗,但起效时间较长,毒副作用明显,复发率高,对迫切需要缓解症状尤其是有自杀倾向的抑郁症患者疗效欠佳。抑郁症的病因病机较为复杂,涉及生物、生理及社会生活环境等,可单独发病也可与其他疾病同时发病。

抑郁症归属于中医的"郁证"范畴。郁证以心情抑郁、情绪不宁、失眠,或易怒喜哭,或伴胸胁满闷胀痛,或咽中如有异物梗阻等为主要临床表现的一类病症。

本例患者主要表现为消化道症状伴消瘦、失眠,一般医生往往从消化道方面入手治疗或者从失眠角度着手,用健脾开胃、养心安神为多,而忽略其肝郁病机,王小云教授从初诊开始非常关注患者的既往病史与治疗史,寻根问源,挖掘核心病机,养阴疏肝,理气和中,标本同治,一举攻破长达 5 年的疑难病案。

医案三十九　神经性皮炎(牛皮癣)

(剧痒难忍 3 年,激素治疗无效,针药并用治疗 1 个月余痊愈。)

一、病案与辨治

黎某,女,33 岁。

初诊时间:2014 年 7 月 30 日。

主诉:反复右肘背部剧痒 3 年余,加重 1 个月。

现病史:患者平素工作压力大,长期熬夜,精神紧张、焦虑、胆怯。3 年前在右肘背部出现瘙痒,初期无原发皮损,搔抓及摩擦后见粟粒样红色扁平丘疹,搔抓后益甚,周边皮肤潮红,伴有灼热感,自行使用消炎止痒药物外涂,无明显效果。后逐渐奇痒难忍,夜间尤甚,反复搔抓,数月后丘疹逐渐增多,皮损面积日益扩大,融合成片,右肘背部皮肤增厚变硬,呈苔藓样变,皮损变为暗褐色,状如牛皮,干燥、有细碎脱屑,皮肤科就诊诊断为"神经性皮炎",中医病名为"牛皮癣",给予卤米松、地奈德等激素乳膏外涂,内服健脾化湿、祛风止痒中药治疗,使用激素乳膏时可短暂止痒,停药后瘙痒复发,搔抓后皮损重复出现肥厚和苔藓样变,近 1 个月右耳后及右踝尖均出现类似症状与瘙痒,患者觉极其痛苦、焦虑不安,严重影响生活与工作。月经时提前时推后 1~2 周,量少,色暗,无血块。末次月经:2014 年 7 月 1 日,5 天干净,量、色同前。

症见:神疲乏力,情绪焦虑,心烦,头昏困倦,右肘背部剧痒难忍,右耳后、颈部、右踝尖瘙痒难耐,双下肢外侧酸胀、沉重,纳一般,多梦,眠浅,大便 3~4 日一解,质硬,小便正常。舌质偏暗,舌两侧白腻苔,脉弦细。

查体:右肘伸侧皮损边界清楚,范围约 4cm×4cm,皮肤肥厚,皮纹加深,皮嵴隆起,皮损变为暗褐色,状如牛皮,干燥、覆有细碎脱屑,边缘见散在而孤立的丘疹;右耳后、颈部发际处皮肤、右踝尖下方局部皮损面积直径各约 1cm,皮肤潮红,见散在红色丘疹,抚之粗糙;右耳后皮损见抓痕,少量脱屑。双足少阳胆经叩痛,环跳穴、阳交穴、丘墟穴压痛明显。

中医诊断:牛皮癣。

中医辨证:胆腑郁滞,湿瘀互结。

西医诊断:神经性皮炎。

治　　法:疏肝利胆,利湿化瘀。

中药处方:

1. 内服中药处方

香附 10g	素馨花 10g	青皮 10g	陈皮 5g
橘络 30g	八月札 15g	云苓 15g	丹参 15g

7 剂,水煎服,每日 1 剂。

2. 梅花针叩刺局部

器具:选用一次性梅花针。规格:双头,直径 3.7cm,散点七星针(周围为 6 支针,中间 1 支针,针间距离约 3mm)。

具体步骤:安尔碘溶液消毒局部皮损后,用散点七星针叩刺病变局部皮肤,范围由稍超出皮损边缘开始,包围式叩刺,逐渐向中心叩刺,叩刺强度先轻后重,皮损肥厚处可密集叩刺,直至开始渗血即可结束。叩刺结束后再用安尔碘溶液消毒,预防感染。24 小时内不湿水。每周 2~3 次。

3. 空心拳敲打双侧足少阳胆经

(1) 敲打方法:坐位,双手握空心拳从臀部外侧开始,沿着大腿外侧至小腿外侧从上至下循经敲打,节奏均匀,力度中等,叠瓦式敲打,不遗留空缺,重复进行。如遇痛点,可在痛处加强敲打。敲打时间宜在白天进行,每日 2 次,每次 15 分钟。

(2) 注意事项:饭后、23:00 后及行经期不宜敲打胆经。

二诊:2014 年 8 月 8 日。

病灶瘙痒明显缓解,红色丘疹减退,精力较前充沛,精神好转,焦虑心情改善,双下肢外侧酸胀、沉重明显减轻,乳房、胁肋轻微胀痛,月经未潮,纳食一般,睡眠改善,梦少,大便 1~2 日一解,质中,小便正常。舌质略暗,苔薄白,脉细。

查体:右肘伸侧皮损范围不变,约 4cm×4cm,皮肤肥厚稍减轻,皮纹变浅,皮嵴隆起不明显,皮损暗褐色,见血痂,干燥、覆有皮屑,边缘丘疹消失。右耳后、颈部发际处皮肤、右踝尖下方局部皮损面积直径缩小,现直径各约 0.7cm,肤色基本正常,红色丘疹消失。双足少阳胆经叩痛明显减轻,环跳穴、阳交穴、丘墟穴压痛明显减轻。

辅助检查:尿妊娠试验阴性。

中药处方:

1. 内服中药

| 柴胡 10g | 白芍 10g | 素馨花 10g | 橘络 30g |
| 云苓 15g | 郁金 15g | 川牛膝 10g | 丹参 15g |

7 剂,水煎服,每日 1 剂。

2. 梅花针叩刺和空心拳敲打足少阳胆经,方法同前,月经期间暂停。

3. 嘱月经干净后口服中成药养阴疏肝胶囊,每次 4 粒,每日 3 次,连服 30 日。

随访:2014 年 9 月 17 日。

坚持上述中医治疗,各病变局部瘙痒消失,2014 年 8 月 15 日右肘皮损部位掉下一块约 4cm×3.5cm 的黑色、状如牛皮样的死皮,原来皮损部位的皮肤光洁如常,其他部位皮肤也恢复正常,纳眠可,二便调。定期观察和随访至 2025 年 1 月,未见复发。

二、临证难点与疗效点评

1. 临证难点

(1) 神经性皮炎(牛皮癣)是世界公认的难治性皮肤病,剧痒难忍,严重影响患者情绪和生活质量,迁延难愈,是一种顽固之疾,故亦称为顽癣。

(2) 曾使用多种激素治疗,收效甚微,停药奇痒复发,症状愈演愈烈。

2. 疗效点评　王小云教授采用针药并用、敲打胆经等中医综合疗法,治疗 1 个月余,终使 3 年顽疾痊愈,疗效卓著。

三、案例解析

【初诊解析】

1. 核心病机分析

引起神经性皮炎(牛皮癣)的病因常与郁热、湿蕴、血燥有关。但本案患者症状繁多,扑朔迷离,如何从纷繁复杂的表象中抓准核心病机? 王小云教授善从患者病史、症状、局部病变特征和舌脉等四诊资料抓住核心问题,深究分析,认为本案核心病机为肝胆郁滞,湿瘀互结引发本病。

(1) 细查病位,经络辨证:王小云教授熟读《黄帝内经》,善于经络辨证,同时精通《孙子兵法》,善于抓主要矛盾。该患者初诊时新发的牛皮癣部位在颈项、耳后、右踝尖下方(丘墟穴),以上部位均是足少阳胆经所过之处。除了牛皮癣的典型症状外,还有一个最突出的症状就是双下肢外侧异常酸胀、沉重,这也是足少阳胆经循行之处,由该症状着手进行中医经络的查体,继而发现双足少阳胆经叩痛异常明显,胆经所过之穴的环跳穴、阳交穴、丘墟穴压痛明显,提示该患者胆经郁滞明显。

《医学见能》曰:"胆者,肝之腑,属木,主升清降浊,疏利中土。"胆能助肝之疏泄,若胆的分泌与排泄受阻,就会影响脾胃的运化功能,从而水湿停滞。该病案中的头昏困倦,下肢酸胀、沉重,舌两侧白腻苔均是胆腑不通引起的水湿停滞之象。《外经微言》云:"胆司渗,凡十一脏之气得胆气渗之,则分清化浊,有奇功焉。"胆经郁滞日久则肝气不舒,肝胆郁滞,气机不畅,气滞血瘀,故见局部皮肤肥厚,皮纹加深。

(2) 详询病史,深掘病因:胆经郁滞与神经性皮炎(牛皮癣)又有什么关联呢? 患者为什么会出现胆经郁滞?《素问·灵兰秘典论》曰:"胆者,中正之官,决断出焉。"胆主决断,对于防御和消除某些精神刺激(如大惊大恐)的不良影响,维持气血正常运行及脏器协调关系有着重要作用。故肝主谋虑,胆主决断,胆气豪壮者,剧烈的精神刺激对其所造成的影响不大,且恢复也较快,即气以胆壮,邪不可干。胆气虚弱或郁滞者,在受到不良精神刺激时,则易于形成疾病,表现为焦虑、紧张、胆怯易惊、善恐、失眠、多梦等精神情志病变,故《类经·脏象类》曰:"胆附于肝,相为表里,肝气虽强,非胆不断。肝胆相济,勇敢乃成。"牛皮癣在西医称之为神经性皮炎,西医病因主要与精神神经功能障碍有关,这与胆腑郁滞的症状表现不谋而合。该患者自诉平素精神紧张、焦虑、胆怯,影响胆腑疏泄功能,正是胆腑决断功能失常的表现。通过病史追述,患者表示从小生活在一个极度没有安全感、争吵不断的原生家庭,自小胆气虚弱,养成胆小怕事,优柔寡断的性格。牛皮癣初起之时,正值患者工作、生活发生重大变化转折之际,情绪变化较大,强烈的情志变化刺激诱发了牛皮癣。

2. 治则与方药

本案患者核心病机为胆腑郁滞,湿瘀互结,因肝为脏,胆为腑,肝胆互为表里,故治疗以疏肝利胆,利湿化瘀。由于本病为皮肤科的顽疾,且患者深受其苦,焦虑不安,故治疗以中医综合疗法以速取效。

(1) 中药疏肝理气,利湿化瘀:方中以香附、素馨花、青皮等疏肝理气,为君药。以八月札疏肝理气,活血化瘀,除烦利水,橘络行气通络,为臣药。佐以陈皮、茯苓醒脾健脾化湿,丹参活血祛瘀。王小云教授师承首届"国医大师"路志正教授,深受导师影响,独爱八月札,常配以橘叶、郁金辛散行肝胆之气。八月札,别名预知子,味苦,平,归肝、胃经,为柔润之品,理气而不伤阴,《日华子本草》曰其主治"疝瘕,气块"。橘络是橘瓣上的筋膜,味苦、甘,性平,归脾、肺经,是一味理气佳品,此处选其通络功效强。

(2) 从皮论治——梅花针叩刺:人是一个整体,"有诸内者,必形诸外"。《素问·皮部》言:"皮有分部,脉有经纪。"皮肤表者,脏腑里也,皮肤通过经络与脏腑之气相通,经络理论中的皮部—络脉—经脉—脏腑的传变规律在皮肤病的辨证治疗中具有指导作用。邪客于皮则腠理开,开则邪入客于络脉,络脉满则注于经脉,经脉满则舍于脏腑也,故皮—络—经—脏腑成为疾病传变的层次。传变由浅至深,由外入里,脏腑、经络病变可以反映到皮部,而通过审查皮部病变,也可以诊断相关脏腑病变,诚如《灵枢·本脏》所言:"视其外应,以知其内脏。"

梅花针叩刺就是通过皮部—经络—脏腑这一途径来疏经通络、调和气血,是治疗慢性皮肤瘙痒症的优势针刺疗法。梅花针包围皮损边缘进行叩刺的方法,来源于《灵枢·官针》记载的围针刺法:"豹文刺者,左右前后针之,中脉为故,以取经络之血者,此心之应也。"现代医学认为,梅花针叩刺法可增强患处微循环,提高局部免疫功能,达到消炎止痒的功效,最终恢复受损皮肤的功能。同时可有助于尽可能使毒素聚集于局部,不再向周边扩散。

(3) 从经论治——敲打足少阳胆经:"少阳为枢"(《灵枢·根结》),胆经为出阴入阳之枢、为阴转阳的起点。该患者典型的胆经郁滞,故敲打该经以疏经通络,调节气机,疏通胆经之气滞、湿阻、瘀积,重新恢复"少阳为枢"之功能,对经脉、营卫、气血、津液、元气的运行输布,脏腑正常发挥功能起到协调作用。

【二诊解析】

二诊时患者舌苔干净,湿滞已去,经期将至,故加强行气活血通经之品。以牛膝活血通经,郁金活血清心,柴胡、白芍疏肝理气,养血柔肝。养阴舒肝胶囊是王小云教授的经验方(广东省中医院院内制剂),主要成分有柴胡、白芍等,有疏肝理气、滋养肝肾之阴的功效。该病日久,恐血瘀阻滞,气机不通,血燥生风,加之经后血海空虚,故以养阴舒肝胶囊滋阴养血、疏肝理气。继续梅花针叩刺、敲打胆经,以疏经通络,理气活血,止痒消损。

四、按语

神经性皮炎，又称为慢性单纯性苔藓，是一种以阵发性剧痒和皮肤苔藓样变为特征的慢性炎症性皮肤神经功能障碍性疾病。西医病因主要认为是神经精神功能障碍，患者多伴有精神紧张、焦虑、抑郁等神经症，一般认为与大脑皮质的抑制和兴奋功能失调有关。神经性皮炎因其迁延难愈，治疗周期长，而西药多数只能短期控制症状，容易复发，被认为是最难治的十大皮肤病之一。

本病中医学称为"牛皮癣"，其常见病因病机有郁热、湿蕴、血燥。

本案的精彩之处在于王小云教授从"经络所过，病之所主"找到辨证的突破点，治疗之关键在于采用口服中药加中医综合疗法（梅花针叩刺局部皮损、敲打病变经络）通调少阳枢机，内外合治，循序渐进，使缠绵数年的牛皮癣得以治愈。

同时王小云教授认为，针药并用的方法，可有效改善精神症状和其他全身症状，但是对于病变部位皮肤异常肥厚，呈严重苔藓样变的病损，可坚持采用梅花针叩刺病变局部，能在较短时间内得以改善。但要注意积极配合中药内调，调节情绪，最后才能彻底攻克邪毒，治愈顽癣而不复发。